国家古籍整理出版专项经费资助项目

脏虽皆有风，而独肝经最多易入。盖肝主筋属木，受之则筋缓不荣，所以有歪斜不遂、瘫痪舌强等症。治法：初得，即开痰理气。经云：善治风者，以气理风，气顺则痰清，徐理其风。及其久也，即当养血活血。若不先顺气，遽用乌、附，又不活血，徒用防风、天麻、羌活辈，吾未见其能治也。中风有真中、类中，真中有中腑、中脏、中经之不同。中腑者，多着四肢，故面加五色，有表症，脉浮而恶风寒，四肢拘急不仁，现六经形症。或中身之前，或中身之后，或中身之侧，皆中腑也。治法：加减小续命汤发其表，调以通圣辛凉之剂。中脏者，多滞九窍，故唇缓失音，鼻塞耳聋，目瞀，大小便秘结者，皆中脏也。通其滞，调以十全大补、四物之剂。腑脏兼见者，药必兼用，先表后通。或外无六经形症，内无便溺阻隔，但肢不能举，口不能言，此邪中于经也，又当从乎中治。大秦艽汤补血养经，或二陈汤加清热养血药。中腑易治，宜汗不宜多，恐损卫气；中脏难治，宜下不可过下，恐损荣气。中经有汗，下之戒，只宜养血通气。类中亦有不同，河间主火，东垣主气，丹溪主湿与痰。僵仆卒倒，此气虚也，治宜六君子汤加姜汁、竹沥。痰涎壅盛，偏枯，口禁，筋急拘挛，筋反纵，肢软，此火也，治法：在表，防风通圣散；在上，凉膈散。口眼歪斜，半身不遂，涎多不语，此痰症也，治宜二陈导痰等汤。大抵真中者少，类中者多。外感内伤当辨轻重，重于外者，先驱风邪，而后补中气。治以散风为君，以补损为臣使。重于内伤者，先补中气，而后驱外邪。治以滋补为君，以散邪为臣使。其心大暴甚，痰涎壅塞，危无风邪，而歪斜不遂等症悉具者，治宜清热化痰，养血顺气。一用风药，祸不旋踵。半身不遂，大率多痰。中左，属死血少血，宜四物汤加桃仁、红花、竹沥、姜汁；中右，属痰与气虚，用二陈合四君子汤加竹沥、姜汁。气血两虚而挟痰者，八物汤加南星、半夏、枳实、竹沥、姜汁。初中卒倒，不省人事，急掐人中，提头顶发；口禁不能进药，急以生半夏末，或皂角、细辛为末吹入鼻中。有嚏者生，无嚏者乃肺绝，死。痰涎壅塞，口眼歪斜，舌强不语，俱当用吐法。一吐不愈，再吐。轻用瓜蒂末一钱，重者，稀涎散加藜芦五分，入麝少许，以鹅毛探吐。唯年老虚弱者不可轻吐，气虚卒倒者不可吐。凡中症，虽有痰涎，尤能进汤水者，先进苏合丸通窍，随进顺气散，不可利小便，热退自利。诸中，或已苏，或未苏，忽然吐出红紫血者，死。口开心绝，手撒脾绝，眼合肝绝，遗尿肾绝，吐沫直视，喉如鼾睡肺绝。内厥，筋痛，发直，摇头上窜，面赤如妆，汗缀如珠，此皆不治之症。然止见一症者，犹或可治。脉浮迟者，吉；急疾者，凶；寸脉有，尺脉无，当吐不吐者，死；尺脉有，寸脉无，当下不下者，死。

许学士云：暴怒伤阴，暴喜伤阳，忧愁不已，气多厥逆。往往得此疾，便觉涎潮昏塞，牙关紧急，脉伏身寒，此名中气。若中风则身温为异耳，不可作中风治，宜进苏合香丸，续用乌药顺气散或八味顺气散。

花溪老人云：中风者气体先虚，必有风邪直中，然后见有暴仆暴喑，口眼歪斜，手足不举，话语蹇涩，甚者人事不省等症。若无风邪必无此等症候。又云：无直中、类中之分，是见理不真之论也。按：中风者，气体先虚，然后风邪中之者，理也。所谓邪之所凑，其气必虚是也。但常见有人心火暴盛，痰涎壅塞，无毫发

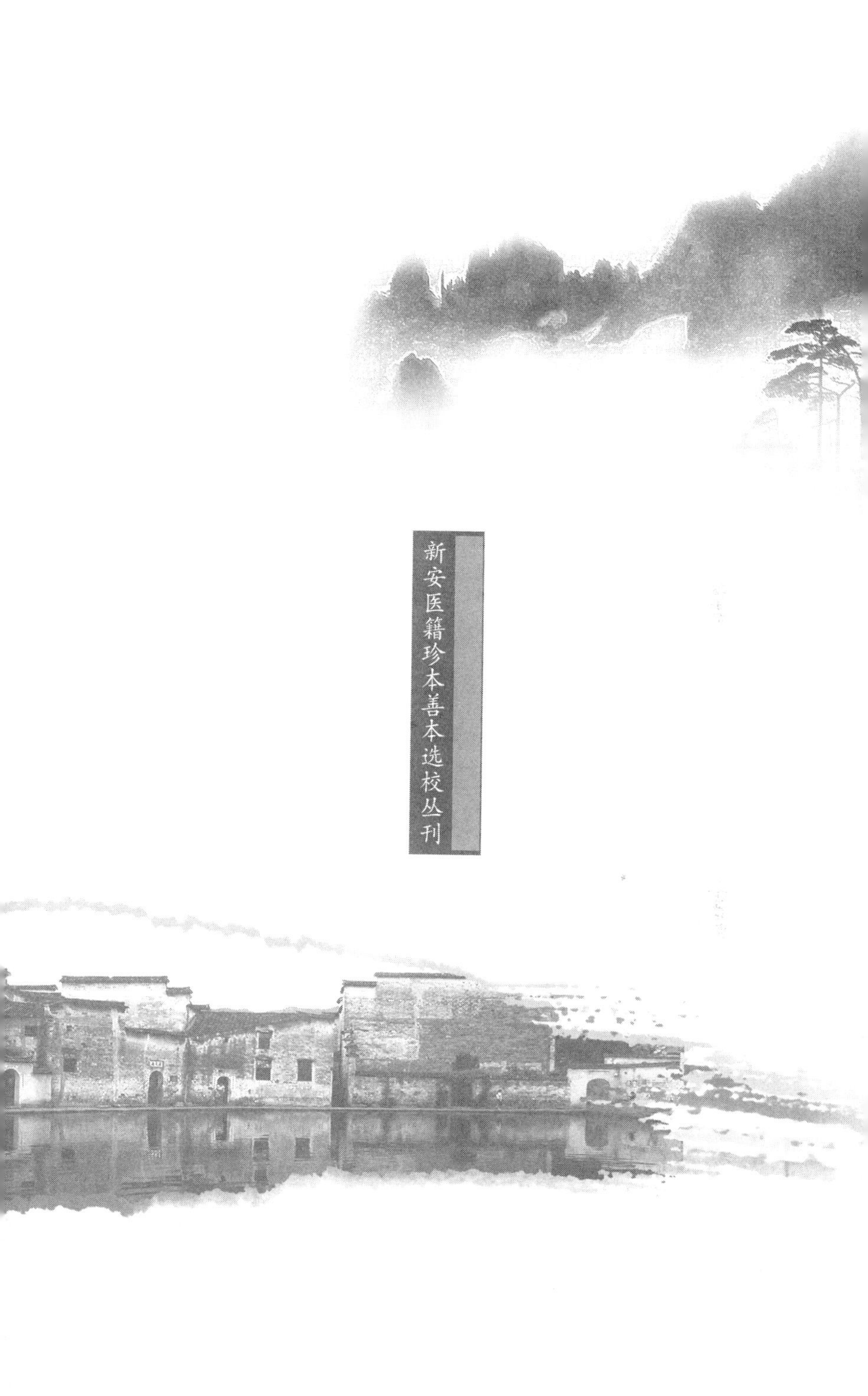
新安医籍珍本善本选校丛刊

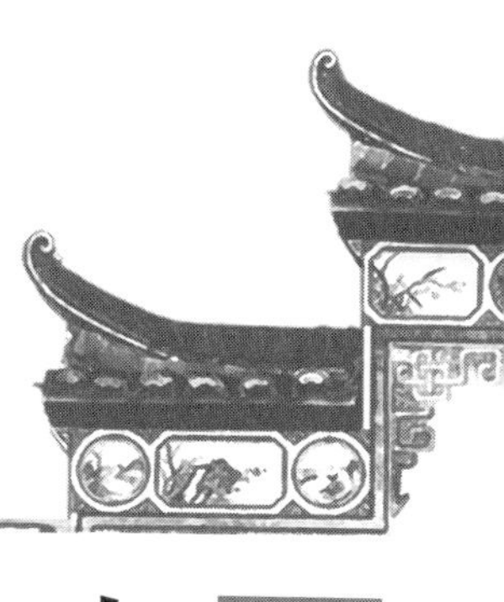

新安医籍珍本善本选校丛刊

总主编　王键　陆翔

本草备要（初刊本）

清·汪昂　编撰
黄辉　校注

人民卫生出版社

图书在版编目（CIP）数据

本草备要：初刊本 /（清）汪昂编撰；黄辉校注．—北京：人民卫生出版社，2018
（新安医籍珍本善本选校丛刊）
ISBN 978-7-117-26610-9

Ⅰ. ①本…　Ⅱ. ①汪…②黄…　Ⅲ. ①本草－中国－清代
Ⅳ. ①R281.3

中国版本图书馆 CIP 数据核字（2018）第 088661 号

新安医籍珍本善本选校丛刊
本草备要（初刊本）

编　　撰：清·汪昂
校　　注：黄　辉
出版发行：人民卫生出版社（中继线 010-59780011）
地　　址：北京市朝阳区潘家园南里 19 号
邮　　编：100021
E - mail：pmph @ pmph.com
购书热线：010-59787592　010-59787584　010-65264830
印　　刷：北京铭成印刷有限公司
经　　销：新华书店
开　　本：889 × 1194　1/32　　印张：9
字　　数：180 千字
版　　次：2018 年 3 月第 1 版　2018 年 3 月第 1 版第 1 次印刷
标准书号：ISBN 978-7-117-26610-9
定　　价：52.00 元
打击盗版举报电话：010-59787491　E-mail：WQ @ pmph.com
（凡属印装质量问题请与本社市场营销中心联系退换）

《新安医籍珍本善本选校丛刊》

编委会名单

总 主 编： 王　键　陆　翔

副总主编： 王旭光　储全根　王　鹏

编　　委（按姓氏笔画排序）：

卜菲菲　万四妹　王　键　王　鹏　王旭光
邓　勇　刘德胜　许　霞　李董男　张若亭
陆　翔　孟庆威　郜　峦　黄　辉　储全根

、舌强不语，风邪既盛，气必上壅，痰随气上，[illegible]脏虽皆有风，而独肝经最多易入。盖肝主筋属木，受之则筋缓不荣，所以有歪斜不遂，瘫痪舌强等症。治法：初得，即开痰理气。经云：善治风者，以气理风，气顺则痰消，徐理其风。及其久也，即当养血活血。若不先顺气，遽用乌、附，又不活血，徒用防风、天麻、羌活辈，吾未见其能治也。中风有真中、类中，真中，有中腑、中脏、中经之不同。中腑者，多着四肢，故面加五色，有表症，脉浮而恶风寒，四肢拘急不仁，现六经形症。或中身之前，或中身之后，或中身之侧，皆中腑也。治法：加减小续命汤发其表，调以通圣辛凉之剂。中脏者，多滞九窍，故唇缓失音，鼻塞耳聋，目瞀，大小便秘结者，皆中脏也。通其滞，调以十全大补、四物之剂。腑脏兼见者，药必兼用，先表后通，或外无六经形症，内无便溺阻隔，但肢不能举，口不能言，此邪中于经也，又当从乎中治。大秦艽汤补血养经，或二陈汤加清热养血药。中腑易治，宜汗不宜多，恐损卫气；中脏难治，宜下不可过下，恐损荣气。中经有汗，下之戒，只宜养血通气。类中亦有不同，河间主火，东垣主气，丹溪主热与痰。偃仆卒倒，此气虚也，治宜六君子汤加姜汁、竹沥。痰涎壅盛，偏枯，口禁，筋急拘挛，筋反纵，脉数，此火也，治法：在表，防风通圣散；在上，凉膈散。口眼歪斜，半身不遂，涎多不语，此痰症也，治宜二陈导痰等汤。大抵真中者少，类中者多。外感内伤当辨轻重，重于外者，先驱风邪，而后补中气。治以散风为君，以补损为臣使。重于内伤者，先补中气，而后驱外邪。治以滋补为君，以散邪为臣使。其心火暴甚，痰涎壅塞，毫无风邪，而歪斜不遂等症悉具者，治宜清热化痰，养血顺气。一用风药，祸不旋踵。半身不遂，大率多痰。中左，属死血少血，宜四物汤加桃仁、红花、竹沥、姜汁；中右，属痰与气虚，用二陈合四君子汤加竹沥、姜汁；气血两虚而挟痰者，八物汤加南星、半夏、枳实、竹沥、姜汁。初中卒倒，不省人事，急掐人中、提头顶发；口禁不能进药，急以生半夏末，或皂角、细辛为末吹入鼻中。有嚏者生，无嚏者乃肺绝，死。痰涎壅塞，口眼歪斜，舌强不语，俱当用吐法。一吐不愈，再吐。轻用瓜蒂末一钱，重者，稀涎散加藜芦五分，入麝少许，以鹅毛探吐。唯年老虚弱者不可轻吐，气虚卒倒者不可吐。凡中症，虽有痰涎，尤能进汤水者，先进苏合丸通窍，随进顺气散，不可利小便，热退自利。诸中，或已苏，或未苏，忽然吐出红紫血者，死。

口开心绝，手撒脾绝，眼合肝绝，遗尿肾绝，吐沫直视，喉如鼾睡肺绝。内脱，筋痛，发直，摇头上窜，面赤如妆，汗缀如珠，此皆不治之症。然止见一症者，犹或可治。脉浮迟者，吉，急疾者，凶；寸脉有，尺脉无，当吐不吐者，死；尺脉有，寸脉无，当下不下者，死。

许学士云：暴怒伤阴，暴喜伤阳，忧愁不已，气多厥逆。往往得此疾，便觉涎潮昏塞，牙关紧急，脉伏身寒，此名中气。若中风则身温为异耳，不可作中风治，宜进苏合香丸，续用乌药顺气散或八味顺气散。

花溪老人云：中风者气体先虚，必有风邪直中，然后见有暴仆暴喑，口眼歪斜，手足不举，话语蹇涩，甚者人事不省等症。若无风邪必无此等症候。又云：无直中、类中之分，是见理不真之论也。按：中风者，气体先虚，然后风邪中之者，理也。所谓邪之所凑，其气必虚是也。但常见有人心火暴盛，痰涎壅塞，无毫发

前言

新安医学是有代表性的地域性中医学术流派之一。新安位于古徽州地域，自南宋至清末，新安医家秉承儒学之风，勤于实践探索，勤于著书立说，形成自身特色，为中医药学的传承发展作出了重要贡献。在800多年绵延不断的历史进程中，产生了有志记载的医家800余位，医籍800余种，现存者近400种。本次《新安医籍珍本善本选校丛刊》是从现存新安医籍中选取9种在文献版本、医学学术上均具有较高价值的珍善本医籍，通过研究整理校注后出版。

此次《新安医籍珍本善本选校丛刊》书目的选定，注重学术特色与价值，同时把握以下原则：

（1）以选择未经现代整理校注出版者为主，对个别已经他人整理校注出版而确需再校注者，可选入此次书目。

（2）目前存本较少但又不失为善本者，其中也包括海内孤本，整理校注出此书对现代利用罕少版本医籍有所帮助。

（3）在中医的某一方面的学术价值较高，或对入门学习中医有所帮助者，整理校注出版对现代学习与研究有所裨益。

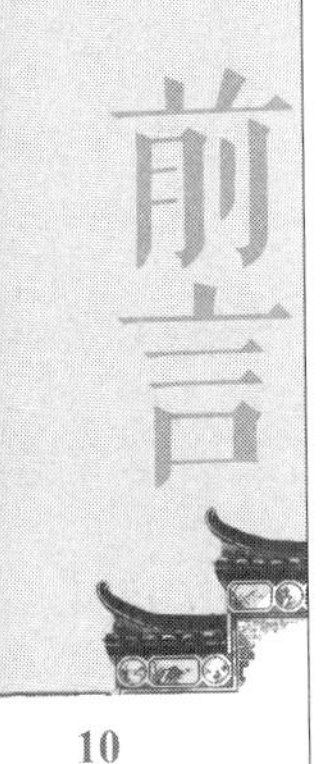

（4）整理校注出版此书对了解著者在某一方面的研究思路有所帮助，或使某位医家著作的现代整理校注本得以成全。

现将选定的9种医籍情况概述如下：

1.《脉症治方》（约成书于1568年，吴正伦编撰） 该书强调治病必须脉、症、治、方四者相承，将《伤寒论》的病证归纳为“有表实、有表虚、有里实、有里虚、有表里俱实、有表里俱虚、有表热里寒、有表寒里热、有表里俱热、有表里俱寒、有阴症、有阳症”12个类型，对后世研究《伤寒论》颇有启示。吴正伦认为温疫乃“杀厉之气，严寒之毒”，系四时不正之气，传染性强，应于春秋间服药预防。此外，该书还记载了重用土茯苓治疗梅毒的案例，是一部理论与实际紧密结合的医著。

本次校注以上海科学技术出版社1992年版《明清中医珍善孤本精选十种》影印“中华医学会上海分会图书馆珍藏清代康熙癸丑年（1673）刊本”为底本。

2.《程氏释方》（成书年代不详，程伊编撰） 该书共释方800余首。分为中风、伤寒、伤暑、湿证、燥结、火、疟疾、痢疾、泄泻等49门。每方“取方训义，集药为歌”。释文依据历代医籍，附以己见，阐奥释疑，有助于对方剂的理解运用；并将每方药物组成编为五言或七言歌诀，以便记诵。

本次校注以中华书局2016年版《海外中医珍善本古籍丛刊》影印日本国立公文书馆内阁文库藏明嘉靖刊本《程氏释方》为底本。

3.《证因方论集要》（成书于1839年，汪汝麟编撰） 该书博采众方，尤以喻嘉言、王晋三之方为多。列有51种病证，其中内科杂症较多。作者以为伤寒六经表里条例繁多，所以未有收载。全书“证各有因，因各有方，方各有论”，理法方药规范，条理有序，是一部切合实用的方书。

本次校注以中医古籍出版社1986年版《中医珍本丛书》影印“中医研究院图书馆藏清道光二十年庚子（1840）无止境斋刻本”为底本。

4.《方症会要》（初刊于1756年，吴玉楷、吴迈编撰）该书共收46种病症，以内科疾病为主，每病有论有方，其论多结合经旨及临证体验而发，是一部较为实用的方论医书。

本次校注以中医古籍出版社1985年版《中医珍本丛书》影印“中医研究院图书馆藏清乾隆二十一年（1756）吴氏家刊本”为底本。

5.《医学入门万病衡要》（成书年代不详，洪正立编撰）该书以内科时病、杂病证治为主，兼及妇科诸疾，共收集80多个病证，汇为一册。书中辑取刘河间、陶节庵、李东垣、朱丹溪和陈自明之热病、伤寒、杂病、妇科病等前贤有关的论述，以及朱肱、许叔微、杨仁斋、虞花溪及《局方》《世医得效方》等医著，并结合本人临证心得，对辨证用方加以阐发，是一部既有一定的理论高度，又有一定的临证实践认识的方书。

本次校注以中华书局2016年版《海外中医珍善本古籍丛刊》影印日本国立公文书馆内阁文库藏清顺治十二年（1655）序刻本为底本。

6.《本草备要》（初刊本）（刊于1683年，汪昂编撰） 该书为作者的初刊本，全书由博返约，创新编撰体例，按自然属性将所载428种药物分为草部、木部、果部、谷菜部、金石水土部、禽兽部、鱼虫部、人部8部。每种分正文和注文。书中记述了“暑必兼湿”、冰片“体热而用凉”等新说，是一部学术价值较高的普及性本草著作。相较于增订本，初刊本虽在药物数量及个别认识上有所差异，但对了解作者编撰该书的原创学术思维具有重要的意义。

此次校注是以中医古籍出版社2005年版《海外回归中医古籍善本集萃》影印清康熙二十二年（1683）延禧堂藏板、还读斋梓行刻本为底本。

7.《山居本草》（初刊于1696年，程履新编撰） 该书收药1300余种，每药列入正名、别名、鉴别、炮制、性味、功能主治、用法、宜忌、附方等项。卷后列辨药八法，是一部集本草和养生于一体的综合性本草著作，对养生保健与食疗有一定参考价值。

本次校注以中医古籍出版社1995年版《中医古籍孤本大全》影印清康熙三十五年（1696）丙子刻本为底本。

8.《医读》（初刊于1669年，汪机撰、程应旄补辑） 该书分为药性、脉候、病机、方括四部分。为方便记诵，药性、脉候、病机三部分以四言为句，方括部分则以七言为句，缀以韵语。书内计载本草151味，辨内、外、妇、儿、五官各科病症95种，列医方282首。所述皆为有本之论，且化繁为简，由博返约，是一本颇为实用的医学入门读物。

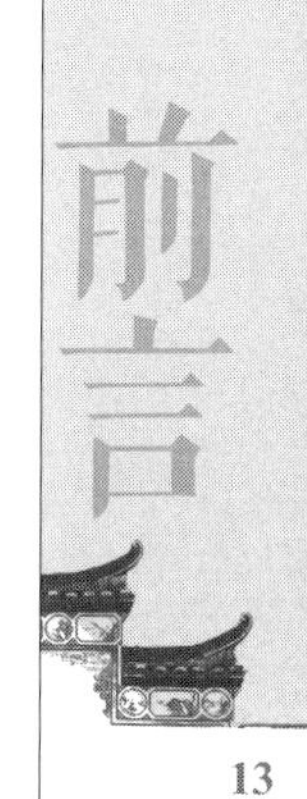

本次校注以中华书局2016年版《海外中医珍善本古籍丛刊》影印日本国立公文书馆内阁文库藏江户时期覆刊本《汪石山先生医读》为底本。

9.《家传课读》(初刊于1878年，戴葆元编撰) 该书将《金匮要略》《温病条辨》《临证指南医案》三书内容和方剂进行专篇论述，是以歌括方式再加工而成的一部便于初学者诵读记忆和应用的书。

本次校注以中国中医科学院图书馆藏光绪四年(1878)思补堂藏板刻本为底本。

本丛书是在2015年安徽省地方特色高水平大学建设项目研究的基础上组织整理的，2016年被人民卫生出版社列入出版计划，并得到全国古籍整理出版规划领导小组办公室2017年度“国家古籍整理出版专项经费资助项目”立项支持。

在选题与校注研究和出版过程中，得到余瀛鳌、王旭东、王振国、陈仁寿等专家的大力推荐与指导，在此表示衷心的感谢。

由于水平有限，校注工作中难免有欠妥之处，望同道与广大读者批评指正。

《新安医籍珍本善本选校丛刊》编委会

2018年1月

，舌强不语。风邪既盛，气必上壅，痰随气上，停留壅塞，昏乱卒倒皆痰也。五脏虽皆有风，而独肝经最多易入。盖肝主筋属木，受之则筋缓不荣，所以有歪斜不遂，瘫痪舌强等症。治法：初得，即开痰理气。经云：善治风者，以气理风，气顺则痰消，徐理其风。及其久也，即当养血活血。若不先顺气，遽用乌、附，又不活血，徒用防风、天麻、羌活辈，吾未见其能治也。中风有真中、类中，真中，有中腑、中脏、中经之不同。中腑者，多着四肢，故面加五色，有表症，脉浮而恶风寒，四肢拘急不仁，现六经形症。或中身之前，或中身之后，或中身之侧，皆中腑也。治法：加减小续命汤发其表，调以通圣辛凉之剂。中脏者，多滞九窍，故唇缓失音，鼻塞耳聋，目瞀，大小便秘结者，皆中脏也。通其滞，调以十全大补，四物之剂。腑脏兼见者，药必兼用，先表后通，或外无六经形症，内无便溺阻隔，但肢不能举，口不能言，此邪中于经也，又当从乎中治。大秦艽汤补血养经，或二陈汤加清热养血药。中腑易治，宜汗不宜多，恐损卫气；中脏难治，宜下不可过下，恐损荣气。中经有汗，下之戒，只宜养血通气。类中亦有不同，河间主火，东垣主气，丹溪主热与痰。僵仆卒倒，此气虚也，治宜六君子汤加姜汁、竹沥。痰涎壅盛，偏枯，口禁，筋急拘挛，筋反纵，脉数，此火也，治法：在表，防风通圣散；在上，凉膈散。口眼歪斜，半身不遂，涎多不语，此痰症也，治宜二陈导痰等汤。大抵真中者少，类中者多。外感内伤当辨轻重，重于外者，先祛风邪，而后补中气。治以散风为君，以补损为臣使。重于内伤者，先补中气，而后驱外邪。治以滋补为君，以散邪为臣使。其心火暴甚，痰涎壅塞，毫无风邪，而歪斜不遂等症悉具者，治宜清热化痰，养血顺气。一用风药，祸不旋踵。半身不遂，大率多痰。中左，属死血少血，宜四物汤加桃仁、红花、竹沥、姜汁；中右，属痰与气虚，用二陈合四君子汤加竹沥、姜汁；气血两虚而挟痰者，八物汤加南星、半夏、枳实、竹沥、姜汁。初中卒倒，不省人事，急掐人中、提头顶发，口禁不能进药，急以生半夏末，或皂角、细辛为末吹入鼻中。有嚏者生，无嚏者乃肺绝，死。痰涎壅塞，口眼歪斜，舌强不语，俱当用吐法。一吐不愈，再吐。轻用瓜蒂末一钱，重者，稀涎散加藜芦五分，入麝少许，以鹅毛探吐。唯年老虚弱者不可轻吐，气虚卒倒者不可吐。凡中症，虽有痰涎，尤能进汤水者，先进苏合丸通窍，随进顺气散，不可利小便，热退自利。诸中，或已苏，或未苏，忽然吐出红紫血者，死。

口开心绝，手撒脾绝，眼合肝绝，遗尿肾绝，吐沫直视，喉如鼾睡肺绝。肉脱筋痛，发直，摇头上窜，面赤如妆，汗缀如珠，此皆不治之症。然止见一症者，犹或可治。脉浮迟者，吉，急疾者，凶；寸脉有，尺脉无，当吐不吐者，死；尺脉有，寸脉无，当下不下者，死。

许学士云：暴怒伤阴，暴喜伤阳，忧愁不已，气多厥逆。往往得此疾，便觉涎潮昏塞，牙关紧急，脉伏身寒，此名中气。若中风则身温为异耳，不可作中风治。宜进苏合香丸，续用乌药顺气散或八味顺气散。

花溪老人云：中风者气体先虚，必有风邪直中，然后见有暴仆暴喑，口眼歪斜，手足不举，话语蹇涩，甚者人事不省等症。若无风邪必无此等症候。又云：无真中、类中之分，是见理不真之论也。按：中风者，气体先虚，然后风邪中之者，理也。所谓邪之所凑，其气必虚是也。但常见有人心火暴盛，痰涎壅塞，无[illegible]发

内容摘要

《本草备要》，清代汪昂编撰，初刊本刊于康熙二十二年（1683），为二卷本，上下分栏，卷前有叙、凡例、药性总义，药性总义介绍四气五味、升降浮沉、性味归经、七情畏恶、色形名义、药物炮制等中药基本理论知识，正文分上、下卷，按自然属性分为草部、木部、果部、谷菜部、金石水土部、禽兽部、鱼虫部、人部8部，载药428种。每种分正文和注文。“正文”述性味归经、功用主治及品质形态、加工炮制等内容；“注文”引申解释正文，多联系实际，医药合参，药证并解，“释药而兼释病”，药性病情互相阐发，往往还引述医疗案例与人文轶事加以佐证。

《本草备要》由博返约，创新编撰体例，记述了“暑必兼湿”、冰片与薄荷“体热而用凉”等新说，是一部学术价值较高的普及性本草著作。

，舌强不语。风邪既盛，气必上壅，痰随气上，停留壅塞，昏乱卒倒皆痰也。五脏虽皆有风，而独肝经最多易入。盖肝主筋属木，受之则筋缓不荣，所以有歪斜不遂，痈痪舌强等症。治法：初得，即开痰理气。经云：善治风者，以气理风，气顺则痰消，徐理其风。及其久也，即当养血活血。若不先顺气，遽用乌、附，又不活血，徒用防风、天麻、羌活辈，吾未见其能治也。中风有真中、类中；真中，有中腑、中脏、中经之不同。中腑者，多着四肢，故面加五色，有表症，脉浮而恶风寒，四肢拘急不仁，现六经形症。或中身之前，或中身之后，或中身之侧，皆中腑也。治法：加减小续命汤发其表，调以通圣辛凉之剂。中脏者，多滞九窍，故唇缓失音，鼻塞耳聋，目瞀，大小便秘结者，皆中脏也。通其滞，调以十全大补，四物之剂。腑脏兼见者，药必兼用，先表后通。或外无六经形症，内无便溺阻隔，但肢不能举，口不能言，此邪中于经也，又当从乎中治。大秦艽汤补血养经，或二陈汤加清热养血药。中腑易治，宜汗不宜多，恐损卫气；中脏难治，宜下不可过下，恐损荣气。中经有汗，下之戒，只宜养血通气。类中亦有不同，河间主火，东垣主气，丹溪主热与痰。僵仆卒倒，此气虚也，治宜六君子汤加姜汁、竹沥。痰涎壅盛，偏枯，口禁，筋急拘挛，筋反纵，脉数，此火也，治法：在表，防风通圣散；在上，凉膈散。口眼歪斜，半身不遂，涎多不语，此痰症也，治宜二陈导痰等汤。大抵真中者少，类中者多。外感内伤当辨轻重，重于外者，先驱风邪，而后补中气。治以散风为君，以补损为臣使。重于内伤者，先补中气，而后驱外邪。治以滋补为君，以散邪为臣使。其心火暴甚，痰涎壅塞，亳无风邪，而歪斜不遂等症悉具者，治宜清热化痰，养血顺气。一用风药，祸不旋踵。半身不遂，大率多痰。中左，属死血少血，宜四物汤加桃仁、红花、竹沥、姜汁；中右，属痰与气虚，用二陈合四君子汤加竹沥、姜汁；气血两虚而挟痰者，八物汤加南星、半夏、枳实、竹沥、姜汁。初中卒倒，不省人事，急掐人中、提头顶发，口禁不能进药，急以生半夏末，或皂角、细辛为末吹入鼻中。有嚏者生，无嚏者乃肺绝，死。痰涎壅塞，口眼歪斜，舌强不语，俱当用吐法。一吐不愈，再吐。轻用瓜蒂末一钱，重者，稀涎散加藜芦五分，入麝少许，以鹅毛探吐。唯年老虚弱者不可轻吐，气虚卒倒者不可吐。凡中症，虽有痰涎，尤能进汤水者，先进苏合丸通窍，随进顺气散，不可利小便，热退自利。诸中，或已苏，或未苏，忽然吐出红紫血者，死。

口开心绝，手撒脾绝，眼合肝绝，遗尿肾绝，吐沫直视，喉如鼾睡肺绝。肉脱，筋痛，发直，摇头上窜，面赤如妆，汗缀如珠，此皆不治之症。然止见一症者，犹或可治。脉浮迟者，吉，急疾者，凶；寸脉有，尺脉无，当吐不吐者，死；尺脉有，寸脉无，当下不下者，死。

许学士云：暴怒伤阴，暴喜伤阳，忧愁不已，气多厥逆。往往得此疾，便觉涎潮昏塞，牙关紧急，脉伏身寒，此名中气。若中风则身温为异耳，不可作中风治，宜进苏合香丸，续用乌药顺气散或八味顺气散。

花溪老人云：中风者气体先虚，必有风邪直中，然后见有暴仆暴喑，口眼歪斜，手足不举，话语蹇涩，甚者人事不省等症。若无风邪必无此等症候。又云：无真中、类中之分，是见理不真之论也。按：中风者，气体先虚，然后风邪中之者，理也。所谓邪之所凑，其气必虚是也。但常见有人心火暴盛，痰涎壅塞，无毫发

校注说明

《本草备要》初刊本2卷，清代汪昂编撰，刊于康熙二十二年（1683）。

一、作者生平

汪昂（1615—1694？），字讱庵，晚年被乡俚尊称为“浒（xǔ 许）湾老人”，明末清初徽州府休宁县（今安徽省黄山市休宁县）人，祖居县城海阳镇西门。早年攻读经史，长于文学，为明末诸生，一方辞学宗工。与同乡抗清义士金正希过从甚密。因避株连而寄籍处州府括苍县（今属浙江丽水），长年活动于赣东浒湾（今江西省抚州市金溪县浒湾镇）和苏杭，设“延禧堂”“还读斋”从事刻书出版和医书编撰工作，30岁时明亡入清，乃弃举子业，逐渐醉心于医药研究。

汪昂致力于医药著作的编写出版，著有《素问灵枢类纂约注》《本草备要》《医方集解》《汤头歌诀》《勿药元诠》等医书11种。其书简明实用，浅显晓畅，一版再版，因此汪昂被公认为中医普及作出了重要贡献的人物。

二、校注方案

（一）版本选择

《本草备要》可分为两大版本系统，一是清康熙二十二年（1683）延禧堂藏板、还读斋梓行的2卷初刊本，一是康熙三十三年（1694）还读斋梓行的4卷增订本，也可视为两本书。本次校注以《海外回归中医古籍善本集萃》影印清康熙二十二年（1683）延禧堂藏板、还读斋梓行的初刊本为底本。

他校本：

上海古籍出版社2002年出版《续修四库全书》第993册影印康熙三十三年（1694）还读斋《本草备要》刊本（简称增订本）；

上海科学技术出版社1993年出版《本草纲目》金陵初刻版影印本（简称《本草纲目》）；

中医古籍出版社2002年出版、郑金生校注《神农本草经疏》（简称《本草经疏》）；

人民卫生出版社1956年影印明代万历二十九年（1601）吴勉学校刻《古今医统正脉全书》本《汤液本草》（简称《汤液本草》）；

人民卫生出版社1986年出版、尚志钧辑复本《名医别录》（简称《名医别录》）；

人民卫生出版社1956年影印明嘉靖二十九年庚戌（1550）武陵顾从德翻刻林亿宋校本《黄帝内经素问》（简称《素问》）；

人民卫生出版社2005年出版、钱超尘整理《伤寒论》（简称《伤寒论》）。

（二）版式说明

《本草备要》初刊本四周单边，白口，版框约高17.3厘米，宽10.5厘米，上下分栏，下栏为主体。上栏高约1.5厘米，有作者注释和药物功效提纲等内容，无行格线；下栏高约15.7厘米，包括正文（大字）和注文（双行小字），无行格线（唯陈豊叙有行格线）。下栏半叶9行，行24字；版心内容为书名、分类、卷、药名、页码等。

（三）校勘体例

1. 全书繁体字转化为规范简化字，横排，加现代标点。

2. 上栏药物功效提纲内容插入药名下，以“【 】”引出。

3. 上栏训诂注释内容插入相应正文内容中，以“( )”引出。

4. 双行小字改为单行小字，以“[ ]”引出。

5. 小字中以“○”等间隔符区分段落层次者，均予保留。

6. 原文（竖排）字右标注“○”“△”“—”“○”以区分诸家名论、病症、药名汤头、“十剂”者，均予删除。

7. 凡通假字、古今字、异体字、俗字，均保留原字，出注。

8. 药名因形、音、偏旁等而有不同用字者，如“扁蓄”“梹榔”，保留原名，出注；药名含义有误者径改，如“石苇”“瓦苇”径改为“石韦”“瓦韦”。

9. 底本引用文献如有损文义者，或具体描述的事实和涉及的史实明显有误者，保留原文，出校注。

10. 生僻字词先注音（拼音加直音）并简要注释。

11. 特殊情况的处理

（1）字形明显属一般笔画书写刻印之误或未予分辨者，如日曰、炙灸、人入八、己已巳等，径改径定，不出注。

（2）原文书写刻印略有出入或仅某一部简化同现代所形成的旧字形、异体字、异形字和俗字，如“兼”作“兼”，“喉”作“喉”、“饥（饑）”作“飢”、“铁（鐵）”作“鉄”、“蚊”作“螡”、“蚀（蝕）”作“飷”等，均径改为现代简化正体字，不出校。

（3）癥与症、症与证（證）、黏与粘、辨与辩、挟与夹、惟与唯、藉与借、著与着等两字的使用古今或有不一致，保留原文用字，均不按照现代汉语规范作分析处理，不出校。

（4）底本缺损或漫漶不清者，以虚阙号“□”按字数一一补入，字数难计者以不确定虚缺号“⍂”形式补入。

（四）目录

底本原目录删去，另据正文新编目录置于原目录处。

校注者：黄辉

2017年12月

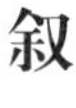

叙

医学始于《内经》，药品始于《本经》，药性之于医特其一端耳，而生杀反掌匪[①]细故也。桐雷[②]而下，攷[③]其性，正其用，广其数，详其义，历数十百家，宜亦无馀蕴矣。然皆偏有所长，求其词句雅錬[④]、意旨该[⑤]明、不简不繁、体裁合节者，则未之数见也。汪子讱菴[⑥]，予之石交[⑦]也，少长宫墙[⑧]，踰[⑨]壮厌薄[⑩]制举[⑪]，遂自逸以老。然经史百家靡不殚究，而

① 匪（fěi翡）：同“非”。不，不是。
② 桐雷：桐君、雷公并称，古代神话传说中人物，均为黄帝时掌管医方药物之臣。
③ 攷：“考”之古字。
④ 錬：“鍊”之讹字。文句精炼。下同。
⑤ 该：完备。
⑥ 菴：亦作“庵”。下同。
⑦ 石交：交谊坚固的朋友。
⑧ 宫墙：指科举考试科目的学问。
⑨ 踰：同“逾”。
⑩ 厌薄：厌恶鄙视。
⑪ 制举：科举入仕之途。自唐代始科举考试科目通常分常科和制举两类，制举系皇帝为选择“非常之人”而设。

于岐黄之书为尤嗜。葢[①]以刀圭家[②]尠[③]能探讨，而养生者又不可以不知也。予交讱菴久，尊酒论文之暇，辄及医旨，殆于其间有玄鲜[④]乎？近以《本草》一帙示予，葢荟蕞[⑤]诸家而手自裁定者也，名曰《备要》，征叙于予。予知其非以予言重，以予稍鲜此中意旨耳。夫本草大者莫如《纲目》，谓其类多而难穷也；小本莫如《汤液[⑥]》，又未免失之稍略；即余小刻《医学五种》，其一为《本草十剂》，葢推徐氏之说[⑦]而扩充之，但与方鲜相表里，而于婴儿疡科药则未之及。兹本精于搜逸[⑧]，严于树裁[⑨]，于《汤液》则补其阙畧[⑩]，于《纲目》则汰其繁芜，益以《经疏[⑪]》诸书，使义类昭著，文约而指愽[⑫]，以云"备要"，亶[⑬]其然乎。是书行世，则从来诸家别刻皆可

① 葢：同"蓋"。下同。
② 刀圭家：配药治病的医家。刀圭，古代量药用具。
③ 尠（xiǎn显）：同"鲜（xiǎn显）"。下同。
④ 鲜：同"解"。下同。
⑤ 荟蕞：汇集琐碎的事物。
⑥ 汤液：指《汤液本草》。
⑦ 徐氏之说：南北朝时北齐徐之才对本草方药深有研究，撰有《药对》，后世把唐代陈藏器《本草拾遗·序例》中"十剂"归之于徐之才所创，叙作者陈豊承袭此说。
⑧ 搜逸：搜取高超之论。
⑨ 树裁：取舍。
⑩ 畧：同"略"。下同。
⑪ 经疏：指《神农本草经疏》。"疏"同"疏"。下同。
⑫ 愽：同"博"。下同。
⑬ 亶（dǎn胆）：实在，诚然。

废览矣。嗟乎！使讱菴得行其志，将跻[1]民生于仁寿。其见诸事功者，曷止如是。今伏处衡茅[2]，仅著方书以寄意，然其惓惓[3]博济之心则一也，是则讱菴之为讱菴也夫。

康熙癸亥夏月眷同学弟陈豊拜譔[4]

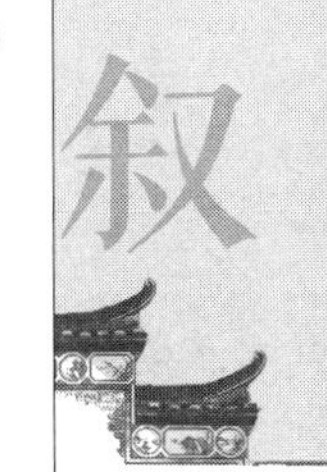

---

① 跻（jī机）：达到。
② 衡茅：衡门茅屋，指简陋的居室。衡门，横木为门。
③ 惓惓：恳切貌。
④ 譔：用同“撰”。下同。

，舌强不语。风邪既盛，气必上壅，痰随气上，停留壅塞，昏乱卒倒，皆痰也。五脏虽皆有风，而独肝经最多易入。盖肝主筋属木，受之则筋缓不荣，所以有歪斜不遂，瘫痪舌强等症。治法：初得，即开痰理气。经云：善治风者，以气理风，气顺则痰消，徐理其风。及其久也，即当养血活血。若不先顺气，遽用乌、附，又不活血，徒用防风、天麻、羌活辈，吾未见其能治也。中风有真中、类中，真中，有中腑、中脏、中经之不同。中腑者，多着四肢，故面加五色，有表症，脉浮而恶风寒，四肢拘急不仁，现六经形症。或中身之前，或中身之后，或中身之侧，皆中腑也。治法：加减小续命汤发其表，调以通圣辛凉之剂。中脏者，多滞九窍，故唇缓失音，鼻塞耳聋，目昏，大小便秘结者，皆中脏也。通其滞，调以十全大补，四物之剂。腑脏兼见者，药必兼用，先表后通，或外无六经形症，内无便溺阻隔，但肢不能举，口不能言，此邪中于经也，又当从乎中治。大秦艽汤补血养经，或二陈汤加清热养血药。中腑易治，宜汗不宜多，恐损卫气；中脏难治，宜下不可过下，恐损荣气。中经有汗，下之戒，只宜养血通气。类中亦有不同，河间主火，东垣主气，丹溪主热与痰。僵仆卒倒，此气虚也，治宜六君子汤加姜汁、竹沥。痰涎壅盛，偏枯，口禁，筋急拘挛，筋反纵，脉数，此火也，治法：在表，防风通圣散；在上，凉膈散。口眼歪斜，半身不遂，涎多不语，此痰症也，治宜二陈导痰等汤。大抵真中者少，类中者多。外感内伤当辨轻重，重于外者，先驱风邪，而后补中气。治以散风为君，以补损为臣使。重于内伤者，先补中气，而后驱外邪。治以滋补为君，以散邪为臣使。其心火暴甚，痰涎壅塞，毫无风邪，而歪斜不遂等症悉具者，治宜清热化痰，养血顺气。一用风药，祸不旋踵。半身不遂，大率多痰。中左，属死血少血，宜四物汤加桃仁、红花、竹沥、姜汁；中右，属痰与气虚，用二陈合四君子汤加竹沥、姜汁；气血两虚而挟痰者，八物汤加南星、半夏、枳实、竹沥、姜汁。初中卒倒，不省人事，急掐人中，提头顶发；口禁不能进药，急以生半夏末，或皂角、细辛为末吹入鼻中。有嚏者生，无嚏者乃肺绝，死。痰涎壅塞，口眼歪斜，舌强不语，俱当用吐法。一吐不愈，再吐。轻用瓜蒂末一钱，重者，稀涎散加藜芦五分，入麝少许，以鹅毛探吐。唯年老虚弱者不可轻吐，气虚卒倒者不可吐。凡中症，虽有痰涎，尤能进汤水者，先进苏合丸通窍，随进顺气散，不可利小便，热退自利。诸中，或已苏，或未苏，忽然吐出红紫血者，死。

口开心绝，手撒脾绝，眼合肝绝，遗尿肾绝，吐沫直视，喉如鼾睡肺绝。肉脱，筋痛，发直，摇头上窜，面赤如妆，汗缀如珠，此皆不治之症。然止见一症者，犹或可治。脉浮迟者，吉；急疾者，凶；寸脉有，尺脉无，当吐不吐者，死；尺脉有，寸脉无，当下不下者，死。

许学士云：暴怒伤阴，暴喜伤阳，忧愁不已，气多厥逆。往往得此疾，便觉涎潮昏塞，牙关紧急，脉伏身寒，此名中气。若中风则身温为异耳，不可作中风治，宜进苏合香丸，续用乌药顺气散或八味顺气散。

花溪老人云：中风者气体先虚，必有风邪直中，然后见有暴仆暴喑，口眼歪斜，手足不举，语言謇涩，甚者人事不省等症。若无风邪，必无此等症候。又云：无直中、类中之分，是见理不真之论也。按：中风者，气体先虚，然后风邪中之者，理也。所谓邪之所凑，其气必虚是也。但常见有人心火暴盛，痰涎壅塞，无[illegible]

叙

医学之要，莫先于切脉。脉候不真，则虗[①]实莫辨，攻补妄施，鲜不夭人寿命者。其次则当明药性，如病在某经当用某药，或有因此经而旁达他经者，是以补母泻子，扶弱抑强，义有多端，指不一定，自非兼贯慱通，析微洞奥，不但呼应不灵，或反致邪失正。先正[②]云：用药如用兵，诚不可以不慎也。古今著本草者，无虑数百家。其中精且详者，莫如李氏《纲目》，考究渊慱，指示周明，所以嘉惠斯人之心，良云切至。第[③]卷帙浩繁，卒难究殚，舟车之上，携取为艰，备则备矣，而未能要也。他如《主治指掌》《药性歌赋》，聊以便初学之诵习，要则要矣，而未能备也。近如《蒙筌》《经疏》，世称善本。《蒙筌》附论，颇著精义，然文拘对偶，辞

① 虗：同“虚”。下同。

② 先正：前代贤人。

③ 第：同“第”。下同。

太繁缛，而阙略尚多；《经疏》發[①]明主治之理、制方参互之义，又著简误[②]以究其失，可谓尽善，然未暇详地道、明制治、辨真赝，鲜处偶有傅会[③]，常品时多芟黜[④]，均为千虑之一失。余非岐黄家，而喜读其书，三馀[⑤]之暇特裒[⑥]诸家本草，由博返约，取适用者凡四百品，汇为小帙。某药入某经、治某病，必为明其气味、形色、所以主治之由，间附古人畏恶兼施、制防互济、用药深远之意，而以土产、修治、畏恶附于后，以“十剂”宣通补泻冠于前。既著其功，亦明其过，使人开卷了然，庶几用之不致舛误，以云备则已备矣，以云要则又要矣。通敏之士，由此而究图焉，医学之精微，可以思过半矣。题曰《本草备要》，用以就正于宗工[⑦]焉。

康熙癸亥夏月休阳[⑧]讱菴汪昂题于延禧堂

① 發：同“發”。下同。
② 简误：注意事项、禁忌之症。
③ 傅会：同“附会”。牵强附会。
④ 芟黜（shān chù山处）：删除废除。
⑤ 三馀：冬天、夜里、阴雨天，泛指空闲时间。出自《三国志·魏志·王肃传》裴松之注。
⑥ 裒（póu抔）：收集。
⑦ 宗工：犹言宗师，指众所推崇、文章学术上有重大成就之人。
⑧ 休阳：今安徽省休宁县。东汉建安十三年（208）孙权分歙县西乡（西川）设休阳县。

凡例

註[①]本草者，当先註病症。不然，病之未明，药于何有？从前作者罕明斯义，第云某药入某经治某病而已。浅术视之，葢茫如也。唯李氏《纲目》，裒集诸家，附著论说，间及病源；《经疏》因之，释药而兼释病，补前人之未备，作后学之指南。兹集祖述二书，更加增订。药性、病情互相阐發，以便资用。若每处皆释，则重复烦琐，反生厌渎。故前后间见，或因药论辨，读者汇观而统会之可也。

药品主治，诸家析言者少，统言者多。如治痰之药，有治燥痰者，有治湿痰者，诸书第以除痰槩[②]之；头痛之药，有治内伤头痛者，有治外感头痛者，诸书惟言治头痛而已。此皆相反之症，未可混施。举此二端，其馀可以类推矣。又每药之下，止言某病宜用，而不言某病忌用，均属阙畧。兹集

① 註：同“注”。下同。
② 槩：同“概”。下同。

并[1]加详註，庶无贻悮[2]。

每药先辨其气味形色，次著其所入经络，乃为發明其功用，而以主治之症，具列于后。其所以主治之理，即在前功用之中，不能逐欵[3]细註，读者详之。

徐之才曰：药有宣［上升下行曰宣］、通、补、泻、濇[4]、滑、燥、湿［湿即润也］、轻、重十种，是药之大体，而《本经》不言，后人未述。凡用药者，审而详之，则靡所遗失矣。今为分阐，以冠于诸药之首［此“十剂”也。陶弘景加寒热二剂，兹不具述。然本集燥剂即陶氏之热剂，而通剂乃徐氏之燥剂也］。

药品主治，已註明某藏[5]某府[6]者，则不更言入某经络，以重复无用也。

阴阳、升降、浮沉，已详于“药性总义”中，故每品之下，不加重註。

主治要义及诸家名论用“○”，病症用“△”，药名汤头用“—”顶上，“十剂”用“○”[7]。

药目次第，每药稍从其类，以便查阅。

是书篇章虽约，多有补《纲目》《经疏》之所未备者，故

---

① 并：同“并”。下同。
② 悮：同“誤”。下同。
③ 欵：同“款”。下同。
④ 濇：同“澀”。下同。
⑤ 藏：内脏。后作“臟”。下同。
⑥ 府：通“腑”。下同。
⑦ 主治要义及……用“○”：○△—○本次校点均删去。

曰备也。

采[1]用诸书，悉仍其名氏，使知为先哲名言，有可考据也。间有删[2]节数行数句者，以限于尺幅也；有增改数句数字者，务畅其文义也；亦有用其文而未著其姓字者。其间广搜博采，义图贯通，取要删繁，词归雅饬[3]，庶几爽观者之心目云耳。

药有气味、形色、经络、主治、功用、禁忌数端，《药性歌赋》虽便记诵，然限于字句，又须用韵，是以不能详括。兹集文无一定，药小者语简，药大者词繁，然皆各为杼轴[4]，煅鍊[5]成章，使人可以诵读［若以本文另誊，尤便诵习］。

本草[6]一书，读之率欲睡欲卧。以每品之下，所註者不过藏府、经络、甘酸苦濇、寒热温平、升降浮沉、病候主治而已，未尝[7]阐發其理，使读之者有义味可咀嚼也。即如《证类》诸本，采集颇广，又以众说繁芜，观者罔所折衷[8]也。是编主治之理，务令详明，取用之宜，期于确切，言畅意晰，字少义多。作者颇费匠心，读者幸毋忽视。

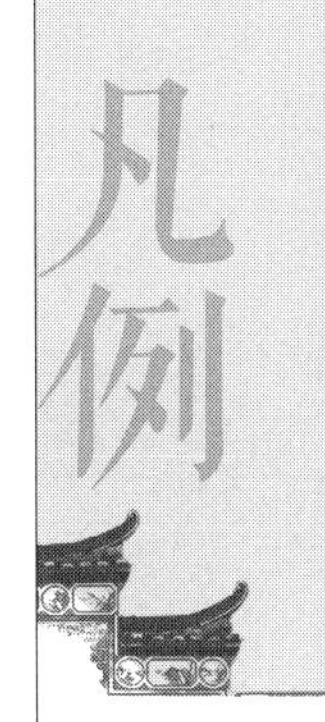

---

① 采：同“采”。下同。
② 删：同“删”。下同。
③ 饬（shì 饰）：同“飾”。
④ 杼轴：织布机上用来持纬（横线）的梭子和用来承经（竖线）的筘，犹言枢要。
⑤ 煅鍊：锤炼，反复琢磨。
⑥ 本草：此处泛指本草著作。
⑦ 尝：同“嘗”。下同。
⑧ 衷：“衷”之俗字。

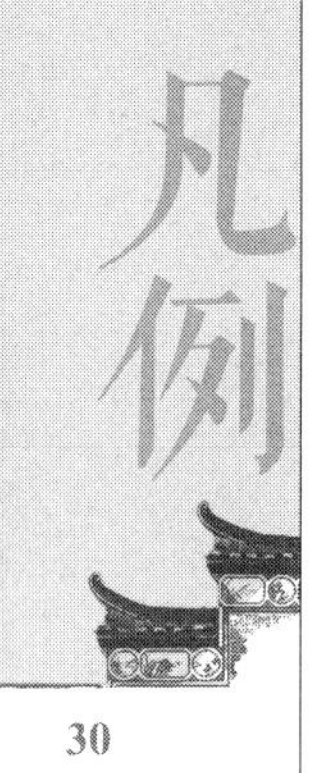

是书将成，始见武林[1]皇甫嵩所著《本草發明》，乃万历戊寅年刻。其书加倍于余，其用意颇与余同，始叹前人亦有先得我心者。其印板业已模[2]糊，亦当时脍炙之书也。世未有翻行之者，特表明之。

是书之作，非为医林而设。盖以疾疢人所时有，脱或处僻小之区，遇庸劣之手，脉候欠审，用药乖方，而无简便方书与之较证，鲜有不受其悮者。是以特著此编，兼辑《医方集解》一书，相辅而行。篇章虽约，词旨详明，携带不难，简阅甚便。倘能人置一本，附之箧笥[3]，以备缓急，亦卫生之一助。有识之士，当不以愚言为狂谬也。

昂自壮立之年，便棄[4]制举。蹉跎世变，念著书作诗，无当人意，祇[5]堪覆瓿[6]，难以垂[7]远。然禽鹿[8]视息[9]，无所表见，窃用疚心，故疲精瘁神，著辑《本草》一书，以为有当于民生日用之实。且集诸家大成，贯穿笺释，或可有功前贤，嘉惠来世。易世之后，倘有嗜吾书而为重梓者，庶能传之久远，

---

① 武林：旧时杭州的别称，以武林山得名。
② 模：同“模”。
③ 箧笥（qiè sì 契四）：竹制的用来收藏文书或衣物等的箱和笼。
④ 棄：同“弃”。下同。
⑤ 祇：原作“祗”，据文义和增订本改。只；仅。
⑥ 覆瓿：喻著作毫无价值或不被重视。语出自东汉班固《汉书·扬雄传下》。
⑦ 垂：同“垂”。下同。
⑧ 禽鹿：犹言禽兽，没有人的志气，表达作者不想改变自己“卑贱”的处境。语出自汉代司马迁《史记·李斯列传》。
⑨ 视息：谓苟且偷生。语出自汉代蔡琰《悲愤诗》。

此区区立言之旨也。

《素问类纂约註》《医方集解》二书，嗣刻问世。

切菴汪昂漫识

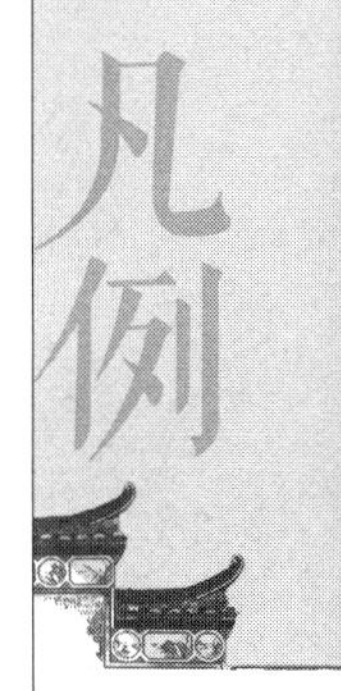

舌强不语，风邪阻塞，气必上壅，痰随气上，停留壅塞，昏乱不语，皆痰也。五脏虽皆有风，而独肝经最多易入。盖肝主筋属木，受之则筋缓不荣，所以有歪斜不遂，瘫痪舌强等症。治法：初得，即开痰理气。经云：善治风者，以气理风，气顺则痰消，徐理其风。及其久也，即当养血活血。若不先顺气，遽用乌、附，又不活血，徒用防风、天麻、羌活辈，吾未见其能治也。中风有真中、类中，真中，有中腑、中脏、中经之不同。中腑者，多着四肢，故面加五色，有表症，脉浮而恶风寒，四肢拘急不仁，现六经形症。或中身之前，或中身之后，或中身之侧，皆中腑也。治法：加减小续命汤发其表，调以通圣辛凉之剂。中脏者，多滞九窍，故唇缓失音，鼻塞耳聋，目瞀，大小便秘结者，皆中脏也。通其滞，调以十全大补，四物之剂。腑脏兼见者，药必兼用，先表后通，或外无六经形症，内无便溺阻隔，但肢不能举，口不能言，此邪中于经也，又当从乎中治。大秦艽汤补血养经，或二陈汤加清热养血药。中腑易治，宜汗不宜多，恐损卫气；中脏难治，宜下不可过下，恐损荣气。中经有汗，下之戒，只宜养血通气。类中亦有不同，河间主火，东垣主气，丹溪主热与痰。僵仆卒倒，此气虚也，治宜六君子汤加姜汁、竹沥。痰涎壅盛，偏枯，口禁，筋急拘挛，筋反纵，脉数，此火也，治法：在表，防风通圣散；在上，凉膈散。口眼歪斜，半身不遂，涎多不语，此痰症也，治宜二陈导痰等汤。大抵真中者少，类中者多。外感内伤当辨轻重，重于外者，先驱风邪，而后补中气。治以散风为君，以补损为臣使。重于内伤者，先补中气，而后驱外邪。治以滋补为君，以散邪为臣使。其心火暴甚，痰涎壅塞，觉无风邪，而歪斜不遂等症悉具者，治宜清热化痰，养血顺气。一用风药，祸不旋踵。半身不遂，大率多痰。中左，属死血少血，宜四物汤加桃仁、红花、竹沥、姜汁；中右，属痰与气虚，用二陈合四君子汤加竹沥、姜汁；气血两虚而挟痰者，八物汤加南星、半夏、枳实、竹沥、姜汁。初中卒倒，不省人事，急掐人中，提头顶发，口禁不能进药，急以生半夏末，或皂角、细辛为末吹入鼻中。有嚏者生，无嚏者乃肺绝，死。痰涎壅塞，口眼歪斜，舌强不语，俱当用吐法。一吐不愈，再吐。轻用瓜蒂末一钱，重者，稀涎散加藜芦五分，入麝少许，以鹅毛探吐。唯年老虚弱者不可轻吐，气虚卒倒者不可吐。凡中症，虽有痰涎，尤能进汤水者，先进苏合丸通窍，随进顺气散，不可利小便，热退自利。诸中，或已苏，或未苏，忽然吐出红紫血者，死。

口开心绝，手撒脾绝，眼合肝绝，遗尿肾绝，吐沫直视，喉如鼾睡肺绝。内脱，筋痛，发直，摇头上窜，面赤如妆，汗缀如珠，此皆不治之症。然止见一症者，犹或可治。脉浮迟者，吉，急疾者，凶；寸脉有，尺脉无，当吐不吐者，死；尺脉有，寸脉无，当下不下者，死。

许学士云：暴怒伤阴，暴喜伤阳，忧愁不已，气多厥逆。往往得此疾，便觉涎潮昏塞，牙关紧急，脉伏身寒，此名中气。若中风则身温为异耳，不可作中风治，宜进苏合香丸，续用乌药顺气散或八味顺气散。

花溪老人云：中风者气体先虚，必有风邪直中，然后见有暴仆暴喑，口眼歪斜，手足不举，话语蹇涩，甚者人事不省等症。若无风邪必无此等症候。又云：无直中、类中之分，是见理不真之论也。按：中风者，气体先虚，然后风邪中之者，理也。所谓邪之所凑，其气必虚是也。但常见有人心火暴盛，痰涎壅塞，无毫发

药性总义

凡药酸属木入肝，苦属火入心，甘属土入脾，辛属金入肺，醎[1]属水入肾，此五味之义也。

凡药青属木入肝，赤属火入心，黄属土入脾，白属金入肺，黑属水入肾，此五色之义也。

凡药酸者能濇能收，苦者能泻能燥能坚，甘者能补能和能缓，辛者能散能润能横行，醎者能下能耎[2]（耎音软）坚，淡者能利窍能渗（渗音惨，去声）泄，此五味之用也。

凡药寒热温凉，气也；酸苦甘辛醎，味也。气为阳，味为阴。气厚者阳中之阳，薄者阳中之阴；味厚者阴中之阴，薄者阴中之阳。气薄则發泄［表散］，厚则發热［温燥］；味厚则泄［降泻］，薄则通［利窍渗湿］。辛甘發散为阳，酸苦涌泄为阴；醎味涌泄为阴，淡味渗泄为阳。轻清升浮为阳，重浊沉降为

① 醎：同“鹹”。下同。
② 耎：同“软”。下同。

阴。阳气出上窍，阴味出下窍。清阳發腠理，浊阴走五藏。清阳实四肢，浊阴归六腑。此阴阳之义也。

凡药轻虚者浮而升，重实者沉□□[1]。味薄者升而生［象春］，气薄者降而收［象秋］，气厚者浮而长［象夏］，味厚者沉而藏［象冬］，味平者化而成［象土］。气厚味薄者浮而升，味厚□[2]薄者沉而降，气味俱厚者能浮能沉，气味俱薄者可升可降。酸鹹无升，辛甘无降。寒无浮，热无沉。此升降浮沉之义也［李时珍曰：升者引之以鹹寒，则沉而直达下焦；沉者引之以酒，则浮而上至巅顶。一物之中，有根升稍[3]降、生升熟降者，是升降在物亦在人也］。

凡药根之在土中者，半身以上则上升，半身以下则下降［□一□[4]而根稍各别，用之或差，服亦罔効[5]］。药之为枝者达四肢，为皮者达皮肤，为心为干者内行藏府。质之轻者上入心肺，重者下入肝肾。中空者發表，内实者攻里。枯燥者入气分，润泽者入血分。此上下内外，各以其类相从也。

凡药色青、味酸、气臊、性属木者，皆入足厥阴肝、足少阳胆经［肝与胆相表里，胆为甲木，肝为乙木］；色赤、味苦、气焦、性属火者，皆入手少阴心、手太阳小肠经［心与小肠相表

① □□：原文缺损。增订本作“而降”。可参。
② □：原文漫漶不清。增订本作“气”。可参。
③ 稍（shāo烧）：禾末。
④ □一□：原文缺损。增订本作“虽一药”。可参。
⑤ 効：同“效”。下同。

裡[1]，小肠为丙火，心为丁火]；色黄、味甘、气香、性属土者，皆入足太阴脾、足阳明胃经[脾与胃相表裡，胃为戊土，脾为己土]；色白、味辛、气腥、性属金者，皆入手太阴肺、手阳明大肠经[肺与大肠相表裡，大肠为庚金，肺为辛金]；色黑、味鹹、气腐、性属水者，皆入足少阴肾、足太阳膀胱经[肾与膀胱相表裡，膀胱为壬水，肾为癸水。凡一藏配一府，府皆属阳，故为甲丙戊庚壬；藏皆属阴，故为乙丁己辛癸也]。十二经中，惟手厥阴心包、手少阳三焦经无所主，其经通于足厥阴少阳。厥阴主血，诸药入肝经血分者，併[2]入心包；少阳主气，诸药入胆经气分者，併入三焦。命门相火，散行于胆、三焦、心包络，故入命门者，併入三焦。此诸药入诸经之部分也。

药有相须者，同类而不可离也[如黄栢[3]、知母、破故纸[4]、胡桃之类]；相使者，我之佐使也；相恶者，夺我之能也；相畏者，受彼之制也；相反者，两不可合也；相杀者，制彼之毒也。此異[5]同之义也。

肝苦急[血燥故急]，急食甘以缓之；肝欲散[木喜条达]，急食辛以散之，以辛补之，以酸泻之[以散为补，以歛[6]为泻]。心苦缓[缓则散逸]，急食酸以收之；心欲耎，急食鹹以耎之，

① 裡：同“裏”。下同。
② 併：同“并”。下同。
③ 栢：同“柏”。下同。
④ 破故纸：补骨脂。下同。
⑤ 異：同“异”。下同。
⑥ 歛：同“斂”。下同。

以醎补之［按：水能克火，然心以下交于肾为补，取既济之义也］，以甘泻之。脾苦湿，急食苦以燥之；脾欲缓［舒和］，急食甘以缓之，以甘补之，以苦泻之。肺苦气上逆［火旺克金］，急食苦以泻之；肺欲收，急食酸以收之，以酸补之，以辛泄之。肾苦燥，急食辛以润之；肾欲坚［坚固则无狂荡之患］，急食苦以坚之，以苦补之，以醎泻之。此五藏补泻之义也。

风滛[1]于内，治以辛凉，佐以苦甘，以甘缓之，以辛散之［风属木，辛□□[2]，金能胜木，故治以辛凉。过辛恐伤真气，故佐以苦甘，苦胜辛、甘益气也。木性急，故以甘缓之；木喜条达，故以辛散之］。热滛于内，治以醎寒，佐以苦甘，以酸收之，以苦發之［水胜火，故治以醎寒。甘胜醎，佐之所以防其过，必甘苦者，防醎之过，而又以泻热气作实也。热滛，故以酸收之；热结，故以苦發之］。湿滛于内，治以苦热，佐以酸淡，以苦燥之，以淡泄之［湿为土气，苦热皆能燥湿，淡能利窍渗湿。用酸者，木能制土也］。火滛于内，治以醎冷，佐以苦辛，以酸收之，以苦發之［相火畏火也，故治以醎冷。辛能滋润，酸能收敛，苦能泄热，或从其性而升發之也］。燥滛于内，治以苦温，佐以甘辛，以苦下之［燥属金，苦属火，火能胜金，故治以苦温。甘能缓，辛能润，苦能下，故以为佐也］。寒滛于内，治以甘热，佐以苦辛，以醎泻之，以辛润之，以苦坚之［土能制水，热能胜寒，故治以甘热。苦而辛，亦热品也。伤寒内热者，以醎泻之；内燥者，以辛润之。苦能泄热

① 滛："淫"之俗字。下同。
② □□：原文缺损。增订本作"属金"。可参。

而坚肾，泻中有补也］。此六淫主治，各有所宜。故药性宜明，而施用贵审也。

人之五藏应五行，金木水火土，子母相生。经[1]曰：虚则补其母，实则泻其子。又曰：子能令母实。如肾为肝母，心为肝子，故入肝者，併入肾与心；肝为心母，脾为心子，故入心者，併入肝与脾；心为脾母，肺为脾子，故入脾者，併入心与肺；脾为肺母，肾为肺子，故入肺者，併入脾与肾；肺为肾母，肝为肾子，故入肾者，併入肺与肝。此五行相生，子母相应之义也。

酸伤筋［敛则筋缩］，辛胜酸；苦伤气［苦能泻气］，醎胜苦；甘伤肉，酸胜甘；辛伤皮毛［踈[2]散腠理］，苦胜辛；醎伤血［醎能渗泄］，甘胜醎。此五行相克之义也。

酸走筋，筋病毋多食酸，筋得酸则拘挛，收引益甚也。苦走骨，骨病毋多食苦，骨得苦则阴益甚，重而难舉[3]也。甘走肉，肉病毋多食甘，肉得甘则壅气胪[4]肿益甚也。辛走气，气病毋多食辛，气得辛则散而益虚也。醎走血，血病毋多食醎，血得醎则凝濇而口渴也［醎能渗泄津液］。此五病之所禁也。

药之为物，各有形、性、气、质。其入诸经，有因形相类者［如连翘似心而入心、荔枝核似睾丸而入肾之类］，有因性相从者

---

① 经：专指《黄帝内经》。下同。
② 踈：同“疏”。下同。
③ 舉：同“舉”。下同。
④ 胪：腹。

［如属木者入肝、属水者入肾，润者走血分、燥者入气分，本天者亲上、本地者亲下之类］，有因气相求者［如气香入脾、气焦入心之类］，有因质相同者［如药之头入头、干入身、枝入肢、皮行皮，又如红花、蘓[①]木汁似血而入血之类］。自然之理，可以意得也。

药有以形名者，人参、狗脊之类是也；有以色名者，黄连、黑参之类是也；有以气名者，狶[②]莶、香薷之类是也；有以味名者，甘草、苦参之类是也；有以质名者，石膏、石脂、归身、归尾之类是也；有以时名者，夏枯、欵冬之类是也；有以能名者，何首乌、骨碎补之类是也。

凡药火制四：煅、煨、炙、炒也；水制三：浸、泡、洗也；水火共制二：蒸、煮也。酒制升提，姜制温散，入塩[③]走肾而软坚，用醋注肝而收歛，童便制除劣性而降下，米泔制去燥性而和中，乳制润枯生血，蜜制甘缓益元，陈壁土制藉土气以补中州，面煨曲制抑酷性勿伤上膈，乌豆、甘草汤渍並解毒致令平和，羊酥、猪脂涂烧，咸渗骨容易脆断。去穰[④]者免胀，去心者除烦。此制治各有所宜也。

① 蘓：同“蘇”。下同。
② 狶：同“豨”。下同。
③ 塩：同“鹽”。下同。
④ 穰：用同“瓤”。下同。

目录

上卷

目录

目录

下卷

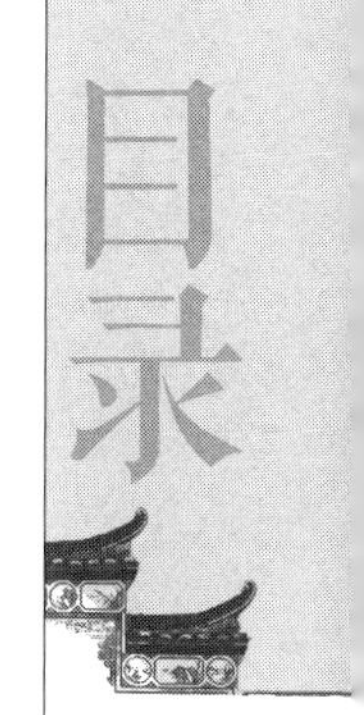
目录

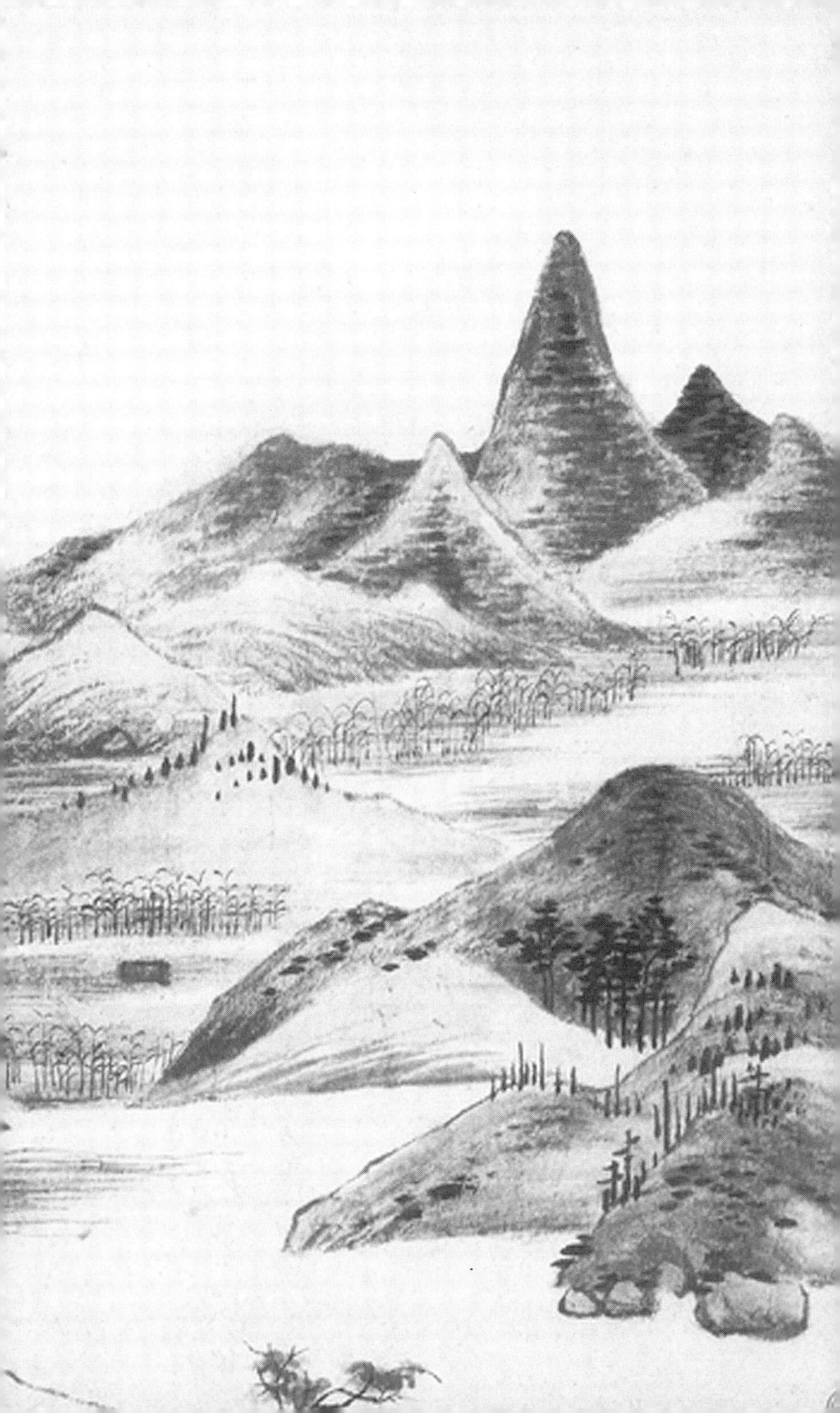

上卷

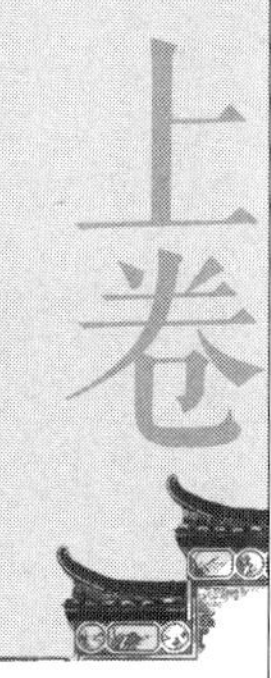

草部

黄耆

【补气，固表，生亦泻火】

甘，温。生用固表，无汗能發，有汗能止［丹溪（朱震亨，号丹溪，著《本草补遗》）云：黄耆大补，阳虛自汗，若表虛有邪、發汗不出者，服此又能自汗］；温分肉，实腠理，补肺气，泻阴火，解肌热。炙用补中，益元气，温三焦，壮脾胃［脾胃一虛，土不能生金，则肺气先绝；脾胃缓和，则肺旺而肌表固实，补中即所以固表也］。生血生肌［气能生血，血克[①]则肉长］，排脓内托，疮痈圣药［毒气化则成脓，补气故能内托。痈疽不能成脓者，死不治，毒气盛而元气衰也。痘症亦然］。痘症不起，阳虛无热者宜之［合人参、甘草、生姜为保元汤，治痘虛不起，或加芎䓖、官桂、糯米助之。王好古（王好古，号海藏，著《汤液本草》）曰：实卫气，是表药；益脾胃，是中州药；治伤寒尺脉不至，补肾元，是里药。甄权（甄权著《药性论》）谓：其补肾者，气为水母也。日华（日华著《大明本草》）谓：其止崩带者，气旺则无陷下之忧也。《蒙筌》（陈嘉谟著《本草蒙筌》）曰：补气药多，补血药亦从而补气；补血药多，补气药亦从而补血。益气汤虽加当归，因势寡，功被参耆所据；补血汤数倍于当归，亦从当归所引而补血。补血汤：黄耆一两，当归二钱。

---

① 克：同“充”。

气药多而云补血者，气能生血，又有当归为引也。○表旺者不宜用，阴虚者宜少用，恐升气于表，而里愈虚矣]。

为补药之长，故名耆[俗作芪]。

皮黄、肉白、坚实者良。入补中药槌扁蜜炙，达表生用[或曰补肾及崩带淋浊药宜塩水炒。昂按：此说非也。前症用黄耆，非欲抑黄耆使入肾也，取其补中升气，则肾受廕[1]，而崩带淋浊之病自愈也。有上病而下取，有下病而上取，补彼经而益及此经者，此类是也]。茯苓为使，恶龟甲、白鲜皮，畏防风[东垣（李杲，号东垣，著《用药法象》）曰：黄耆得防风，其功益大，乃相畏而更以相使也]。

甘草

【有补有泻，能表能里，可升可降】

味甘。生用气平，补脾胃不足而泻心火；炙用气温，补三焦元气而散表寒。入和剂则补益，入汗剂则解肌[解退肌表之热]，入凉剂则泻邪热，入峻剂则缓正气[姜附加之，恐其僭上；硝黄加之，恐其峻下，皆缓之之意]，入润剂则养阴血。能协和诸药，使之不争。生肌止痛[土主肌肉，甘能缓痛]，通行十二经，解百药毒，故有国老之称。中满症忌之[甘令人满。然亦有生用为泻者，以其能引诸药至于满所。经云以甘补之、以甘泻之是已。故《别录》（陶弘景著《名医别录[2]》，發明药性）、甄权並云除满，脾健[3]运则满除也。○又甘草得茯苓，则不资满而反泄满，故云下气除满。仲景有甘草泻心汤，

① 廕：同“蔭”。下同。
② 名医别录：原作“明医别录”，据文义改。
③ 健：同“健”。下同。

治痞满]。

大而结者良。补中炙用，泻火生用。达茎中用稍[稍止茎中痛，淋浊症用之]。白术、苦参、干漆为使，恶远志，反大戟、芫花、甘遂、海藻，然亦有並用者[胡洽[1]治痰澼，十枣汤加甘草；东垣治结核，与海藻同用；丹溪治劳瘵，与芫花同行。非妙达精微者，不知此理。十枣汤：芫花、甘遂、大戟等分，枣十枚，仲景治伤寒表已解、心下有水、喘咳之剂]。

人参

【大补元气，生亦泻火】

生甘、苦，微凉[甘补阳，微苦微凉，又能补阴]，熟甘、温。大补肺中元气[东垣曰：肺主气，肺气旺则四藏之气皆旺，精自生而形自盛。“十剂”曰：补可去弱，人参、羊肉之属是也。人参补气，羊肉补形]，泻火[得升麻补上焦，泻肺火；得茯苓补下焦，泻肾火；得麦冬泻火而生脉；得黄耆、甘草，乃甘温退大热。东垣曰：参、耆、甘草，退火之圣药。按：烦劳则虚而生热，得甘温以益元气，而虚热自退，故亦谓之泻]，益土[健脾]，生金[补肺]。明目，开心，益智。安精神，定惊悸[邪火退，正气旺，则心肝宁而惊悸定]，除烦渴[泻火故除烦，生津故止渴]，通血脉[气行则血行]，破坚积[气运则积化]，消痰水[气旺则痰行水消]。治虚劳内伤[伤于七情六慾[2]、饮食作劳为内伤，伤于风寒暑湿为外伤。如發热症，外伤则热發无间，内伤则时热时止。恶寒

① 胡洽：东晋南北朝时道人，精通医学，编有《胡洽百病方》。
② 慾：同“欲”。下同。

症，外伤虽絮火不除，内伤则得煖[1]便解。头痛症，外伤则连痛不休，内伤则乍痛乍止。外伤则手背热，内伤则手心热。外伤则鼻塞不通，内伤则口淡无味。外伤则人迎脉盛，多属有馀，宜汗吐下。内伤则气口脉盛，多属不足，宜温补和。盖左人迎主表，右气口主里也]，發热自汗［自汗属阳虚，盗汗属阴虚。亦有过服参耆而汗反甚者，以阳盛阴虚，阳愈补而阴愈亏也。又宜清热养血而汗自止]，多梦纷纭，呕哕反胃，虚欬[2]喘促［《蒙筌》曰：歌有肺热还伤肺之句。惟言寒热，不辨虚实。若肺中实热者忌之，虚热者服之，何害？又曰：诸痛无补法，不用参、耆。若久病虚痛，何甞忌此耶？]，疟痢滑泻［始痢宜下，久痢宜补。治疟意同。然亦有先补后下者。丹溪曰：一人患痢后甚逼迫，正合承气证，予曰气口脉虚，形虽实而靣[3]黄白，必过饱伤胃，与参、术、陈、芍十馀贴[4]。三日后胃气稍完，再与承气汤，二贴而安。一人面白，脉弦数，独胃脉沉滑，因饮白酒作痢，下淡水脓血，腹痛后重，小便不利，参术为君，滑石、甘草、梹榔[5]、木香为佐，下保和丸三十粒，次日前症尽减，独小便未利，与六一散而安。此消补兼施者。大承气汤：大黄、芒硝、枳实、厚朴]，淋沥胀满［《發明》（皇甫嵩著《本草發明》）云：胸脇[6]逆满，由中气不足作胀者，宜补之而胀自除，经所谓塞因塞用也。俗医泥于作饱，不敢用。不知少服[7]反滋壅，多服则宣通，

① 煖：同“暖”。无日而暖的状态。下同。
② 欬（kài忾）：同“咳”。咳嗽。下同。
③ 靣：同“面”。下同。
④ 贴：通“帖”。
⑤ 梹榔：今统作“槟榔”。《本草纲目·果部第三十一卷·槟榔》载：“时珍曰：宾与郎皆贵客之称。嵇含南方草木状言：交广人凡贵胜族客，必先呈此果。若邂逅不设，用相嫌恨。则槟榔名义，盖取于此。”
⑥ 脇：同“脅”。下同。
⑦ 服：原作“腹”，据增订本和文义改。

补之正所以导之也]，中风中暑，及一切血症[东垣曰：古人治大吐血，脉芤（芤，音抠）洪者，并用人参。脱血者先益其气，葢血不自生，须得生阳气之药乃生，阳生则阴长之义也。若单用补血药，血无由而生矣。凡虚劳吐血，能受补者可治，不能受补者难治]。

黄润紧实，似人形者良。去芦用。补剂用熟，泻火用生。錬膏服，能回元气于无何有之乡[有火者，天冬膏对服[1]]。参生时背阳向阴，不喜风日。宜焙用，忌铁。茯苓为使，畏五灵脂，恶皂荚、黑豆、紫石英、人溲、醎卤，反藜芦[言闻[2]曰：东垣理脾胃、泻阴火，交泰丸内用人参、皂荚，是恶而不恶也。古方疗月闭，四物汤加人参、五灵脂，是畏而不畏也。又疗痰在胸膈，人参、藜芦同用，而取其涌越，是激其怒性也。非洞奥达权者不能知]。

人参芦（芦□[3]涌吐）能涌吐痰涎，体虚人用之，以代瓜蒂[丹溪曰：人参入手太阴，补阳中之阴；芦反能泻太阴之阳，亦犹麻黄根、苗不同。痰在上膈、在经络，非吐不可，吐中就有發散之义。一妇性躁、味厚，暑月因怒而病呃，作则舉身跳动，昬[4]不知人。其人形气俱实，乃痰因怒欝[5]，气不得降，非吐不可。以参芦半两，逆流水煎服，吐顽痰数碗，大汗昬睡而安]。

① 对服：兑服。中药服用的一种方法，指胶质或黏性较大的膏剂隔物加温融化后再与其余的药混合服用。
② 言闻：李言闻，李时珍之父，著有《蕲艾传》《人参传》。
③ □：原文漫漶不清。增订本上栏无此注释。
④ 昬：同“昏”。下同。
⑤ 欝：同“鬱”。阻滞。下同。

沙参

【补阴，泻肺火】

甘、苦，微寒。味淡体轻，专补肺气，因而益脾与肾［脾为肺母，肾为肺子］。久嗽肺痿，金受火尅[1]者宜之。寒客肺中作嗽者勿服［人参补五藏之阳，沙参补五藏之阴。肺热者用之，以代人参］。

似人参而体轻松，白实者良。生沙地者长大，生黄土者瘦小。恶防己，反藜芦。

丹参

【补心，生血，去瘀】

气平而降［《本经》微寒。弘景曰：性应热］，味苦色赤。入心与胞络。破宿血，生新血［瘀去然后新生］，安生胎［养血］，堕死胎［去瘀］，调经脉［风寒湿热，袭伤营血，则经水不调。先期属热，后期属寒。又有血虚、血瘀、气滞、痰阻之不同。大抵妇人之病，首重调经，经调则百病散］，除烦热，功兼四物［一味丹参散，与四物汤同］，为女科要药。治冷热劳，骨节痛，风痺[2]不随［手足缓散，不随人用也。经曰：足受血而能步，掌受血而能握］，腹痛肠鸣，崩带癥瘕［音征加。癥者有块可征；瘕者假也，移动聚散无常，皆血病］，血虚血瘀之候。又治目赤疝痛，疮疥肿毒，排脓生肌。

畏醎水，忌醋，反藜芦。

---

① 尅：同“剋”。下同。
② 痺：同“痹”。下同。

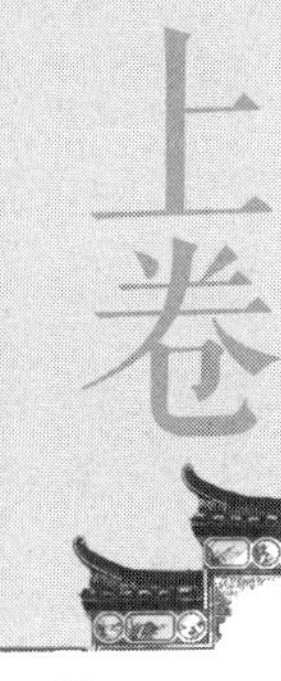

玄参

【补水，泻无根之火】

苦、醎，微寒。色黑入肾。能壮水以制火，散无根浮游之火［肾水受伤，真阴失守，孤阳无根，發为火病］。益精明目，利咽喉，通二便。治骨蒸传尸，伤寒阳毒發斑［亦有阴症發斑者］，懊侬［鬱闷不舒］烦渴，温疟洒洒，喉痺咽痛［本肾药，而治上焦火症，壮水以制火也。肾脉贯肝鬲[1]，入肺中，循喉咙，系舌本。肾虚则相火上炎，此喉痺、咽痛、咳嗽、吐血之所由来也。潮热骨蒸，亦本于此］，瘰疬结核［寒散火，醎软坚］，痈疽鼠瘘［音漏］。脾虚泄泻者忌用。

蒸过焙用，勿犯铜器。恶黄耆、茱萸[2]、姜、枣，反藜芦。

白术

【补脾，燥湿】

苦燥湿［经曰：脾苦湿，急食苦以燥之］，甘补脾，温和中。在血补血，在气补气［同血药则补血，同气药则补气］；无汗能發，有汗能止［湿从汗出，湿去汗止。止汗同耆、芍之类，發汗加辛散之味］。燥湿则能利小便，生津液［既燥湿而又生津，何也？汪机（汪机著《本草会编》）曰：脾恶湿，湿胜则气不得施化，津何由生？用白术以除其湿，则气得周流，而津液生矣］，止泄泻［凡水泻，湿也；腹痛肠鸣（水火相激则肠鸣）而泻，火也；痛甚而泻、泻而痛减者，食也；完谷不化，气虚也。在伤寒，下痢则为邪热，不杀谷也。久泻名脾泄，肾虚而命火衰也。

---

① 鬲：通“膈”。

② 茱萸：《本草纲目·草部·第十二卷·玄参》和增订本作“山茱萸”，可参。“萸”同“萸”，下同。

脾虚湿泻宜白术。凡治泻，丸散优于汤剂]，消痰水肿满，黄疸湿痺；补脾则能进饮食，祛[1]劳倦[脾主四肢，虚则四肢倦怠]，止肌热[脾主肌肉]；化癥癖[同枳实则消痞，一消一补，名枳术丸，脾运则积化也]；和中则能已呕吐，定痛安胎[同黄芩则安胎。黄芩除胃热，白术补脾，亦除胃热，利腰脊[2]间血。盖胎气系于脾，脾虚则蒂无所附，故易落]。血燥无湿者禁用，能生脓作痛，溃疡忌之[补气故也]。

肥白者出浙地，名云头术；燥白者出宣、歙，名狗头术，差胜于浙。用糯米泔浸[借谷气以和脾]，陈壁土炒[藉土气以助脾]。或蜜水炒，人乳拌用[润以制其燥]。

苍术

【补脾燥湿。宣。升气散鬱】

甘，温。辛烈。燥胃强脾，發汗除湿，能升發胃中阳气。止吐泻，逐痰水[许叔微《本事方》云：苍术能治水饮之澼囊[3]，盖燥脾以去湿，崇土以填科臼[4]。用苍术一斤，大枣五十枚，去皮捣，油麻两半，水二钱，研，滤汁和丸，名神术丸。丹溪曰：实脾土，燥脾湿，是治痰之本]，消肿满，辟恶气[辟一切岚瘴、邪恶，暑湿月焚之，佳]，散风寒湿，为治痿要药[阳明虚则宗筋纵弛，带脉不引，故手足痿。苍术，阳明药。经曰：治痿独取阳明。合黄柏为二妙散，加牛膝名三妙散]。又能总解痰、火、气、血、湿、食六鬱[朱丹溪曰：诸鬱皆因传化失常，气不

---

① 祛：去除。下同。
② 脊：《本草纲目·草部·第十二卷·术》和增订本均作"脐"，可参。
③ 澼囊：肠澼。
④ 科臼：窠臼。

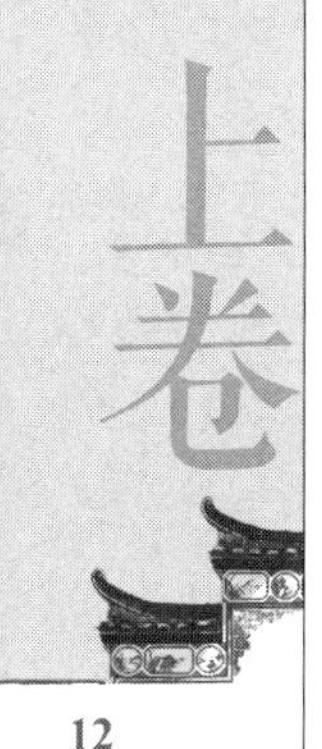

得升降，病在中焦。将欲升之，必先降之；将欲降之，必先升之。越鞠丸用苍术、香附，苍术能径入诸经，疏泄阳明之湿，通行敛濇；香附乃阴中快气之药。一升一降，故鬱散而平]，燥结多汗者忌用。

出茅山，坚小有朱砂点者良。糯米泔浸，切片焙干，同芝麻炒，以制其燥。二术皆防风、地榆为使，主治畧同，第有止汗、發汗之異。古方本草不分苍、白，陶隐居（陶隐居即弘景）言有两种，始各施用。

黄精

【平补而润】

甘，平。补中益气。安五藏，益脾胃，润心肺，填精髓，助筋骨，除风湿，下三尸虫[1]。以其得坤土之精粹，久服不饥[气满则不饥]。

俗名山生姜，九蒸九晒用。

萎蕤[2]

【平补而润，去风湿】

甘，平。补中益气。润心肺，悦颜色，除烦渴。治风淫湿毒，目痛眥[3]烂[风湿]，寒热痁疟[痁，蒔廉切，亦疟也]，中风不能动摇[4]，头痛腰痛[凡头痛不止者属外感，宜發散；乍痛乍止者属内伤，宜补虚。又有偏头痛者，左属风与血虚，右属痰热与气虚。腰痛亦有

① 虫：同“蟲”。下同。
② 萎蕤：今作“萎甤”或“葳蕤”，即玉竹。下同。
③ 眥：同“眦”。下同。
④ 摇：“摇”之俗字。下同。

肾虚、气滞、痰积、瘀血、寒湿[1]、湿热之不同。凡挟虚、挟风湿者，宜萎蕤]，茎寒自汗，一切不足之症。用代参耆，不寒不燥，大有殊功。

似黄精而差小，黄白多须[二药功用相近，而萎蕤更胜]。竹刀刮去皮、节，蜜水或酒浸蒸用。畏醎卤。

狗脊

【平补肝肾】

苦坚肾，甘益血[能强肝]，温养气。治失溺不节[肾虚]，脚弱腰痛，寒湿周痺[周身尽痺也]。除风虚，强机关，利俛[2]仰[滋肾益肝，则骨劲而筋强]。

有黄毛如狗形，故曰金毛狗脊。去毛，切，酒拌蒸。萆薢[3]为使。爇[4]膏亦良。

石斛

【平补脾肾，濇元气】

甘淡入脾而除虚热，醎平入肾而濇元气。益精强阴。煖水藏，平胃气，补虚劳，壮筋骨。疗风痺脚弱，發热自汗，囊湓[5]馀沥[雷敩曰：石斛镇涎]。

光泽如金钗，股短而中实。生石上者良，名金钗石斛。长而虚者名木斛，不堪用。去头、根，酒浸用。细剉水浸，

① 寒湿：增订本作“风寒”。可参。
② 俛（fǔ府）：同“俯”。下同。
③ 萆：同“薢”。下同。
④ 爇：同“熬”。下同。
⑤ 湓：同“澀”。下同。

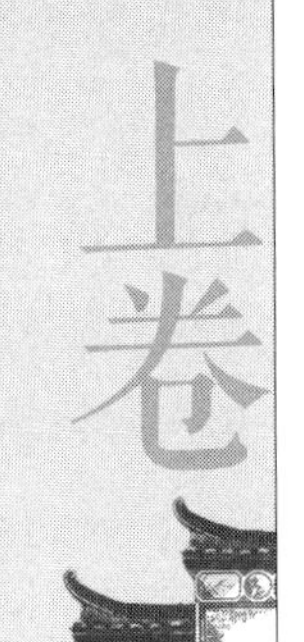

獒膏更良。恶巴豆、畏殭[1]蚕。

远志

【补心肾】

苦洩[2]热，温壮气，辛散鬱。主手少阴［心］，能通肾气，上达于心。强志益智，补精壮阳，聪耳明目。利九窍，长肌肉，助筋骨。治迷惑善忘，惊悸梦洩［能交心肾。时珍曰：远志入足少阴肾经，非心经药也。强志益精，故治健忘。盖精与志，皆藏于肾。肾精不足，则志气衰，不能上通于心，故健忘梦洩也］，肾积奔豚，一切痈疽［《经疏》曰：痈疽皆从七情忧鬱恼怒而得。远志辛能散鬱。昂按：辛能散鬱者多矣，何独远志？《纲目》曰：盖亦补肾之力耳］。

去心，甘草水浸一宿，曝用。畏珍珠、藜芦，得茯苓、龙骨良。

牛膝

【补肝肾。通。下行足膝】

苦酸而平。足厥阴、少阴经药［肝、肾］，能引诸药下行。酒蒸则甘酸而温，益肝肾，强筋骨［肝主筋，肾主骨］，治腰膝骨痛，足痿筋挛［下行故理足，补肝则筋舒，血行则痛止］，阴痿失溺［筋衰则阴痿，肾虚则失溺］，久疟下痢，伤中少气［以上皆补肝肾之功］。生用则散恶血，破癥结［血行则结散］，治心腹诸痛，淋痛尿血［热畜[3]膀胱，溺濇而痛曰淋。气淋便濇馀沥，劳淋房劳即發，冷

① 殭：僵硬。
② 洩：同“泄”。下同。
③ 畜：用同“蓄”。

淋寒战后溲，膏淋便出如膏，石淋精结成石，尿血即血淋也。色鲜者，心与小肠实热；色瘀者，肾与膀胱虚冷。大法治淋，宜通气、清心、平火、利湿。不宜用补，恐湿热得补增剧也。牛膝，淋症要药，血淋尤宜用之。杜牛膝亦可。又有中气不足致小便不利者，宜补中益气，经所谓气化则能出是也，忌用淋药通之]，经闭产难[下行之劾，悮用堕胎]，喉痺齿痛[引火下行]，痈肿恶疮，金疮伤折[以上皆散恶血之功]，出竹木刺[嚼烂罨之即出]。然性下行而滑窍，梦遗失精及脾虚下陷因而腿膝肿痛者禁用。

出西川及怀庆府，长大肥润者良。下行生用，入滋补药酒浸蒸。恶龟甲，畏白前，忌牛肉。

石菖蒲

【宣。通窍，补心】

辛苦而温，芳香而散。补肝益心，开心孔，利九窍，明耳目，發音声。逐风去湿，除痰消积，宽中开胃。疗噤口痢[杨士瀛曰：噤口虽属脾虚，亦热闭胸膈所致。用木香失之温，山药失之闭，唯参苓白术散加菖蒲，米饮下，胸次一开，自然思食]，惊痫风痺，崩带胎漏。消肿止痛，解毒杀虫[李士材曰：《仙经[①]》称为水草之精英，神仙之灵药。用泔浸、饭上蒸之，藉谷气而臻于中和，真有殊常之劾。又曰：芳香利窍，心脾良药，能佐地黄、天冬之属，资其宣导。若多用、独用，亦耗气血而为殃]。

① 仙经：道教典籍，成书于三国魏晋之际，作者左慈，魏晋以前道教经籍的综录。

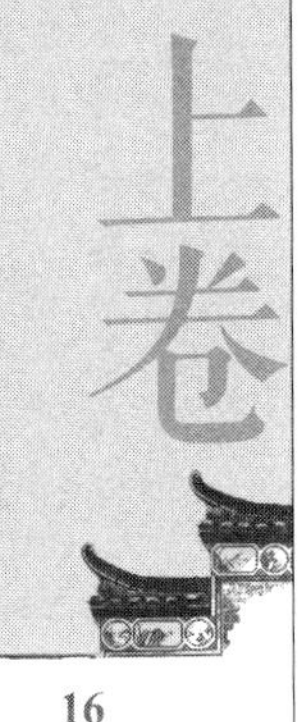

生水石间，不沾土。根瘦节密，一寸九节者良。去毛，微炒用。秦艽[1]为使，恶麻黄，忌饴糖、羊肉、铁器。

甘菊花

【宣。祛风热，补肺肾，明目】

味兼甘苦，性禀平和。备受四气［四时之气］，饱经霜露。得金水之精居多，能益金水二藏［肺、肾］，以□[2]火而平木［肝］。木平则风息，火降则热除，故能养目血，去翳膜［与枸杞相对，蜜丸久服，永无目疾］。治头目风热眩运，散湿痹游风。

以单瓣、味甘者入药。术、枸杞、地骨为使。黄者入阴分，白者入阳分，紫者入血分。可药可饵，可酿可枕，《本经》列之上品。

五味子

【补肺肾，濇精气】

性温。五味俱备［皮甘、肉酸、核中苦辛，都有醎味］，酸醎为多，故专收歛肺气而滋肾水［气为水母。经曰：肺欲收，急食酸以收之］。益气生津［肺主气，歛故能益。夏月宜常服，以泻火而益金］，强阴濇精［加入八味丸，用以补肾。盖内核似肾，象形之义］，补虚明目，退热歛汗，止呕住泻，宁嗽定喘［感风寒而喘嗽者当表散；痰壅气逆而喘嗽者当清降，宜二陈及蘓子降气汤；水气逆而喘嗽者，宜小青龙、半夏茯苓汤；气虚病久而喘嗽者，宜人参、五味］。除烦渴，消水肿，鲜

---

① 艽：同“艽”。下同。
② □：原文缺损。增订本作“制”，可参。

酒毒，收耗散之气。瞳子散大、嗽初起、脉数、有实火者忌用［丹溪曰：五味收肺气，非除热乎？补肾，非煖水藏乎？乃火热嗽必用之药，寇氏所谓食之多虚热者，收补之骤也］。

北产紫黑者良。入滋补药蜜浸蒸，入劳嗽药生用，俱槌碎核。南产色红而枯，若风寒在肺宜南者。苁蓉为使，恶萎蕤。熬膏良。

天门冬

【泻肺火，补肾水，润燥痰】

甘、苦，大寒。入手太阴肺，清金降火，益水之上源［肺为肾母］；下通足少阴肾［苦能坚肾，寒能去肾家湿热，故亦治骨痿］，滋肾润燥，消痰止渴［《蒙筌》曰：肾主津液，燥则凝而为痰，得润剂则痰化，所谓治痰之本也］，泽肌肤，利二便。治肺痿肺痈［肺痿者，感于风寒，咳嗽短气，鼻塞胸胀，久而成痿，有寒痿、热痿二症。肺痈①者，热毒蕴结成痈，咳吐脓血，胸中隐痛。痿重而痈稍轻，治痿宜养血补气，保肺清火；治痈宜泻热豁痰，开提升散。痈为邪实，痿为正虚，不可误治］，吐脓吐血［苦泄血滞，甘益元气，寒止血妄行］，痰嗽喘促，嗌干消渴［烦渴引饮、多食善饥为消渴，由火盛津枯，宜润燥滋阴，忌發汗］，虚劳骨蒸，阴虚有火之症。然性冷利，胃虚无热及泻者忌用。

取肥大明亮者，去心、皮，酒蒸。地黄、贝母为使，恶鲤鱼［天冬滋阴助元，消肾痰；麦冬清心降火，止上欬。二冬熬膏並良］。

---

① 痈："癰"之俗字。下同。

麦门冬

【补心肺，泻热润燥】

甘、微苦，寒。清心润肺[《经疏》云：实足阳明胃之正药]，强阴益精，除烦泻热[微寒能泻肺火，火退则金清，金旺则水生，阴得水养，则火降心宁而精益]，消痰止嗽[午前嗽多属胃火，宜知母、石膏、芩、连、卮[1]、栢；午后嗽及日轻夜重者，多属阴虚，宜麦冬、五味、知母、四物]，生津行水。治呕吐[胃火上冲则呕，宜麦冬。又有因寒、因食、因痰、因虚者]，痿蹷[2][手足缓纵曰痿蹷。阳明湿热，上蒸于肺，故肺热叶焦，發为蹷]，虚劳客热，脉绝短气[同人参、五味能生脉，盖心主脉，肺朝百脉，补肺清心，则气调而脉复。夏月火旺燥金，服生脉散尤良。东垣曰：人参甘寒，泻火热而益元气；麦冬苦寒，滋燥金而清水源；五味酸温，泻丙火而补庚金（丙火小肠，庚金大肠），益五藏之气也]；肺痿吐脓，血热妄行，经枯乳闭。又能明目[益水清火]。但性寒而泄，气弱胃寒人禁用。

肥大者良，去心用。入滋补药酒浸[制其寒]。地黄、车前为使，恶欵冬花，畏苦参、青箱[3]、木耳。

欵冬花

【润肺，泻热，止嗽】

辛，温。纯阳。泻热润肺，消痰除烦，定惊明目。治咳逆上气，气喘[肺虚挟火]喉痺，肺痿肺痈，咳吐脓血。为治

---

① 卮：山栀，古代既可药用又常作染料。下同。
② 蹷（jué 决）：同“蹶”。下同。
③ 青箱：今统作“青葙（子）”。下同。

嗽要药［凡阴虚劳嗽，通用欵冬、紫菀、百部、百合、沙参、生地、麦冬、五味、知、栢、芩、芍。内热骨蒸，加丹皮、地骨。嗽而复泻者，为肺移热于大肠，藏府俱病；嗽而發热不止，为阴虚火炎，皆难治］，寒热虚实，皆可施用［《本草滙[1]》（郭佩兰著《本草滙》）曰：隆冬独秀，先春开敷[2]。得肾之体，先肝之用，故为温肺（肺恶寒）理嗽之最。大抵欬必因寒，寒为冬气，入肺为逆。欵冬非肺家耑[3]药，乃使肺邪从肾顺流而出也］。

十二月开黄花如菊，青紫萼、微见花、未舒者良［生常山、上党（上党今潞州）水傍，世多以枇杷蕋伪之］。拣净花，甘草水浸一宿，暴用。得紫菀良，恶玄参、皂荚、硝石，畏黄□[4]、黄芩、贝母、连翘、麻黄、青箱、辛夷［虽畏贝母，得之反良］。

紫菀［音鬱，又音渊，上声］

【润肺泻火】

辛温润肺，苦温下气。补虚调中，消痰止渴。治寒热结气，咳逆上气，喘嗽脓血［专治血痰，为血劳圣药］，肺经虚热，小儿惊痫［亦虚而有热］。能开喉痺，取恶涎。然辛散性滑，不宜多用独用［《本草滙》云：苦能达下，辛可益金，故吐血保肺，收为上剂。虽入至高，善于达下，使气化及于州都（州都，膀胱也），小便自利，人所不知。李士材曰：辛而不燥，润而不寒，补而不滞，诚金玉君子，非多用独用，不能速効］。

---

① 滙：同“匯”。下同。
② 开敷：犹言开放。敷：传布。
③ 耑（zhuān专）：同“専”。下同。
④ □：原字缺。增订本作“耆”。《本草纲目・第二卷・序例下・相须相使相畏相恶诸药》有款冬花畏黄耆的记载。可参。

产牢山［山东］。根如北细辛者良［今人多以车前、旋覆根伪之，误服误人］。去头、须，蜜水浸一宿，焙用。欵冬为使，恶天雄、瞿麦、藁本、远志，畏茵陈。

旋覆花［一名金沸草］

【泻。下气，消痰】

醎能软坚，苦辛能下气行水，温能通血脉。入肺、大肠经。消痰结坚痞，唾[①]如胶漆，噫气不除［噫，于介切，俗作嗳。胸中气不交，故嗳以通之，属不足。亦有挟痰、挟火者，属有馀。仲景治汗吐下后，痞鞕[②]噫气，有代赭旋覆汤］，大腹水肿，去头目风。然走散之药，冷利大肠，虚者慎用。

类金钱菊。去蓝[③]、壳，蒸用。

百部

【润肺，杀虫】

甘、苦，微温。能润肺，治肺热咳嗽［苦能泄热］。有小毒，杀蚘[④]蛲蚊蝇，一切树木蛀虫［触烟即死］。治骨蒸传尸，疳积疥癣［皆有虫。时珍曰：百部亦天冬之类，故皆治肺而杀虫。但天冬寒，热嗽宜之；百部温，寒嗽宜之］。

根多队成百，故名。取肥实者，竹刀去心、皮，酒浸焙用。

---

① 唾：同“唾”。下同。
② 鞕（yìng硬）：同“硬”，坚牢。下同。
③ 蓝：同“蕊”。下同。
④ 蚘：同“蛔”。下同。

桔梗

【宣。开提气血，表散寒邪，泻上焦火，载药上浮】

苦、辛，微温。色白属金，入肺泻热，兼入手少阴心、足阳明胃经。开提气血，表散寒邪，清利头目嗌喉，胸膈滞气。凡痰壅喘促，鼻塞［肺气不利］目赤，喉痹咽痛［两少阴火］，齿痛［阳明风热］口疮，肺痈干咳［火鬱在肺］，胸膈刺痛［火鬱上焦］，腹满肠鸣［肺火鬱于大肠］，並宜苦梗以开之。为诸药舟楫，载之上浮，能引苦泄峻下之剂，至于至高之分成功［既上行而又能下气（下气即降火也），何也？肺主气，肺金清，浊气自下行耳］。养血排脓，补内漏［故治肺癰。时珍曰：枳桔汤治胸中痞满不痛，取其通肺利膈下气也；甘桔汤通治咽喉口舌诸病，取其辛苦散寒、甘平除热也。宋仁宗加荆芥、防风、连翘，遂名如圣汤。王好古加甘桔汤颇详，失音加诃子，声不出加半夏，上气加陈皮，涎嗽加知母、贝母，欬渴加五味，酒毒加葛根，少气加人参，呕加半夏、生姜，吐脓血加紫菀，肺痿加阿胶，胸膈不利加枳壳，心胸痞满加枳实，目赤加卮子、大黄，面肿加茯苓，肤痛加黄耆，發斑加荆、防，疫[①]毒加牛蒡、大黄，不得眠加卮子。昂按：观海藏所加，则用药之大較，亦可识矣］。

去浮皮，泔浸炒用。畏龙胆、白及。

白前

【泻肺，下痰】

辛、甘，微寒。长于降气下痰止嗽。治肺气壅实，胸膈

① 疫：原作“痰”，据《本草纲目·草部·第十二卷·桔梗》和增订本改。

逆满。虚者禁用。

似牛膝。短小柔软能弯者，白微[①]也；粗长坚实易断者，白前也。去头、须，甘草水浸一伏时，焙用。忌羊肉［伏时，即一昼夜］。

白微

【泻血热】

苦酸而寒。入心肾，利阴气，下水气。主中风身热支满，忽忽不知人［阴虚火旺则内热，热则生风；火气焚灼，故身热支满；痰随火涌，故不知人］，血厥［汗出过多，血少，阳气独上，气塞不行而厥，妇人尤多。此症宜白薇汤，白微、当归各一两，参五钱，甘草钱半，每服五钱］，热淋，温疟，寒热酸痛［寒热作，则营气不能内营，故酸痛］，妇人伤中淋露［血热］，产虚烦呕［《经疏》云：古方调经种子，往往用之。盖不孕缘于血热血少，而其源起于真阴不足，阳胜而内热，故营血日枯也。益阴清热，则血自生旺而有子矣，须佐以归、芍、生地、杜仲、苁蓉等药］。

糯米泔浸一宿，或酒洗用。恶大黄、大戟、山茱、姜、枣。

马兜[②]铃

【泻肺，下气】

体轻而虚。熟则四开象肺，故入肺。寒能清肺热，苦辛能降肺气［时珍曰：钱乙补肺阿胶散用之，非取其补肺，取其清热降气，

① 白微：今统作“白薇”。下同。
② 兜：同“兜”。下同。

则肺自安也。其中阿胶、糯米，乃补肺之正药]。治痰嗽喘促，血痔瘘疮，肺大肠经热[瘘，漏也，音闾，亦音漏。痔属大肠，大肠与肺为表里，肺移热于大肠，故肠风痔瘘，清藏热则府热亦清矣]。亦可吐蛊[汤剂中用之，多作吐]。

蔓生，实如铃。去筋膜，取子用。

白及

【濇。补肺】

味苦而辛，性濇而收。得秋金之令，入肺止吐血[《摘玄》云：试血法，吐水内，浮者肺血也，沉者肝血也，半浮沉者心血也。各随所见，以羊肺、肝、心蘸白及末，日日服之，佳]。肺损者能复生之[以有形生有形也。人之五藏，惟肺叶坏烂者，可以复生。台州狱吏悯一重囚，囚感之，云：吾七犯死罪，遭刑拷，肺皆损伤，得一方，用白及末米饮日服，其效如神。后囚凌迟，剖其胸，见肺间窍穴数十，皆白及填补，色犹不变也]。治痈肿恶疮，败疽死肌。盖去腐逐瘀以生新之药。除面上皯皰[①][皯音干，去声，面黑气；皰音砲[②]，面疮也]，涂手足皴裂，令人肌滑。

紫石英为使，畏杏仁，反乌头。

半夏

【宣。散鬱，燥湿痰，润肾燥】

辛，温。有毒。体滑性燥。能走能散，能燥能润。和胃

① 皰：同“疱”。下同。
② 砲：同“炮”。下同。

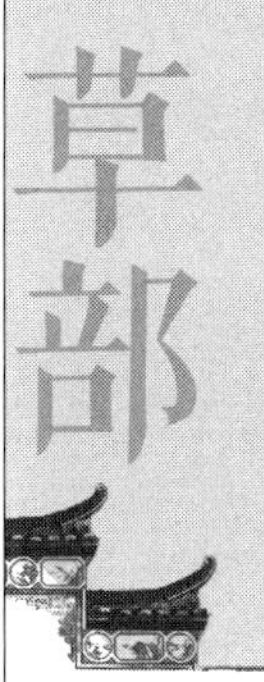

健脾［去湿］，补肝［辛散］润肾，除湿化痰，發表开鬱。下逆气，止烦呕，發音声，利水道［燥去湿，故利水；辛通气，能化液，故润燥。丹溪谓：二陈能使大便润而小便长］。治咳逆头眩［火炎痰升则眩］，胸胀咽痛［成无己曰：半夏辛散，行水气而润肾燥。又《局方》半硫丸，用治老人虚秘，皆取其润滑也。俗以半夏、南星为性燥，误矣！湿去则土燥，痰涎不生，非二物之性燥也。古方用治咽痛喉痹、吐血下血，非禁剂也。二物亦能散血，故破伤扑打皆主之。惟阴虚劳损，则非湿热之邪，而用利窍行湿之物，是重竭其津液，医之罪也，岂药之咎哉？《甲乙经》用治不眠，是果性燥者乎？］，痰疟不眠［经曰：胃不和，则卧不安。胃阳明气逆，不得循其故道，故不得卧。又曰：阳气满，不得入于阴，阴气虚，故目不得瞑，用半夏和胃而通其阴阳。又有喘嗽不得眠者。左不得眠，属肝胀，宜清肝；右不得眠，属肺胀，宜清肺］，反胃吐食［痰膈］，散痞除瘿［瘿多属痰］，消肿止汗［胜湿］。孕妇忌之［王好古曰：肾主五液，化为五湿。本经为唾，入肝为涙[①]，入心为汗，入肺为涕，入脾为痰。痰者因咳而动，脾之湿也。半夏泄痰之标，不能泄痰之本，泄本者泄肾也。欬无形，痰有形。无形则润，有形则燥，所以为流脾湿而润肾燥之剂也。俗以半夏为肺药，非也！止呕为足阳明，除痰为足太阴。柴胡为使，故柴胡汤用之。虽云止呕，亦助柴、芩主寒热往来，是又为足少阳也。时珍曰：脾无湿不生痰，故脾为生痰之源，肺为贮痰之器。按：有声无痰曰欬，盖伤于肺气；有痰无声曰嗽，盖动于脾湿也；有声有痰曰咳嗽，或因火、因风、因寒、因湿、因虚劳、因食积，宜分症主治。大法治嗽，当以治痰为先，而治

---

① 涙：亦作“泪”。下同。

痰又以顺气为主（气顺则火降而痰消）。宜以半夏、南星燥其痰，枳壳、橘红利其气，肺虚加温敛之味，肺实加凉泻之剂。赵继宗[①]曰：二陈治痰，世医执之。内有半夏，若风寒湿食诸痰则相宜，至于劳痰、失血诸痰，用之反能燥血液而加病。故古有三禁，血家、汗家、渴家忌之（虽云忌之，亦间有用者）]。

圆白而大者良。浸七日，逐日换水，沥去涎，切片，姜汁拌炒。柴胡、射干为使，畏生姜、秦皮、龟甲、雄黄，忌羊肉、海藻、饴糖，反乌头，恶皂荚。陈久者良［故与陈皮名二陈汤，为治痰之总剂。寒痰佐以干姜、芥子，热痰佐以黄芩、括蒌[②]，湿痰佐以苍术、茯苓，风痰佐以南星、前胡，痞痰佐以枳实、白术。痰在上加引上药，痰在下加引下药，惟燥痰非半夏所司也］。

造曲法：以姜汁、矾汤，和半夏末作饼，楮叶包置篮中，待生黄衣，日干，陈者良。

天南星

【燥湿。宣。治风痰】

味辛而苦，能治风散血；气温而燥，能胜湿除痰；性紧而毒，能扳[③]积攻肿，补肝风虚［凡味辛而散者，皆能补肝，木喜条达故也］，为肝、脾、肺三经之药。耑治湿痰，惊痫风眩［丹溪曰：无痰不作眩］，身强口噤，喉痹舌疮，结核结气，痈毒疥癣，蛇虫咬毒［调末箍之］。利水堕胎。性更烈于半夏［与半夏皆燥而

① 赵继宗：明代儒医，宁波府慈谿县（今浙江省慈溪市）人，著有《儒医精要》。
② 括蒌：今统作“瓜蒌”。下同。
③ 扳：同“拔”。下同。

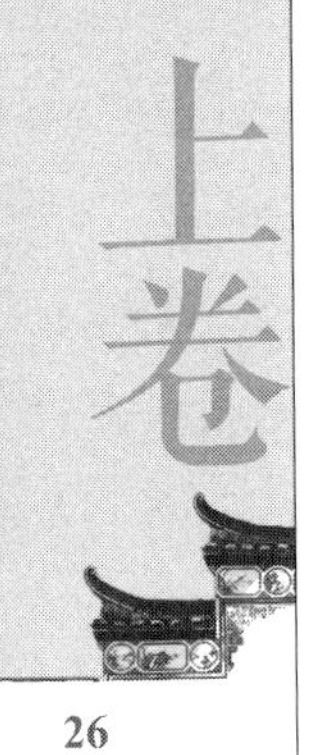

毒，故堕胎。半夏辛而能守，南星辛而不守]。阴虚燥痰禁用。

根似半夏而大，看如虎掌，故一名虎掌。以矾汤或皂角汁浸三昼夜，暴用；或酒浸一宿，蒸熟，竹刀切开，以不麻为度；或姜渣、黄泥和包，煨熟用。造曲法：以姜汁矾汤，和南星末作饼，楮叶包，待生黄衣，日干。造胆星法：腊月取黄牛胆汁，和南星末，纳入胆中，风干，年久者弥佳。畏附子、干姜、防风[得防风则不麻，火炮则毒性缓，得牛胆则不燥，且胆有益肝胆之功]。

贝母

【宣。散结，泻热，润肺，清虚痰】

微寒。苦泻心火，辛散肺鬱[心火降则肺气宁。《诗》曰：言采其蝱。蝱即贝母也，取其解鬱]。润心肺，清虚痰。治虚劳烦热，咳嗽上气，吐血咯血，肺痿肺痈，喉痺[君相之火]，目眩[火热上攻]，淋沥[小肠邪热，心与小肠相表里，肺为气化之源]，瘿瘤[化痰]，乳闭产难。功专散结除热，傅[1]恶疮，歛疮口[火降邪散，疮口自歛，非贝母性收歛也。〇俗以半夏燥毒，代以贝母，不知贝母寒润，主肺家燥痰；半夏温燥，主脾家湿痰。脱或[2]悮用，贻误匪浅。故凡风寒湿食诸痰，贝母非所宜也，宜用半夏、南星]。

川产开瓣者良，独颗无瓣者不堪用。去心，糯米拌炒黄，捣末用。厚朴、白微为使，畏秦艽，反乌头。

---

① 傅：涂搽。
② 脱或：倘若。

栝楼仁［俗作瓜蒌］

【泻火，润肺，滑肠，止血，治热痰】

甘补肺［《本草[1]》：苦］，寒润下。能清上焦之火，使痰气下降，为治嗽要药［肺受火迫，失下降之令，故生痰作嗽］。又能荡涤胸中鬱热垢腻，生津利肠，通乳消肿。治结胸胸痹［仲景小陷胸汤用之］。炒香酒服，止血，治一切血症［寒降火］。泻者忌用。

其实圆长，黄如熟柿，子扁多脂，去油用。枸杞为使，畏牛膝、干漆，恶干姜，反乌头。

天花粉

【泻火，润燥，治热痰】

酸能生津，甘不伤胃，微苦微寒。降火润燥，滑痰解渴，生肌排脓消肿，行水通经，止小便利［膀胱热解，则水行而小便不数］。治热狂时疾，胃热疸黄，口燥唇干，肿毒發背，乳痈疮痔。脾胃虚寒者禁用。

即栝楼根，畏恶同。澄粉食，大宜虚热人。

夏枯草

【宣。散结，消瘿】

辛、苦，微寒。气稟[2]纯阳。补肝血，缓肝火，解内热，散结气。治瘿疬湿痺，目珠夜痛［楼全善云：目珠连目本，即目系也。夜痛及点苦寒药更甚者，夜与寒皆阴也。夏枯气稟纯阳，补厥阴血脉，

---

① 本草：专指《神农本草经》。下同。
② 稟：同“禀”。下同。

故治此如神，以阳治阴也。按：目背白珠属阳，故昼痛点苦寒药则效；黑珠属阴，故夜痛点苦寒药反剧]。

冬至生，夏至枯，故名。叶对节生，细齿背白，茎微方，茎端作穗，开淡紫花，用茎叶。

海藻

【泻热，软坚痰，消瘿积】

咸润下而软坚，寒行水以泄热。故消瘿瘤、结核、阴㿗之坚聚[腹病曰疝，丸病曰㿗，音颓]，痰饮、脚气、浮肿之湿热。

出东海，有大叶、马尾二种，亦作海菜食，洗去咸水用。反甘草[东垣治瘰疬、马刀，海藻、甘草並用，盖激之以溃坚也]。

海带

下水消瘿，功同海藻。

似海藻而粗，柔韧而长。

昆布

功同海藻而少滑，性雄。治瘿瘤水肿，阴㿗膈噎[含之嚥[1]汁]。

出登莱者搓如绳索，出闽浙者大叶如菜。洗去咸味用。

当归

【补血，润燥，滑肠】

甘温和血，辛温散内寒，苦温助心散寒[诸血属心，凡通脉

① 嚥：同“咽（yàn）”。下同。

者，必先补心，当归苦温助心］。入心、肝、脾，为血中气药［心生血，肝藏血，脾统血］。治虚劳寒热，咳逆上气［血和则气降］，温疟［厥阴肝邪］澼痢［便血曰澼］，头痛腰痛，心腹诸痛［散寒和血］，风痉无汗［痉，音擎，上声。身强项直、角弓反张曰痉，无汗为刚痉，有汗为柔痉。当归辛散风，温和血。产后亦有發痉者，以脱血无以养筋也，宜十全大补汤］，痿痹癥瘕［音征加。筋骨缓纵，足不任地曰痿；风寒湿客于肌肉血脉曰痹（俗名流火，即痹症也），有行痹、着痹、痛痹；血凝气聚，按之坚硬曰癥；虽鞕[①]硬而聚散无常曰瘕，尚未至癥也］，痈疽疮疡［音羊］。冲脉为病，气逆里急；带脉为病，腹痛满，腰溶溶如坐水中［冲脉起于二阴之中，直冲而上至胸，为十二经脉之海，主血。带脉横围于腰如束带，总约诸脉］，及妇人诸不足，一切血症，阴虚而阳无所附者。润肠胃，泽皮肤，养血生肌［血旺则肉长］，排脓止痛［血和则痛止］，然滑大肠，泻者忌用［当归为君，生地为臣，芎藭为佐，芍药为使，名四物汤，治血之总剂。血虚佐以人参、黄耆，血热佐以条芩、卮、连，血积佐以大黄、牵牛。昂按：血属阴，四物能养阴，阴得其养，则血自生，非四物能生血也。若气虚血弱之人，当用人参，取阳旺生阴血之义。多有过服四物阴滞之药，而反致害者］。

使血气各有所归，故名［血滞能散，血虚能补，血枯能润，血乱能抚。盖其辛温能行气分，使气调而血和也］。头止血而上行，身养血而中守，尾破血而下流，全活血而不走。川产力刚善攻，秦产力柔善补。以秦产头圆尾多、肥润气香者良，名马尾当归；

① 鞕：原文作“鞭”，据文义改。

尾粗坚枯者，名鑱头当归，只宜發散用。治血酒浸，有痰姜制。畏菖蒲、海藻、生姜，恶湿面。

芎䓖

【宣。行气搜风，补血润燥】

辛，温。升浮。为少阳引经［胆］，入手足厥阴［心包、肝］，乃血中气药。助清阳而开诸鬱［气升则鬱降，为通阴阳血气之使］，润肝燥，补肝虚［五藏中惟肝以泻为补，所谓辛以散之，辛以补之］，上行头目，下行血海［冲脉］，搜风散瘀，调经止痛。治湿气在头，血虚头痛［头痛必用之，加各引经药：太阳羗[①]活，阳明白芷，少阳柴胡，太阴苍术，少阴细辛，厥阴吴茱萸。丹溪曰：诸经气鬱，亦能头痛］，腹痛胁风，气鬱血鬱，湿泻血痢，寒痺筋挛，目泪多涕［肝热］，风木为病［诸风眩掉，皆属肝木］，及痈疽疮疡［癰从六府生，疽从五藏生，皆阴阳相滞而成。气为阳，血为阴，血行脉中，气行脉外，相並周流。寒湿抟之，则凝滞而行迟，为不及；火热抟之，则沸腾而行速，为太过。气鬱邪入血中，为阴滞于阳；血鬱邪入气中，为阳滞于阴，致生恶毒，然百病皆由此起也。芎、归能和血行气，而通阴阳］，男妇一切血症。然香窜辛散，能走泄真气，单服久服，令人暴亡［四物汤用之者，特取其辛温而行血药之滞耳，岂真用此辛散之剂，以养下元之血哉。昂按：血属阴，阴无阳不生，芍、地酸寒为阴，芎、归辛温为阳，故藉其相济以生血也］。

蜀产为川芎，秦产为西芎，江南为抚芎。以川产大块，

---

① 羗：同“羌”。下同。

里白不油，辛甘者胜。白芷为使，畏黄连、硝石、滑石，恶黄耆、山茱萸。

白芍

【补血泻肝。濇。歛阴】

苦、酸，微寒。入肝、脾血分，为手足太阴行经药［肺、脾］。泻肝火［酸歛肝，肝以歛为泻，以散为补］，安脾肺，固腠理［肺主皮毛，脾主肌肉。肝木不尅土，则脾安；土旺能生金，则肺安。脾和肺安，则腠理固］，和血脉，收阴气，歛逆气［酸主收歛］，利小便［歛阴生津，小便自利，非通行之谓也］，缓中止痛，歛汗安胎，补劳退热。治泻痢后重，脾虚腹痛［泻痢皆太阴病，不可缺此。寒泻冷痛亦[①]忌用。虞天民曰：白芍不惟治血虚，大能行气。古方治腹痛，用白芍四钱，甘草二钱，名芍药甘草汤。葢腹痛因荣气不从，逆于肉里，白芍能行荣气，甘草能歛逆气，又痛为肝木尅脾土，白芍能伐肝故也］，心痞胁痛［胁者，肝胆二经往来之道，其火上冲，则胃脘痛，横行则两胁痛。白芍能理中泻肝］，肺胀喘逆。其收降之体，又能入血海［冲脉为血海，男女皆有之］，而至厥阴［肝经］。治鼻衄[②]［鼻血曰衄，音女六切］目濇，肝血不足［退火益阴，肝血自足］，妇人胎产，及一切血病。又曰产后忌用［朱震亨曰：以其酸寒伐生發之气也，必不得已，酒炒用之可耳。李时珍曰：产后肝血已虚，不可更泻也。寇氏曰：减芍药以避中寒。微寒如芍药，古人犹谆谆告戒，况大苦大寒，可肆行而莫之忌耶？○同白术补脾，同参、耆补气，同归、地补血，同芎䓖泻肝，同甘草止腹痛，同

① 亦：增订本无。
② 衄：同“衂”。下同。

黄连止泻痢，同防风發痘疹，同姜、枣温经散湿］。

赤白各随花色，单瓣者入药。酒炒用［制其寒］，妇人血分醋炒，下痢后重不炒。恶芒硝、石斛，畏鳖甲、小蓟，反藜芦。

赤芍

【泻肝散瘀】

酸，寒。入肝经血分，通血脉，泻肝火，散恶血。治腹痛坚积，血痺瘕疝［邪聚腹内为瘕，外肾为疝］。肠风经闭，痈肿目赤［皆散泻之功］。白补而收，赤散而泻，白益脾，能于土中泻水；赤散邪，能行血中之滞。产后俱忌用。

生地黄

【大泻火】

甘、苦，大寒。入心肾，泻丙火［小肠为丙火，心与小肠相表里，导赤散与木通同用］，清燥金［胃、大肠火］。消瘀通经，平诸血逆。治吐衄崩中［唾血者，血随唾出；咯血者，随痰咯出，或带血丝，出肾经及肺经。自两胁逆上吐出者，属肝经。衄血者，血溢于脑，从鼻而出；咳血者，咳出痰内有血，並属肺经。吐血、呕血，成盆成碗者，是俱出胃经。经漏不止曰崩。血热则妄行，宜以此凉之。虚人忌用，用干地黄可也］，伤寒阳强，痘症大热。多服损胃。

生掘鲜者，捣汁饮之，或用酒制，则不伤胃。生则寒，干则凉，熟则温。

干地黄

【补阴，凉血】

甘苦而寒，沉阴而降。入手足少阴［心、肾］、厥阴［心包、肝］及手太阳经［小肠］。滋阴退阳，凉血生血。治血虚發热［经曰：阴虚生内热］，劳伤咳嗽［咳嗽阴虚者，地黄丸为要药，亦能除痰。丹溪曰：久病阴火上升，津液生痰不生血，宜补血以制相火，其痰自除］，痿痺惊悸［有触而心动曰惊，无惊而自动曰悸，即怔忡也。有因心虚火动者，有因肝虚胆怯者，有因水停心下者，火畏水，故悸也。地黄能交心肾而益肝胆，亦利水道，故治之］，吐衄尿血［痛为血淋，不痛为尿血。由心肾气结，或忧思房劳所致。多属虚寒，不可岿作热治］，血运崩中［经曰：阴虚阳抟，谓之崩］，折跌绝筋。填骨髓，长肌肉，利大小便，调经安胎。又能杀虫，治心腹急痛［《本草滙》曰：丹溪云气病补血，虽不中病，亦无害也。不知血药属阴，其性凝滞，若胃虚气弱之人，过服归、地等剂，反致痞闷，饮食减少，变症百出，至死不悟，岂不惜哉！大抵血虚固不可专补其气，而气虚亦不可遂补其血也。凡劳病，阳虚宜四君补气，阴虚宜四物补血，阴阳俱虚者，宜合用，名八珍汤］。

产江浙者，南方阳气，力微；产北方者，纯阴力大，以怀庆肥大、菊花心者良。酒浸则上行外行，姜制则不泥膈。恶贝母，畏芜荑，忌莱菔、葱、蒜、铜铁器；得酒、门冬、丹皮、当归良。

熟地黄

【平补肝肾】

甘而微温。入手足少阴、厥阴经。滋肾水，补真阴，填骨髓，生精血。聪耳明目［耳为肾窍，目为肝窍。目得血而能视，耳得血而能听］，乌髭黑发。治劳伤风痺，胎产百病，为补血之上剂［丹溪曰：产前当清热养血为主，产后宜大补气血为主，虽有杂证，从末

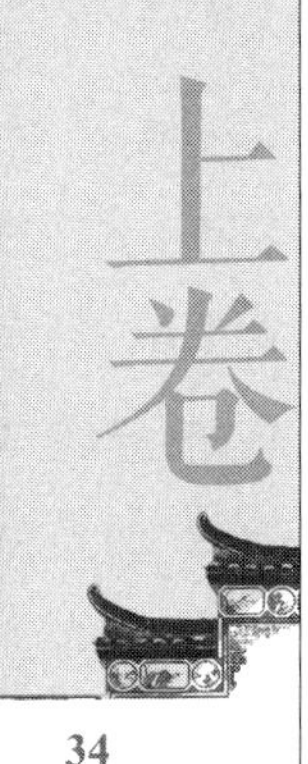

治之。王硕[1]云：男子多阴虚，宜熟地；女子多血热，宜生地]。

以好酒拌砂仁末浸，蒸晒九次用[地黄性寒，得酒与火与日则温。性泥，得砂仁则利气，且能引入丹田。六味丸以之为君，尺脉弱者加桂、附，所谓益火之原，以消阴翳也。尺脉旺者加知、柏，所谓壮水之主，以制阳光也]。

何首乌

【平补肝肾，濇精】

苦坚肾，温补肝，濇收敛精气[《何首乌传[2]》云甘]。添精益髓，养血袪风[治风先治血，血活则风散]，强筋骨，乌髭发[故名首乌]，令人有子，为滋补良药。气血太和，则劳瘦风虚、崩带疮痔、瘰疬痈肿诸病自已[营血调则痈肿消。赤者外科呼为疮帚]。止恶疟[益阴补肝，疟疾要药，而本草不言治疟。时珍曰：不寒不燥，功在地黄、天冬诸药之上]。

有赤白二种。夜则籐[3]交，一名交籐，有阴阳交合之象。赤雄入血分，白雌入气分。以大如拳、五瓣者良。三百年者大如栲栳[4]，服之成地仙[5]。凡使赤白各半，泔浸，竹刀刮皮切片，用黑豆与首乌拌匀，铺柳甑[6]，入沙锅，九蒸九晒用。茯苓为使，忌诸血、无鳞鱼、葱、蒜、铁器[此药流传虽久，服者

---

① 王硕：南宋医家，永嘉（今属浙江省温州市）人，著有《易简方》。
② 何首乌传：唐代李翱著。
③ 籐：同“藤”。下同。
④ 栲栳（kǎo lǎo考老）：笆斗，柳条编成的容器，直径有四五十厘米左右。
⑤ 地仙：住在人间的仙人。
⑥ 甑（zèng赠）：汉族古代的蒸食用具。

尚少。明嘉靖初，方士邵应节进七宝美髯丹，世宗服之効，连生皇子，遂盛行于世。方用赤、白首乌各一斤，黑豆拌，九蒸晒；茯苓半斤，乳拌；牛膝半斤，酒浸，同首乌第七次蒸至第九次；当归、枸杞、兎丝子①各半斤，酒浸；破故纸四两，黑芝蔴②炒。蜜丸。並忌铁器。昂按：地黄、何首乌，皆君药也，故六味丸以地黄为君，七宝丹以何首乌为君，各有配合，未可同类而共施也。即有加减，当各依本方，随病而施损益。今人多以何首乌加入地黄丸中，合两方为一方，是一药二君，安所适从乎？失制方之本义矣］。

牡丹皮

【泻伏火而补血，退无汗之骨蒸】

辛、苦，微寒。入手足少阴［心、肾］、厥阴［心包、肝］。泻血中伏火［色丹故入血分。时珍曰：伏火即阴火也，阴火即相火也。世人专以黄栢治相火，不知丹皮之功更胜，故仲景肾气丸用之］，和血凉血而生血［血热则枯，凉则生］，破积血，通经脉。为吐衄必用之药［血属阴，本静，因相火所逼，故越出上窍］。治五劳中风，瘛疭惊痫（瘛疭音炽纵，痫音闲）［筋急而缩为瘛，缓而伸为疭，伸缩不已为瘛疭。卒然眩仆，瘛疭抽掣，或口眼㖞斜，吐涎而身软，时發时止，为痫。皆阴虚血热，风火相抟，痰随火涌所致］，除烦热，疗痈疮［凉血之功］，退无汗之骨蒸［张元素曰：丹皮治无汗之骨蒸，地骨皮治有汗之骨蒸。神不足者手少阴，志不足者足少阴。故仲景肾气丸用丹皮，治神志不足也。按：《内经》云水之精为志，故肾藏志；火之精为神，故心藏神］。

---

① 兎丝子：今统作“菟丝子”。“兎”同“兔”，下同。
② 蔴：同“麻”。下同。

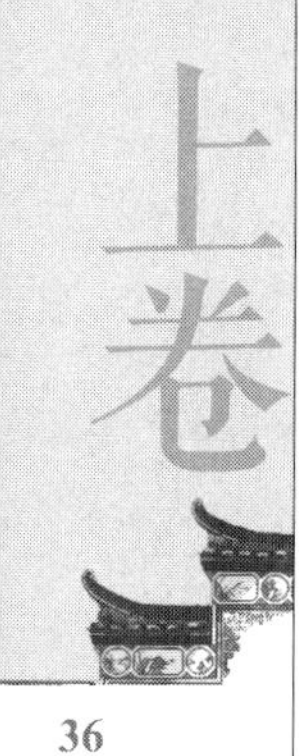

以单瓣花红者入药，肉厚者佳。酒拌蒸用。畏贝母、兎丝子、大黄，忌蒜、胡荽，伏[①]砒［时珍曰：花白者补，赤者利，人所罕悟，宜分别之］。

续断

【补肝肾，理筋骨】

苦温补肾，辛温补肝。能宣通血脉而理筋骨。主伤中，补不足［《经疏》云：味甘故然］，煖子宫，缩小便，破瘀血。治腰痛胎漏［怀孕而沥血］，崩带遗精，肠风血痢［平胃散一两，川续断二钱半，每服二钱］，痈痔肿毒。又主金疮折跌［以功命名］，止痛生肌。女科外科，需为上剂。

状如雞[②]脚，节节断，皮黄皱者真。去向裡硬筋，酒浸用。地黄为使。

骨碎补

【补肾，治折伤】

苦，温。补肾，故治耳鸣［耳鸣必由肾虚］及肾虚久泻［研末，入猪肾煨熟，空心服。肾主二便，久泻多属肾虚，不可专责脾胃也（经曰：肾者，胃之关也。前阴利水，后阴利谷）］；肾主骨，故治折伤［以功命名］，牙痛［炒黑为末擦牙，嚥下亦良］；又入厥阴［心包、肝］，能破血止血［入血行伤，故治折伤］。

根似姜而扁长。去毛用，或蜜拌蒸。

---

① 伏：降伏，犹言“相杀”。
② 雞：同“鸡”。下同。

益母草［一名茺蔚］

【通，行血】

辛，微苦、寒。入手足厥阴［心包、肝］。消水行血，去瘀生新，调经解毒［瘀血去则经调］。治血风血运，血痛血淋，胎漏产难，崩中带下［带脉横于腰间，病生于此，故名为带。赤属血，白属气。气虚者，补中益气而兼升提；血虚者，养血滋阴而兼调气］，为胎产良药。消疔肿□[①]痈［亦取其散瘀解毒］，通大小便。

方茎如艾，节节生穗，花红紫或微白，子三稜[②]褐色，近水湿处多有之。

益母子

【通。行血，补肝】

辛、甘，微温。入厥阴血分，活血顺气逐风［气行则血行，血活则风散］，益精明目［血滞病目则宜之］调经，行中有补。治心烦头痛［血虚而热之候］，崩带胎产［有补阴之功。时珍曰：益母根茎花叶实，皆可同用。若治血分风热，明目调经，用子为良；若治疮肿胎产，消水行血，则宜並用。葢根茎花叶专于行，子则行中有补也］。

微炒，或蒸。忌铁。

泽兰

【通。行血，消水】

苦泄热，甘和血，辛散鬱，香舒脾。入足太阴、厥阴经

① □：原文缺损。增订本作"乳"，可参。
② 稜：同"棱"。下同。

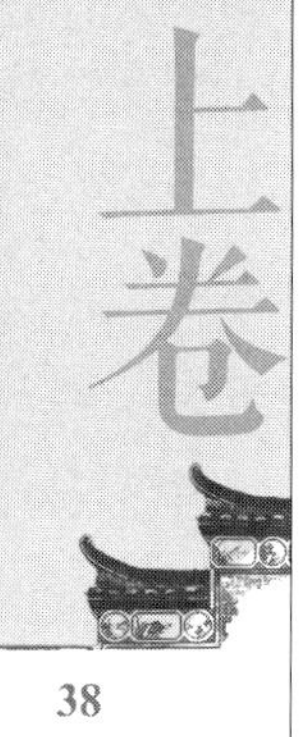

[脾、肝]。通九窍，利关节，养血气，长肌肉，破宿血，调月经，消癥瘕，散水肿[防己为使]。治产后血沥腰痛[瘀行未尽]，吐血鼻洪，头风目痛，痈毒扑损。补而不滞，行而不峻。女科多用之[有泽兰丸]。

时珍曰：兰草、泽兰，一类二种，俱生下湿。紫茎素枝，赤节绿叶，叶对节生，有细齿。但以茎圆节长，叶光有岐[1]者为兰草；茎微方，节短，叶有毛者为泽兰。嫩时並可挼[音那]而佩之，《楚词》所谓纫秋兰以为佩是也[朱文公《离骚辨证》云：必花叶俱香，燥湿不变，方可刈佩。今之兰蕙，花虽香而叶无气，质弱易萎，不可刈佩]。吴人呼为香草，俗名孩儿菊[夏月采，置发中则发不脂，浸油涂发，去垢香泽，故名泽兰]。兰草走气分，故能利水道，除痰癖，杀蛊辟恶，而为消渴良药[经曰：数食肥甘，传为消渴，治之以兰，除陈气也]；泽兰走血分，故能消水肿，涂痈毒，破瘀除癥，而为妇人要药。以为今之山兰者，误矣。防己为使[寇宗奭、朱丹溪並以兰草为山兰之叶，李时珍集众说以说之[2]。昂按：兰蕙清芬佳品，何以独不入本草乎？兰草即非兰叶，然兰叶亦有功用，自可治病也（李时珍以东垣所用，乃兰草也）。按：别本云兰叶甘寒，清肺开胃，消痰利水，调经解鬱；李士材曰：兰叶禀金水之气，故入肺藏，东垣方中常用之，《内经》所谓治之以兰、除陈气者是也，余屡騐[3]之。]

---

① 岐：同“歧”。下同。
② 李时珍集众说以说之：增订本作“李时珍考众说以训之”。可参。
③ 騐：同“驗”。下同。

闽产者力胜[①]。

艾叶

【宣。理气血。燥。逐寒湿】

苦、辛。生温熟热，纯阳之性，能回垂绝之元阳。通十二经，走三阴［太、少、厥］。理气血，逐寒湿，煖子宫，止诸血。温中开鬱，调经安胎。治吐衄崩带［治带要药］，腹痛冷痢，霍乱转筋［皆理气血、逐寒湿之効］，杀蚘治癣［苦酒煎服］。灸之能透诸经而治百病。血热为病者禁用［灸火则气下行，入药则热上冲，大抵外用之功多。丹田气弱，脐腹冷者以熟艾入袋，兜脐腹，甚妙。寒湿脚气，亦宜以此夹入袜内］。

用陈久者。揉捣如绵，谓之熟艾，灸火用；妇人丸散，醋煮捣饼，再为末用；煎服宜鲜者。酒、香附为使［艾附丸调妇人诸病，胶艾汤治虚痢、产后下血。宋时重汤阴艾，自成化来，则以蕲艾为胜，云灸酒壜[②]，一灸便透。《蒙筌》《發明》，並以野艾为真。蕲艾虽香，实非艾种］。

延胡索

【宣。活血，利气】

辛苦而温。入手足太阴［肺、脾］、厥阴经［心包、肝］。能行血中气滞，气中血滞，通小便，除风痺。治气凝血结，上下内外诸痛［通则不痛］，崩淋癥癖，月候不调［气血不和，因而凝

① 闽产者力胜：原作双栏小字，依全书体例调整。
② 壜：同“罈”。下同。

滞，不以时至]，产后血运，暴血上冲，为活血利气第一药。然辛温走而不守，通经堕胎，血热气虚者禁用。

根如半夏，肉黄、形小而坚者良。酒炒行血，醋炒止血；生用破血，炒用调血。

红花［古名红蓝花］

【通。行血，润燥】

辛、苦、甘，温。入肝经而破瘀血，活血［瘀行则血活。有热结于中，暴吐紫黑血者，吐出为好。吐未尽，加桃仁、红花行之。大抵鲜血宜止，瘀血宜行］润燥，消肿止痛［凡血热血瘀则作肿作痛］。治经闭便难，血运口噤，胎死腹中［非活血行血不能下］，痘疮血热有毒，又能入心经，生新血［须兼补血药为佐使］。

俗用染红，併作胭脂。少用养血，多则行血，过用能使血行不止而毙［血生于心[1]，藏于肝，属于冲、任。红花汁与相类，故治血病。产妇血闷而死者，以红花数斤煎汤，寝妇于上而薰[2]之，可稣[3]］。

茜草

【通。行血】

色赤入营，气温行滞，味酸走肝，而醎走血［《本经》苦寒］。入厥阴血分［心包、肝］。活血行血，消瘀通经［酒煎一两，通经甚効］。治风痺黄疸［疸有五：黄疸、谷疸、酒疸、黄汗疸、女劳

① 心：原作“心心包”，据增订本改。
② 薰：同“熏”。下同。
③ 稣：苏醒。同“蘇[甦]”。

疸。此蓋蓄血發黄，不专于湿热者也。女劳疸必属肾虚，亦不可以湿热例治。当用四物、知、栢壮其水，参、术培其气，随症而加利湿清热之药]，血运血崩，痔瘘疮疖。血少者忌用。

根可染绛。忌铁。

紫草

【泻血热，滑肠】

甘、醎，气寒。入厥阴血分[心包、肝]。凉血活血，利九窍，通二便[醎寒性滑]。治心腹邪气[即热也]，五疸水肿，瘑癣恶疮，血热所致之病，及痘疮血热毒盛、二便闭濇者[血热则毒闭，得紫草凉之，则血行而毒出。大便利者忌之。《活幼心书》云：紫草性寒，小儿脾实者可用，脾虚者反能作泻。古方唯用茸，取其初得阳气，以类触类，用發痘疮。今人不达此理，一槩用之，误矣]。

去头、须，酒洗。

凌霄花[一名紫葳]

【泻血热】

甘酸而寒，入厥阴血分[心包、肝]。能去血中伏火，破血祛瘀。主产乳馀疾，崩带癥瘕，肠结[不大便]血闭，淋閟[1]风痒，血热生风之症。女科多用，孕妇忌之[《本经》云：养胎。《经疏》云：破血之药，非所宜也。○肺癰有用之为君药者]。

籐缘木生，花开五瓣，黄赤有点。不可近鼻闻，伤脑。

① 閟：同“閉”。下同。

大小蓟

【泻。凉血】

甘，温［《大明》曰凉］。皆能破血下气，行而带补。主女子赤白沃，止吐衄，安胎［凉血之功］。小蓟力微，能破瘀生新，葆精养血，退热补虚，不能如大蓟之消痈肿［丹溪曰：小蓟治下焦结热血淋］。

两蓟相似，花如髻。但大蓟茎高而叶皱，小蓟茎低而叶不皱。皆用根。

三七［一名山漆］

【泻。散血，定痛】

甘、微苦，温。散血定痛。治吐血衄血，血崩血痢，目赤痈肿［醋摩涂即散。已破者，为末掺之］，为金疮杖疮要药［杖时先服一二钱，则血不冲心。杖后傅之，去瘀消肿，易愈］。

此药近时始出，军中恃之。从广西山洞来者，略似白及、地黄，有节，味微甘，颇似人参。以末掺猪血中，血化为水者真［近传一种，叶似菊艾而劲厚，有岐尖，茎有赤稜，夏秋开黄花，蕊如金丝，盘纽可爱，而气不香，根大如牛蒡，味甘，治金疮折伤血症甚効，与南中来者不同］。

地榆

【濇。止血】

苦、酸，微寒，性沉。入下焦，除血热。治吐衄崩中［血虚禁用］，肠风［血鲜者为肠风，随感而见也；血瘀者为藏毒，积久而發也。粪前为近血，出肠胃；粪后为远血，出肺肝］久痢［蘓颂（蘓颂著《本草图经》）曰：古方断下多用之。寇宗奭曰：虚寒泻痢及初起者忌用］。

根似柳根，外黑里红。取上截，炒黑用，稍反行血。得发良。恶麦冬。忌火。

蒲黄

【生滑，行血；熟濇，止血】

甘，平。厥阴血分药［心包、肝］。生用性滑，主行血消瘀，通经脉，利小便，祛心腹膀胱之热［同五灵脂治心腹血气痛］，疗扑打损伤，疮疖诸肿［一妇舌胀满口，以蒲黄频掺，比晓乃愈。宋度宗舌胀满口，用蒲黄、干姜末搽之，愈。观此则蒲黄之凉血、活血可知矣。盖舌为心苗，心包相火乃其臣使，得干姜，是阴阳相济也］。炒黑性濇，主止血，治一切血病，崩带泄精。

香蒲，花中蕋屑。

卷栢

【生泻，行血；熟濇，止血】

生用辛平，破血通经；炙用辛温，止血，治肠风，收脱肛。

生石上，卷挛如雞足，俗呼万年松。凡使，塩水煮半日，井水煮半日，焙用。

菴蕳子

【泻。行血，散结】

苦、辛，微寒［《别录》微温］。入肝经血分。行血散结，散中有补。治阳痿，经溢，腰膝骨节重痛，闪挫气痛，折伤。能制蛇［蛇见之则烂］。

荩薏为使。

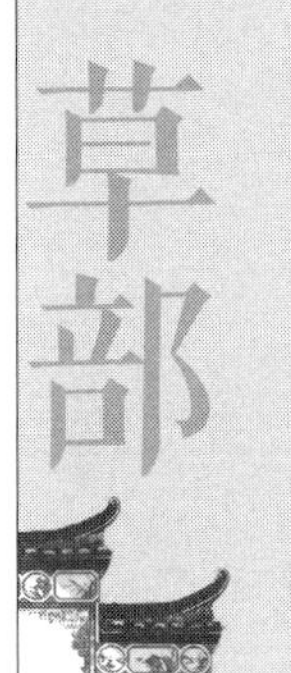

白茅根

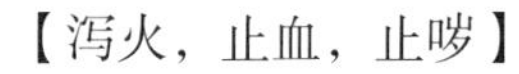
【泻火，止血，止哕】

甘，寒。入手少阴[心]，足太阴、阳明[脾、胃]。补中益气，除伏热，消瘀血，利小便，解酒毒。治吐衄诸血[心肝火旺，逼血上行则吐血，肺火盛则衄血。茅根甘和血，寒凉血，引火下降，故治之]，血闭寒热[血瘀则闭，闭则寒热作矣]，淋沥崩中[血热则崩]，伤寒哕逆[即呃逆。《说文》曰：哕，气牾也。东垣作干呕之甚者，未是]，肺热喘急，内热烦渴，黄疸水肿[清火行水。时珍曰：良药也，世人以微而忽之，惟事苦寒之剂，伤冲和之气，乌足知此哉]。

茅针溃痈疖[酒煑[1]服。一针溃一孔，二针溃二孔]。

芦根

【泻热，止呕】

甘益胃，寒降火。治呕逆反胃[火升胃热，则呕逆食不下]，消渴客热，伤寒内热。止小便数[肺为水之上源，脾气散精，上归于肺，始能通调水道，下输膀胱。肾为水藏，而主二便。三经有热，则小便数，甚至不能少忍，火性急速故也。芦中空，故入心肺，清上焦热，热解则肺之气化行，而小便复其常道矣]。解鱼、肉、河豚毒。

取逆水肥厚者，去须节用。

---

① 煑：同“煮”。下同。

苎[1]根

【泻热，破血】

甘寒而滑。补阴破血，解热润燥。治心腹热疾，大渴大狂。捣贴赤游丹毒，痈疽发背，金疮伤折［止血，易痂］。汁能化血为水。

苎皮与产妇作枕，止血运；安腹上，止产后腹痛［散瘀之功］。

鬱金

【宣。行气解鬱。泻。凉血破瘀】

辛、苦，气寒。纯阴之品。其性轻扬上行，入心及包络，兼入肺经。凉心，散肝鬱，下气破血［行滞气，亦不损正气；破瘀血，亦能生新血］。治唾血吐血，衄血尿血，妇人经脉逆行［经不下行，上为吐衄诸症。用鬱金末，加韭汁、姜汁、童便服，其血自清。痰中带血者，加竹沥］，血气心腹诸痛，产后败血攻心，颠狂失心［颠多喜笑，尚知畏惧，症属不足；狂多忿怒，人莫能制，症属有馀。此病多因惊忧，痰血塞于心窍所致。鬱金七两，白矾三两，米糊丸服，名白金丸。鬱金入心，去恶血，明矾化顽痰故也］，痘毒入心。下蛊毒［同升麻服，不吐即下］。

出川广，体锐圆如蝉肚，外黄内赤，色鲜，微香，味苦带甘者真［市人多以姜黄伪之］。

姜黄

【泻。破血，行气】

苦、辛［《本草》大寒。藏器、《大明》曰热］。色黄入脾，兼入

① 苎：同“苧”。下同。

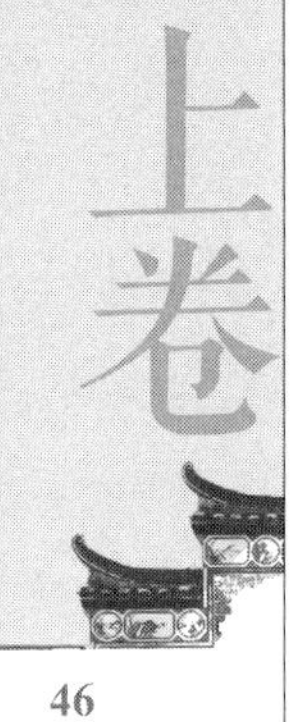

肝经。理血中之气，下气破血，除风消肿，功力烈于鬱金。治气胀血积，产后败血攻心，通月经。片子者能入手臂，治风寒湿痺痛［血虚臂痛者勿用。时珍曰：入臂治痛，其兼理血中之气可知］。

出川广［陈藏器曰：鬱金苦寒色赤，姜黄辛温色黄，蒁[①]味苦色青，三物不同，所用各别。《经疏》曰：姜黄主治，介乎三稜[②]、鬱金之间。时珍曰：姜黄、鬱金、莪蒁，形状功用，大畧相近。但鬱金入心，耑治血；姜黄入脾，兼治血中之气；蒁入肝，治气中之血，稍为不同。今时以扁如干姜者，为片子姜黄；圆如蝉腹者，为蝉肚鬱金，並可染色。蒁形虽似鬱金，而色不黄也］。

莪茂[③]［音述］

【泻。破血，行气，消积】

辛、苦，气温。入肝经血分。破气中之血［能通肝经聚血］，消瘀通经，开胃化食，鲜毒止痛。治心腹诸痛，冷气吐酸，奔豚痃癖［酒、醋磨服。痃，音贤，小腹积。痃癖多见于男子，癥瘕多见于妇人。莪茂香裂[④]，行气通窍，同三稜用，治积聚诸气良。按：五积，心积曰伏梁，起脐上至心下；肝积曰肥气，在左胁；肺积曰息奔，在右胁；脾积曰痞气，在胃脘右侧；肾积曰奔豚，在小腹上至心下。治之不宜耑用下药，恐损真气，宜于破血行气药中，加补脾胃药。气旺方能磨积，正旺则邪自消也。经曰：大积大聚，其可犯也，衰其大半而止，过者死。东垣五积方，用

① 蒁（shù术）：指莪蒁，即莪术。下同。
② 三稜：今统作“三棱”。下同。
③ 莪茂：莪术。下同。
④ 裂：同“烈”。下同。

三稜、莪蒁，皆兼人参赞助成功。按：治积诸药，神曲、麦芽化谷食，莱菔化面食，硇砂、阿魏、山查[1]化肉食，紫蘇化鱼蠏[2]毒，葛花、枳椇消酒积，麝香消酒积、菓[3]积，牵牛、芫花、大戟行水饮，三稜、莪蒁、鳖甲消癥瘕，木香、槟榔行气滞，礞石、蛤粉攻痰积，巴豆攻冷积，雄黄、腻粉攻涎积，䖟[4]虫[5]、水蛭破血积]。虽为泄剂，亦能益气[王好古曰：故治气短不能接续，大小七香丸、集香丸诸汤散中多用之]。

根如生姜，茂生根下。坚硬难捣，灰火煨透[入气分]，乘热捣之；或醋磨、酒磨[入血分]，或煮熟用。

荆三稜

【泻。行气，破血，消积】

苦，平。色白属金[皮黑肉白]。入肝经血分，破血中之气[亦通肝经聚血]，兼入脾经。散一切血瘀气结，食停疮硬，老块坚积[乃坚者削之也。从血药则治血，从气药则治气。须辅以健脾补气之药]。消肿止痛，通经堕胎。功近香附而力峻，虚者慎用。

色黄体重，若鲫鱼而小者良。醋浸炒，或面褁[6]煨。

威灵仙

【宣。行气，祛风】

辛泄气，醎泄水[《本草》苦，丹溪甘]，气温属木。其性善

---

① 山查：今统作“山楂”。下同。
② 蠏：同“蟹”。下同。
③ 菓：同“果”。下同。
④ 䖟：同“虻”。下同。
⑤ 虫：同“蟲”。下同。
⑥ 褁：同“裹”。下同。

走，能宣疏五藏，通行十二经络。治中风头风，痛风顽痺［湿热流于肢节之间，肿属湿，痛属热，汗多属风，麻属气虚，木属湿痰死血。十指麻木，亦是胃中有湿痰死血，脾主四肢故也。痛风当分新久，新痛属寒，宜辛温药；久痛属热，宜清凉药。河间所谓暴病非热、久病非寒是也。大法宜顺气清痰、搜风散湿、养血去瘀为要］，癥瘕积聚，痰水宿脓，黄疸浮肿，大小肠秘，一切风湿、痰气、冷痛诸病。性极快利，积疴不痊者，服之有捷[①]効。然疏泄真气，弱者慎用。和砂仁、沙糖，醋煎，治诸骨哽。

根丛须数百条，长者二尺许，色深黑，俗名铁脚威灵仙。忌茗、面汤。

天麻

【宣。祛风】

辛，温。入肝经气分。益气强阴，通血脉，强筋力，疏痰气。治诸风眩掉，头旋眼黑，语言不遂，风湿㿗［音顽］痺，小儿惊痫［诸风眩掉，皆属肝木。肝病不能荣筋，故见前症。天麻入厥阴而治诸疾，肝气和平，诸疾自瘳］。血液衰少及类中风者禁用［风药能燥血，故也。昂按：风药中必兼养血药，制其燥也；养血药须兼搜风药，宣其滞也。古云：治风先治血，血行风自灭］。

根类王瓜，茎名赤箭。有风不动，无风反摇，一名定风草。明亮坚实者佳。湿纸包煨熟，切片，酒浸一宿，焙用。

---

① 捷：同“捷”。下同。

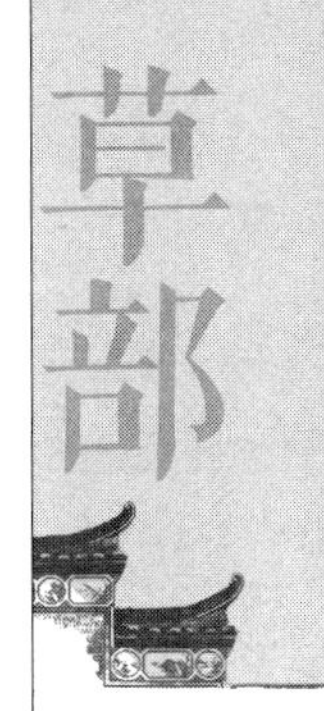

秦艽

【宣。去风湿】

苦燥湿，辛散风。去肠胃之热，益肝胆之气，养血荣筋［风药中润剂，散药中补剂］。治风寒湿痹［经曰：风寒湿三者杂合而为痹。风胜多为行痹，寒胜多为痛痹，湿胜多为着痹。痹在于骨则体重，在脉则血濇，在筋则拘挛，在肉则不仁，在皮则寒］，通身挛急［血不荣筋］，虚劳骨蒸［时珍曰：手足阳明经药，兼入肝胆。阳明有湿则手足酸痛寒热，有热则日晡潮热骨蒸。《圣惠方》治急劳烦热，秦艽、柴胡各一两，甘草五钱，为末，每服三钱。治小儿骨蒸潮热，食减瘦弱，秦艽、炙甘草各一两，每服一二钱。钱乙加薄荷五钱］，疸黄酒毒，肠风泻血，湿胜风淫之症，利大小便［牛乳点服］。

形作罗纹相交，长大黄白，左纹者良。菖蒲为使，畏牛乳。

豨莶草

【宣。去风湿】

苦、辛。生寒熟温。治肝肾风气，四肢麻痹，筋骨冷痛，腰膝无力，风湿疮疡。若痹痛由脾肾两虚，阴血不足，不由风湿而得者，忌服［风药能燥血］。

江东呼猪为豨，其草似猪莶臭，故名。素茎直稜，兼有斑点，节叶相对，背有细毛，花黄。以五月五日、六月六日、九月九日采者尤佳。去粗茎，留枝叶花实，酒拌，蒸晒九次，蜜丸，甚益元气［豨莶辛苦气寒，故必蒸晒九次，加以酒蜜，则苦寒之阴浊尽去，而清香之美味见矣。数不至九，阴浊未尽，则不能透骨搜风而

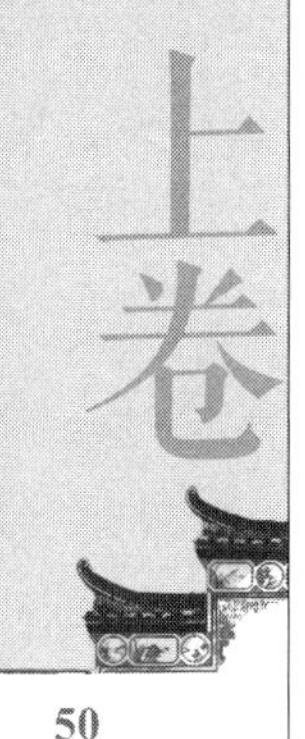

郄[①]病也]。捣汁熬膏，以甘草、生地煎膏，炼蜜，三味收之，酒调服尤妙[唐成讷、宋张詠[②]並表进于朝，极言其効]。

钓籐钩[③]

【宣。除风热，定惊】

甘、微苦，寒。除心热，平肝风。治大人头旋目眩，小儿惊啼瘛疭，热拥[④]客忤，胎风，發斑疹。主肝风相火之病[相火散行于胆、三焦、心包]。风静火息，则诸症自除。

有刺，类钓钩。籐细多钩者良。去籐纯用钩，功力加倍。久煎则无力。

茵芋

【宣。去风湿】

辛、苦，微温。有小毒。治风湿拘挛痺痛[时珍曰：古方治风痫，有茵芋丸；治风痺，有茵芋酒；治产后风，有茵芋膏。风湿诸症多用之。茵芋、石南、莽草皆治风妙品，近世罕知。莽草辛温有毒。藊颂曰：古方风湿诸酒多用之，今人取叶煎汤热含，治牙虫、喉痺甚効。甄权曰：不入汤]。

茎赤，叶如石榴而短厚。茎叶炙用。

独活

【宣。搜伏风，去湿】

辛、苦，微温。气缓善搜。入足少阴气分[肾]，以理伏

---

① 郄：同“却”。除去。下同。
② 张詠：北宋名臣，自号乖崖，濮州鄄城（今山东鄄城）人，留有《张乖崖集》。
③ 钓籐钩：今统作“钩藤”。下同。
④ 拥：通“壅”。

风。治本经伤风头痛［同细辛］，头旋目眩，痉痫湿痺［项背强直、手足反张曰痉；湿流关节、痛而烦曰湿痺。风胜湿，故二活兼能去湿］，奔豚瘕疝［肾积为奔豚，风寒湿客于肾家所致。瘕疝亦然］。

有风不动，无风反摇，又名独摇草［藕恭曰：疗风宜用独活，兼水宜用羌活］。

羌活

【宣。搜游风，發表，胜湿】

辛、苦，性温。气雄而散，入足太阳［膀胱］，以理游风，兼入足少阴、厥阴气分［肾、肝］。泻肝气，搜肝风。小无不入，大无不通。治风湿相抟，本经头痛［同川芎治太阳、少阴头痛。凡头痛多用风药者，以颠顶之上，唯风药可到也］，督脉为病，脊强而厥［督脉並太阳经］，刚痉柔痉［脊强而厥，即痉症也。伤寒无汗为刚痉，伤风有汗为柔痉。亦有血虛發痉者。大约风症宜二活，虛者忌用］，中风不语，头旋目赤［目疾必用之药］。散肌表八风之邪，利周身百节之痛，为却乱反正之主药。若血虛头痛，遍身痛者，此属内证，二活並禁用［《本经》《别录》：二活並主中风、诸风。不知真中风惟西北风气刚猛，虛人当之，往往卒中。或喎邪[①]口噤，瘫痪不仁。刚痉柔痉，二活与诸风药皆可用也。若江南闽粤，无刚劲之风，多湿热之患，质脆气虛，多痰多火，虽有如前等，病症相似而实不同，此河间主乎火、东垣主乎气、丹溪主乎湿与痰是也。此因气血两虛，内热生风，痰涎上壅，故致猝倒，名类中风。外感重者，先祛风邪而后补中气；内伤重者，先

① 邪：通“斜”。

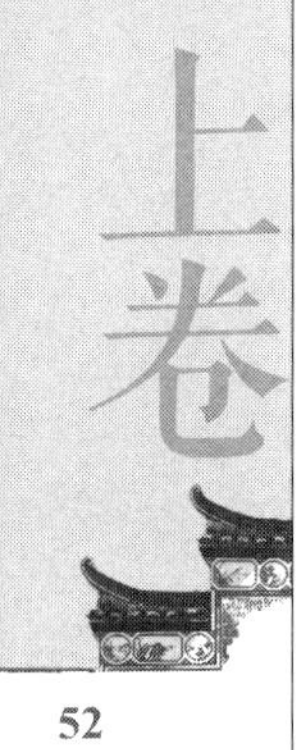

补中气而后驱风邪。但内伤无外感者，宜清热化痰，养血顺气。倘悮用风药，是愈燥其血液而加病矣。命曰虚虚，所当审慎]。

二活乃一类二种，故入用微有不同，独活出陇西，形虚大有臼，如鬼眼。节踈色黄，羌活出西羌[又名胡王使者]，色紫节密，去皮用。

防风

【宣[①]。發表，去风，胜湿】

辛、甘，微温。升浮为阳。搜肝泻肺，散头目滞气，经络留湿。主上部见血[用之为使，亦能治崩]，上焦风邪，头痛目眩，脊痛项强，周身尽痛，太阳经症[足膀胱、手小肠]。又行脾胃二经，为去风胜湿之要药[凡风药皆能胜湿。东垣曰：卒伍卑贱之职，随所引而至，乃风药中润剂。若补脾胃，非此引用不能行]，散目赤疮疡。若血虚痉急，头痛不因风寒[内伤头痛]，泄泻不因寒湿，火升發嗽，阴虚盗汗，阳虚自汗者，並禁用[同黄耆、芍药，又能实表止汗；合黄耆、白术，为玉屏风散，固表圣药，取其相畏而相使也]。

黄润者良。上部用身，下部用稍。畏萆薢，恶干姜、白歛[②]、芫花，杀附子毒。

荆芥[一名假蘓]

【轻，宣。發表，祛风】

辛苦而温，芳香而散。入肝经气分，兼行血分。其性升

① 宣。发表，去风，胜湿：原缺，据增订本补。
② 白歛：今统作“白蔹”。下同。

浮，能發汗，散风热，清头目，利咽喉。治伤寒头痛，身强项直，口面㖞邪，目中黑花。其气温散，能助脾消食［气香入脾］。通行血脉。治吐衄肠风，崩中血痢，产后血运［产后去血过多，腹内空虚，则自生风，故常有崩运之患，不待外风袭之也］，瘰疬疮肿。搜风散瘀，破结解毒［结散热清，则血凉而毒解］，为风病、血病、疮家要药［荆芥功本治风，又兼治血者，以其入风木之藏，即是藏血之地也。李士材曰：风在皮里膜外者，荆芥主之，非若防风能入骨肉也］。

炒黑治下焦血［凡血药用山卮、干姜、地榆、蒲黄、五灵脂之类，皆应炒黑者，以黑胜红也］。反鱼蟹、河豚、驴肉。

连翘

【轻，宣。散结】

微寒。升浮，形似心。苦入心，故入手少阴、厥阴［心、心包］气分而泻火，兼除手足少阳［三焦、胆］、手阳明经［大肠］气分湿热。散诸经血凝气聚［营气壅遏，卫气鬱滞，而成疮肿］，利水通经，杀虫止痛，消肿排脓［皆结者散之。凡肿而痛者为实邪，肿而不痛为虚邪，肿而赤者为结热，肿而不赤为留气停痰］，为十二经疮家圣药［经曰：诸痛痒疮，皆属心火］。

葛根

【轻，宣。解肌，升阳，散火】

辛、甘，性平。轻扬升發。入阳明经，能鼓胃气上行，生津止渴［风药多燥，葛根独能止渴者，以能升胃气入肺而生水耳］；兼入脾经，开腠發汗，解肌退热［脾主肌肉］，为治脾胃虚弱泄泻

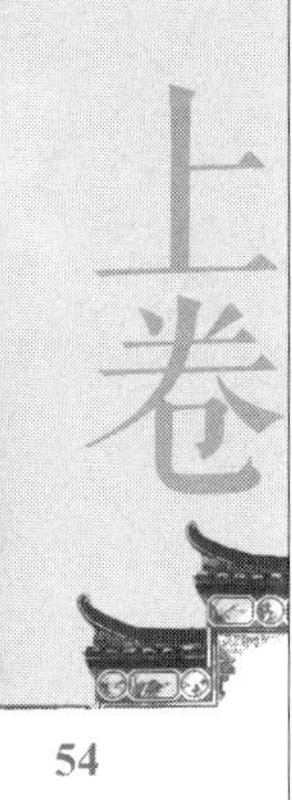

之圣药［经曰：清气在下，则生飧泄[1]。葛根能升阳明清气］。疗伤寒、中风头痛［张元素曰：头痛如破，乃阳明中风，可用葛根葱白汤。若太阳初病，未入阳明而头痛者，不可便服升葛汤發之，反引邪气入阳明也。仲景治太阳阳明合病，桂枝汤加麻黄、葛根。又有葛根黄芩解肌汤，是用以断太阳入阳明之路，非太阳药也］，血痢温疟［丹溪曰：凡治疟无汗要有汗，散邪为主，带补；有汗要无汗，扶正为主，带散］，肠风痘疹［丹溪曰：痘初起可用，若已见红点，不可更服升葛汤，恐表虚反增斑烂也］。又能起阴气，散鬱火，解酒毒，利二便，杀百药毒。多用反伤胃气［升散太过］。

生葛汁大寒，解温病大热。

白芷

【宣。發表，散风湿】

辛散风温，除湿，芳香通窍而表汗。行手足阳明［大肠、胃］，入手太阴［肺。色白味辛，故入肺］，而为阳明主药［阳明之脉营于面，故治头面诸疾］。治阳明头痛，眉稜骨痛［风热与痰］，牙痛［阳明风热］鼻渊［肺主鼻，风热乘肺，上烁于脑，故鼻多浊涕而渊。经曰：脑渗为涕，同细辛、辛夷治之］，目痒泪出，面皯［干，去声。面黑气］瘢疵［可作面脂］，皮肤燥痒，三经风热之病，及血崩带下，肠风痔瘘，痈疽疮疡，三经湿热之病。活血排脓［肠有败脓血，淋露腥秽，致脐腹冷痛，须此排之］，生肌止痛，解砒毒、蛇伤［种白芷，能辟蛇］。又治产后伤风，血虚头痛［自

① 飧泄：泄泻完谷不化。飧（sūn飧），水沃饭。

鱼尾（鱼尾，眼之上角）上攻，多在日晚，宜四物加辛、芷。如气虚头痛者，多在清晨，宜芎、藁，倍参、耆]。然其性升散，血热有虚火者禁用。

色白气香者佳，去皮，微炒用。当归为使，恶旋覆花。

细辛

【宣。散风湿，补肝胆，润肾燥】

辛，温。散风邪，故诸风湿痹，咳嗽上气，头痛脊强者宜之[耑治少阴头痛，独活为使]。辛散浮热，故口疮喉痹[少阴火]，齿䘌者宜之[䘌齿，虫蚀至龈脓烂也]；辛益肝胆，故胆虚惊痫，风眼泪下者宜之。水停心下则肾燥，细辛之辛，能行水气以润之[肾燥者心亦躁，火屈于水故躁也。经曰：肾苦燥，急食辛以润之]。虽手少阴引经[心]，乃足少阴本药[肾]，能通精气、利九窍，故耳聋鼻齆[音瓮，鼻塞不闻香臭也。风寒入脑，故气不宣通。寒宜表，热宜清]，便濇者宜之。散结温经，破痰下乳，行血發汗[能發少阴之汗。仲景治少阴症，麻黄附子细辛汤，乃治邪在里之表药]。然味厚性烈，不可过用[不可过一钱，多则气不通，闷绝而死，虽死无伤可験。开平狱甞治此，不可不知]。

叶似马蹄，柔茎细根，味极辛，产华阴者真[杜衡[1]、鬼督邮、徐长卿，皆可乱之]，拣去双叶者用。恶黄耆、山茱，畏硝石、滑石，反藜芦。

① 杜衡：今统作“杜蘅”。下同。

藁本

【宣。去风寒湿】

辛，温，雄壮。为太阳经风药［膀胱］。寒鬱本经、头痛连脑者必用之［凡巅顶痛，宜藁本，防风，酒炒升、柴］。治督脉为病，脊强而厥［督脉並太阳经贯脊］。又能下行去湿，治妇人瘕疝，阴寒肿痛，腹中急痛［皆太阳经寒湿为病］，胃风泄泻［夏英公①病泄，医以虚治，不効。霍翁曰：此风客于胃也，饮以藁本汤而愈。盖藁本能除风湿故耳］，酒齄②［音查］粉刺［和白芷作面脂，良］。

根紫色，似芎劳而轻虚，味麻。畏青箱。

柴胡

【宣。發表，和里，升阳，退热】

苦，微寒。味薄气升为阳。主阳气下陷，能引清气上行，而平少阳厥阴之邪热［肝、胆、心包、三焦相火］。宣畅气血，散结调经，为足少阳［胆］表药［胆为清净之府，无出无入，不可汗吐下，其经在半表半里，法当和解，小柴胡汤之属是也。若病在太阳，服之太早，则引贼入门；若病入阴经，复服柴胡，则重虚其表。此味贻祸极多，最宜详慎］。治伤寒邪热［仲景有大小柴胡，及柴胡加龙骨、柴胡加芒硝等汤］，痰热结实，虚劳肌热［寇宗奭曰：柴胡《本经》並无一字治劳，《药性论》(《药性论》，甄权著)、《日华子》皆言补虚劳，医家执而用之，贻悮无穷。时珍曰：劳有五，若劳在肝、胆、心、心包有热，或少阳经寒热，

① 夏英公：夏竦（984—1050），江州德安（今江西德安县）人，北宋大臣，后晋封英国公。

② 齄：同“齇（zhā）”。

则柴胡乃手足厥阴、少阳必用之药；劳在脾胃有热，或阳气下陷，则柴胡为升清退热必用之药。惟劳在肺肾者，不可用耳。寇氏一槩摈斥，殊非通论]，心下烦热，诸疟寒热[李士材曰：疟非少阳经，慎用。喻嘉言曰：疟發必有寒有热，葢外邪伏于半表半里，适在少阳所主之界。入与阴争，阳胜则热；出与阳争，阴胜则寒。即纯热无寒，为瘅（瘅，音亶）疟、温疟；纯寒无热，为牝疟。要皆自少阳而造其极偏。补偏救敝，亦必返还少阳之界，使阴阳协和而后愈也。谓少阳而兼他经则有之，谓他经而不涉少阳，则不成其为疟矣。脉纵屡迁，即久疟正虚，而弦之一字，实贯彻之也。昂按：疟之不离少阳，犹欬之不离于肺。故经曰：五藏六府皆令人欬，然必传以与肺也。张知阁病疟，热时如火，年馀骨立，医用茸、附诸药，病益甚，孙琳[1]用小柴胡汤，三服脱然。琳曰：此名劳疟，热从髓出。加以刚剂，气血愈亏。热有在皮肤、在藏府、在骨髓，在骨髓者非柴胡不可。若得银柴胡，只须一服。南方者力减，故三服乃効也。时珍曰：观此则得用药之妙的矣]，头眩目赤，呕吐[邪在半表半里，则多呕吐]，胁痛，口苦，耳聋[皆肝胆之邪]，妇人热入血室[冲为血海，即血室也，男女皆有]，胎前产后诸热，小儿痘疹，五疳羸热。散十二经疮疽、血凝气聚，功同连翘[连翘治血热，柴胡治气热，为少异]。阴虚火炎、气升者禁用。

银州者根长尺馀，微白，治劳疳良；北产者如前胡而软，並良；南产者强硬，不堪用。外感生用；内伤升气，酒炒用根中；及下降用稍；有汗欬者蜜水炒。前胡、半夏为使，恶

---

① 孙琳：南宋名医，曾治愈宋宁宗赵扩的淋病。

皂角。

前胡

【宣。解表。泻。下气。治风痰】

辛以畅肺解风寒，甘以悦脾理胸腹，苦泄厥阴［肝］之热，寒散太阳［膀胱］之邪［微寒，一云微温］。性阴而降，功耑下气，气下则火降而痰消［气有馀便是火，火则生痰］。能除实热，治痰热哮喘，咳嗽呕逆，痞膈霍乱，小儿疳气，有推陈致新之绩。无外感者忌用［按：柴胡、前胡，均是风药，但柴胡性升，前胡性降，为不同。肝胆经风痰，非前胡不能除］。

皮白肉黑、味甘气香者良。半夏为使，恶皂荚，忌火。

升麻

【轻，宣。升阳，解毒】

辛、微苦，温。足阳明、太阴引经药［胃、脾。参、耆上行，须此引之］，亦入手阳明、太阴［大肠、肺］。表散风邪［引葱白，散手阳明风邪；同葛根，能發阳明之汗；引石膏，止阳明头痛、齿痛］，升發火鬱，能升阳气于至阴之下，引甘温之药上行，以补卫气之散，而实其表［柴胡引少阳清气上行，升麻引阳明清气上行，故补中汤用为佐使。若下元虚者，用此升之，则下元愈虚，又当慎用］。治时气毒疠，头痛寒热［阳明头痛，痛连齿颊］，肺痿吐脓，下痢后重［后重者，气滞也。气滞于中，必上行而后能下降。有病大小便秘者，用通利药而罔効，重加升麻而反通。按：凡物必上行而后下降。经曰：地气上为云，天气下为雨。天地不交，则万物不通也。丹溪曰：气升则水自降］，久泄［经曰：清气在下，则生飧泄］脱肛，崩中带下［能缓带脉之缩急］，阴痿足寒，目赤口疮，游风肿毒，斑㾦[1][成朵[2]如锦纹者为斑，隐隐见红点者为疹。盖胃热失下，冲入少阳，则助相火而成斑；冲入少阴，则助君火而成疹]，痘疮[升葛汤，初發热时可用，痘出后气弱或泄泻者可少用，否则见斑之后，必不可用，为其解散也]。解百药毒，吐蛊毒，杀精魅[性阳、气升、味甘故也。朱肱《活人书》言：瘀血入里、吐衄血者，犀角地黄汤，乃阳明圣药。如无犀角，代以升麻。二药性味相远，何以为代？盖以升麻能引诸药同入阳明也。朱二允曰：升麻性升，犀角性降，用犀角止血，乃借其下降之气，清心肝之火，使血下行归经耳。倘悮用升麻，血随气升，不愈。涌出不止乎？古方未可尽泥也]。

里白外黑，紧实者良，名鬼脸升麻。去须、芦用。

麻黄

【轻。發汗解肌】

辛苦而温。入足太阳[膀胱]，兼走手少阴、阳明[心、大肠]，而为肺家专药。發汗解肌，去营中寒邪，卫中风热。调血脉，通九窍，开毛孔。治中风伤寒，头痛温疟，欬逆上气[风寒欝于肺经。经曰：诸气膹欝，皆属于肺]，痰哮气喘[哮症宜泻肺气，虽用麻黄，而不出汗，《本草》未载]，皮肉不仁[麻木]，赤黑斑毒[胃热。一曰斑。属表虚，不得再汗，非便闭亦不可下，只宜清解其热]，毒风㾦痺，目赤肿痛，水肿风肿。过剂则汗多亡阳，夏月禁用[汗者心之液，过汗则心血为之动摇，乃骁悍之剂。丹溪以人参、麻黄同用，亦攻补法也。东垣曰：“十剂”曰轻可去实，葛根、麻黄之属是

① 㾦：同“疹”。下同。
② 朵：同“朵”。下同。

也。邪客皮毛，腠理闭拒，营卫不行，故谓之实。二药轻清，故可去之。时珍曰：麻黄，太阳经药，兼入肺经，肺主皮毛；葛根，阳明经药，兼入脾经，脾主肌肉。二药皆轻扬發散，而所入不同。王好古曰：麻黄治卫实，桂枝治卫虚，虽皆太阳经药，其实营卫药也。心主营为血，肺主卫为气。故麻黄为手太阴肺之剂，桂枝为手少阴心之剂。时珍曰：仲景治伤寒，无汗用麻黄，有汗用桂枝，未有究其精微者。津液为汗，汗即血也，在营则为血，在卫则为汗。寒伤营，营血内濇，不能外通于卫。卫气闭固，津液不行，故无汗發热而恶寒；风伤卫，卫气外泄，不能内护于营。营气虚弱，津液不固，故有汗發热而恶风。然风寒皆由皮毛而入（伤寒亦有由内而得者。经曰：其寒饮食入胃则肺寒，肺寒则内外合邪是也）。皮毛，肺之合也。症虽属太阳，然面赤怫鬱，咳嗽有痰，喘而胸满，非肺病乎？盖皮毛外闭，则邪热内攻，故用麻黄、甘草同桂枝，引出营分之邪，达之肌表；佐以杏仁，泄肺而利气。汗后无大热而喘者，加石膏。《活人书》夏至后加石膏、知母，是皆泄肺火之药。是麻黄汤虽太阳發汗重剂，实散肺经火鬱之药。腠理不密，则津液外泄而肺气虚，虚则补其母，故用桂枝同甘草，外散风邪以救表，内伐肝木以防脾；佐以芍药，泄木而固脾；使以姜、枣，行脾之津液而和营卫。下后微喘者，加厚朴、杏仁，以利肺气也。汗后脉沉迟者加人参，以益肺气也。《活人书》加黄芩为阳旦汤，以泻肺热也。是桂枝汤虽太阳解肌轻剂，实为理脾救肺之药也]。

發汗用茎，煮十馀沸，掠去浮沫，或用醋汤略泡，捞起晒干备用，庶免大發。止汗用根节（根节濇，歛汗）[无时出汗为自汗，属阳虚；梦中出汗为盗汗，属阴虚。用麻黄根、蛤粉、粟米等分为末，绢袋盛扑之。时珍曰：麻黄發汗，驶不能御；根节止汗，效如影响。物理不可测如此。自汗有风湿、伤风、风温、气虚、血虚、脾虚、阴虚、胃热、痰饮、中暑、亡阳、柔痉等证，皆可加用。当归六黄汤加麻黄根，治盗汗尤捷。盖其性能行周身肌表，故能引诸药至卫分而固腠理。《本草》但知扑法，不知服饵尤良。当归六黄汤：当归、生地、熟地、黄芩、黄柏、黄连各七分，黄耆加倍。按：汗虽为心液，然五藏亦各有汗。经曰：饮食饱甚，汗出于胃；惊而夺精，汗出于心；持重远行，汗出于肾；疾走恐惧，汗出于肝；摇[1]体劳苦，汗出于脾]。厚朴、白微为使；恶辛夷、石韦。

紫蘓

【宣。發表，散寒】

味辛入气分，色紫入血分。香温散寒，通心利肺，开胃益脾［气香入脾］，發汗解肌，和血下气，宽中消痰，祛风定喘，止痛安胎，利大小肠，鲜鱼蟹毒。多服泄人真气［同陈皮、砂仁，行气安胎；同藿香、乌药，温中止痛；同香附、麻黄，發汗解肌；同芎䓖、当归，和血散血；同桔梗、枳壳，利膈宽肠；同卜子、杏仁，消痰定喘；同木瓜、厚朴，散湿解暑，治霍乱脚气］。

背面皆紫、气香者良。忌鲤鱼。

蘓子

【宣。下气，消痰】

与叶同功。润心肺，尤能下气定喘，止嗽消痰，利膈宽肠，温中开鬱［有蘓子降气汤］。梗下气稍缓，虚者宜之［叶發汗散寒，梗顺气安胎，子降气开鬱、消痰定喘。表弱气虚者禁用叶，肠滑气虚者禁用子］。

① 摇：原作“淫”，据《素问·经脉别论》改。

炒研。

薄荷

【轻，宣。散风热】

辛能散，凉能清［《本经》：温。盖体温而用凉也］，升浮能發汗。搜肝气而抑肺盛，消散风热，清利头目。治头痛头风，中风失音，痰嗽舌胎[1]［含嗽[2]］，眼目[3]咽喉口齿诸病［辛香通窍，而散风热］，皮肤瘾㾪，瘰疬疮疥，小儿惊热骨蒸，破血止痢［能治血痢。血痢病在凝滞，辛能散，凉能清］。虚人不宜多服［能發汗疏表，夏月多服，耗人元气］。

蘓产、气芳者良［薄荷，猫之酒也；犬，虎之酒也；蜈蚣，雞之酒也；桑椹，鸠之酒也；芮草，鱼之酒也。食之皆醉］。

雞蘓［一名水蘓，一名龙脑薄荷］

【轻。散热，理血】

辛而微温。清肺下气，理血辟恶而消谷。治头风目眩，肺痿血痢，吐衄崩淋，喉腥口臭，邪热诸病［《局方》有龙脑雞蘓丸］。

方茎中虚，色青，似蘓叶而微长，密齿面皱，气甚辛烈。

木贼

【轻。發汗，退目翳】

温，微甘、苦。中空轻扬[4]。与麻黄同形性，亦能發汗解

---

① 胎：通“苔”。
② 嗽：用同“漱”。
③ 目：增订本作“耳”，可参。
④ 扬：原作“杨”，据文义改。

肌，升散火鬱风湿。入足厥阴、少阳血分，益肝胆。治目疾，退翳膜［翳乃肝邪鬱遏，不能上通于目］，及疝痛脱肛、肠风痔瘘、赤痢崩中、诸血病。

浮萍

【轻。發汗，去湿】

辛散轻浮。入肺经，达皮肤，能發扬邪汗［丹溪曰：浮萍發汗胜于麻黄］，止瘙痒。生于水，又能下水气，利小便，治一切风湿瘫痪［浮萍一味，蜜丸，治三十六种风。浓煮汁浴，治恶疾疮癞遍身］。烧烟辟蚊。

紫背者良。

苍耳子［一名枲耳，即《诗》卷耳］

【轻。發汗，散风湿】

甘、苦，性温。善發汗，散风湿，上通脑顶，下行足膝，外达皮肤。治头痛目暗，肢挛痺痛，瘰疬疮疥［采根叶熬，名万应膏］，遍身瘙痒［作浴汤佳］。

子如耳珰[①]。去刺，酒拌蒸。忌猪肉、米泔。

知母

【泻火，补水，润燥，滑肠】

辛、苦，寒，滑。上清肺金而泻火［泻胃热、膀胱邪热、肾命相火］，下润肾燥而滋阴，为二经气分药［黄柏为肾经血分药，故二药必相须而行］，消痰定嗽，止渴安胎［莫非清火之用］。治伤寒

① 耳珰：耳坠之类。

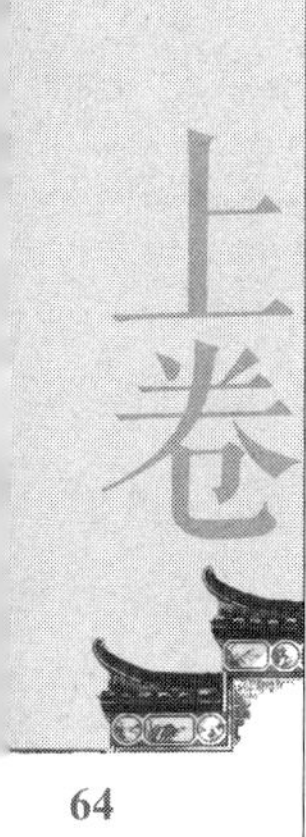

烦热，蓐劳［产劳］骨蒸，燥渴虚烦，久疟下痢［治嗽者，清肺火也。治渴者，清胃火也。退骨蒸者，泻肾火也］。利二便，消浮肿［小便利则肿消。东垣曰：热在上焦气分，便閟而渴，乃肺中伏热，不能生水，膀胱绝其化源。宜用淡渗之药，泻火清金，滋水之化源。热在下焦血分，便閟而不渴，乃真水不足，膀胱干涸，无阴则阳无以化（东垣治便閟，以渴、不渴分之）。宜用黄栢、知母大苦寒之药，滋肾与膀胱之阴，而阳自化，小便自通。丹溪曰：小便不通，有热有湿，有气结于下，宜清、宜燥、宜升。又有隔二、隔三之治。如肺不燥，但膀胱热，宜泻膀胱，此正治；如因肺热不能生水，则清肺，此隔二之治；如因脾湿不运而精不上升，故肺不能生水，则燥胃健脾，此隔三之治。泻膀胱，黄栢、知母之类；清肺，车前、茯苓之类；燥脾，二术之类。昂按：凡病皆有隔二、隔三之治，不独便閟也］。然苦寒伤胃而滑肠，多服令人泻［李士材曰：苦寒肃杀，非长养万物者也。世以其滋阴，施之虚损之人，如水益深矣，特表出以为戒］。

上行酒浸，下行塩水拌。忌铁。

黄芩

【泻火，燥湿】

苦入心，寒胜热。泻中焦实火，除脾家湿热。疗澼痢腹痛［便血曰澼。寒痛忌用。凡腹痛有寒热、虚实、食积、瘀血、湿痰诸症，寒宜温，热宜清，虚宜补，实宜下，食积宜消导，瘀血宜行血，湿痰宜燥湿化痰。〇痛时手不可按者为实痛，按之稍止者为虚痛］，寒热往来，黄疸，五淋，血闭［实热在血分］，疮疡，乳痈，發背，及诸失血。消痰［丹溪曰：黄芩降痰，假其降火也。按：痰因火动，当先降火］逐水，解渴安胎［胎孕宜清热凉血，血不妄行则胎安］。酒炒则上行，泻肺火，利胸中气［肺主气，热伤气，泻热所以保肺］。治上焦之风热湿热［丹溪曰：黄芩，上、中二焦药］，火嗽喉腥，目赤肿痛。养阴退阳，补膀胱水，过服损胃，血虚寒中者禁用［得柴胡退寒热，得芍药治下痢，得厚朴、黄连止腹痛，得桑皮泻肺火，得白术安胎之圣药。时珍曰：仲景治少阳症小柴胡汤，太阳、少阳合病下利黄芩汤，少阳症下后心满泻心汤，並用之。蓋黄芩苦寒，入心泻热，除脾家湿热，使胃火不流入肺，不致刑金，即所以保肺也。肺虚不宜者，苦寒伤土，损其母也。少阳症虽在半表半里，而胸膈痞满实，兼心肺上焦之邪；心烦喜呕，默默不欲食，又兼脾胃中焦之症，故用黄芩以治手足少阳相火，黄芩亦少阳经药也。杨士瀛曰：柴胡退热，不及黄芩。不知柴胡乃苦以發之，散火之标也；黄芩乃寒能胜热，折火之本也。东垣治肺热，身如火燎，烦躁引饮而昼盛者，宜一味黄芩汤，以泻肺经气分之火，片芩一两，煎服］。

黄明者良。中虚者名枯芩，即片芩，泻肺火，清肌表之热。内实名条芩，即子芩，泻大肠火，补膀胱水。上行酒炒。泻肝胆火，猪胆汁炒。山茱、龙骨为使，畏丹皮、丹砂。

黄连

【泻火，燥湿】

大苦大寒。入心泻火［王海藏曰：泻心实泻脾也。子能令母实，实则泻其子］，镇肝凉血［凡治血，防风为上部之使，黄连为中部之使，地榆为下部之使］，燥湿开鬱，除烦解渴，益肝胆，厚肠胃，消心瘀。治肠澼泻痢［便血曰澼，有脏连丸。湿热鬱而为痢，黄连治痢要药。噤口者，同人参煎汤呷之，但得下咽便好。喻嘉言曰：下痢必先汗解其外，后调其内。首用辛凉以解表，次用苦寒以清里。《机要》云：后重宜下，腹痛宜和，身重宜除湿，脉弦宜去风，风邪内结宜汗，身冷自汗宜温，脓血稠粘宜重剂以竭之。下痢赤属血分，白属气分。戴氏曰：俗谓赤热、白寒

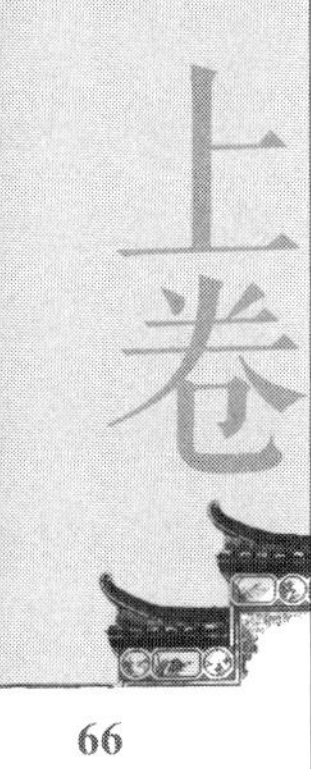

者，非也。通作湿热处治，但有新久、虚实之分]，痞满[燥湿开郁]腹痛[清火]，心痛伏梁[心积]，目痛眦伤[人乳浸点]，痈疽疮疥[诸痛痒疮，皆属心火]，酒毒胎毒[小儿初生，合甘草为末，蜜调令噙之]。明目定惊[镇肝]，除疳[同猪肚蒸为丸]杀蚘[蚘得甘则动，苦则伏]。虚寒为病者禁用[久服黄连、苦参反热，从火化也。昂按：炎上作苦，味苦必燥，燥则热矣。且苦寒沉阴肃杀之令，伐伤生和之气也。韩悉[1]曰：黄连与肉桂同行，能交心肾于顷刻。时珍曰：治痢用香连丸，水火散用黄连、干姜，姜黄散用黄连、生姜，左金丸用黄连、吴茱萸，治口疮用黄连、细辛，治下血用黄连、大蒜，一阴一阳，寒因热用，热因寒用，最得制方之妙]。

出宣州者粗肥，出四川者瘦小。状类鹰爪、连珠者良。治心火生用，虚火醋浸炒，肝胆火猪胆汁炒，上焦火酒炒[有吞酸嘈杂等症，亦有吐酸者名酢心，宜黄连、吴茱萸降火开郁。酢，同醋]，中焦火姜汁炒，下焦火塩水或童便炒，食积火黄土炒；治湿热在气分，吴茱萸汤炒，在血分，干漆水炒；点眼赤，人乳浸[诸法不独为之引导，盖辛热制其苦寒，醎寒制其燥性，用者详之]。黄芩、龙骨为使，恶菊花、玄参、殭蚕、白鲜皮，畏欵冬、牛膝，忌猪肉[时珍曰：方有藏连丸、黄连猪肚丸，岂忌肉而不忌藏府乎？]，杀乌头、巴豆毒[黄连泻心火，佐以龙胆泻肝胆火，白芍泻脾火，石膏泻胃火，知母泻肾火，黄柏泻膀胱火，木通泻小肠火。黄芩泻肺

① 韩悉：即韩懋（1441—1522？），明代医家，四川泸州人，著有《韩氏医通》。悉，"懋（mào）"之俗字。下同。

火，卮子佐之；泻大肠火，黄连佐之。柴胡泻肝胆火，黄连佐之；泻三焦火，黄芩佐之]。

胡黄连

【泻热，疗惊疳】

苦，寒。去心热，益肝胆，厚肠胃。治骨蒸劳热，五心烦热[心窝、手心、足心]，三消[渴而多饮为上消，肺热也；心移热于肺，传为鬲消是也。多食善饥为中消，胃热也；瘅成为消中是也。渴而小便数有膏为下消，肾热而水亏也]五痔[牝痔、牡痔、脉痔、肠痔、血痔。湿热下流伤血分，无所施泄，则逼肛门而为痔肿]，温疟泻痢，女人胎蒸。消果子积，为小儿惊疳良药[朱二允曰：解吃烟毒，合茶服之甚効]。

性味功用似黄连，故名。出波斯国，今秦陇、南海亦有之。心黑外黄，折之尘出如烟者真。畏恶同黄连。

苦参

【泻火，燥湿，补阴】

苦燥湿，寒胜热。沉阴主肾，补阴益精，养肝胆，安五藏[湿热去则血气和平，而五藏自安]，利九窍，生津止渴，明目止泪[泪为肝热]。治温病血痢，肠风溺赤，黄疸酒毒。热生风，湿生虫，又能祛风逐水杀虫，治大风疥癞。然大苦寒，肝肾虚而无热者勿服[张从正曰：凡药皆毒也，虽苦参、甘草，不可不谓之毒，久服必偏胜为患。按：经曰大毒治病，十去其六；常毒治病，十去其七；小毒治病，十去其八；无毒治病，十去其九；谷肉菓菜，食养尽之（东坡云：药能医病，不能养人；食能养人，不能医病）。无使过之，伤其正也。又曰：五味入胃，各归其所喜攻，久而增气，物化之常也。气增而久，夭之由也。王冰註云：气增不已，则藏有偏胜，偏胜则藏有偏绝，故令人暴夭。

按：人参补脾，沙参补肺，紫参补肝，丹参补心，玄参补肾。苦参则右肾命门之药，不在五参之内，然名参者皆补]。

糯米泔浸去腥气，蒸用。玄参为使，恶贝母、兔丝子、漏卢[①]，反藜芦。

龙胆草

【泻肝胆火、下焦湿热】

大苦大寒，沉阴下行。益肝胆而泻火[相火寄于肝胆，有泻无补，泻其邪热，即所以补之也]，兼入膀胱肾经。除下焦之湿热，与防己同功；酒浸亦能外行上行。治骨间寒热[肾主骨]，惊痫邪气[肝经风火]，时气温热，热痢疸黄，寒热脚气[足伤寒湿，则成脚气。肿而痛者，为湿脚气，宜清热利湿搜风。又有挛缩枯细，痛而不肿者，名干脚气，宜润燥养血]，咽喉风热，赤睛努肉[泻肝胆火，眼科多用之。然目疾初起，宜發散，忌用寒凉]。过服损胃。

根似牛膝而短，色黄白，味苦如胆。贯众、小豆为使，恶地黄。甘草水浸一宿，暴用。

青黛

【泻肝，散鬱火】

醎，寒。色青。泻肝，散五藏鬱火，解中下焦蓄蕴风热毒。治伤寒發斑[热甚伤血，里实表虚，则發斑。轻如疹子，重如锦纹。紫黑者，热极而胃烂也，多死]，吐咯痢血[阴虚火炎者忌用]，小儿惊痫，疳热丹热。傅痈疮、蛇犬毒。

① 漏卢：今统作“漏芦”。下同。

即靛花，取紫碧娇嫩者，水飞净用［内多石灰，须淘数次］。

大青

【泻心胃热毒】

微苦，醎，大寒。解心胃热毒。治伤寒时疾热狂，阳毒發斑［阴症见斑忌用］，黄疸，黄汗，热痢，喉痺。

茎圆叶长，面青背淡，叶对节生，八月开小红花成簇，实大如椒，色赤。用茎叶。

大黄

【大泻血分实热，下有形积滞】

大苦大寒。入足太阴［脾］，手足阳明、厥阴［大肠、胃、心包、肝］血分。其性沉而不浮，其用走而不守。若酒浸，亦能引至至高之分。用以荡涤肠胃，下燥结而祛瘀热。治伤寒时疾，發热谵语［大肠有燥粪，故谵语，宜下之。谵，音占］，温热瘴疟，下痢赤白，腹痛里急，黄疸水肿，癥瘕积聚［积久成形谓之积，属阴；聚散无常谓之聚，属阳。积多是血，或痰或食，聚多是气］，留饮宿食，心腹痞满，二便闭结［皆土鬱夺之］，吐血衄血，血闭血枯，一切实热，血中伏火。行水通经，蚀脓消肿。然伤元气而耗阴血［下多亡阴］。若病在气分，胃虚血弱人禁用［病在气分而用之，是为诛伐无过。东垣曰：能推陈致新，如定祸乱以致太平，所以有将军之号。海藏[①]曰：邪气在上，非酒不至。若用生者，则遗至高之邪热，病愈后，或目赤、喉痺、头肿、膈上热疾生也。时珍曰：仲景治心气不

① 海藏：《本草纲目·草部·第十七卷·大黄》和增订本均作“东垣”，当从。

足、吐血衄血，泻心汤用大黄、黄连、黄芩，实泻心包、肝、脾、胃四经血中之伏火也。又治心下痞满、按之软者，用大黄黄连泻心汤，亦泻脾胃之湿热，非泻心也。病發于阴而反下之，则痞满。乃寒伤营血，邪结上焦，胃之上脘在心，故曰泻心。经曰：太阴所至为痞满。又曰：浊气在上，则生䐜胀是已。病發于阳而反下之，则结胸。乃热邪陷入血分，亦在上脘，故大陷胸汤、丸皆用大黄，亦泻脾胃血分之邪，而降其浊气也。若结胸在气分，只用小陷胸汤；痞满在气分，只用半夏泻心汤。或问心气不足而吐衄，何以不补心而反泻心？丹溪曰：少阴不足，亢阳无辅，致阴血妄行，故用大黄泻其亢甚之火；又心本不足，肺肝各受火邪而病作，故用黄芩救肺，黄连救肝。肺者阴之主，肝者心之母、血之合也，肺肝火退，则血归经而自安矣。寇宗奭曰：以苦泄其热，就以苦补其心，蓋一举而两得之。李士材曰：古人用大黄治虚劳吐衄，意甚深微。蓋浊阴不降，则清阳不升；瘀血不去，则新血不生也]。

川产锦纹者良。有酒浸、酒蒸，生熟之不同。生用更峻。黄芩为使。忌冷水、干膝[欲取通利者，不得骤进谷食，大黄得谷食，便不能通利耳]。

牵牛

【大泻气分湿热】

辛烈。有毒。属火善走。入肺经，泻气分之湿热[肺主气，火能平金而泄肺]；能达右肾命门，走精隧，通下焦鬱遏，及大肠风秘、气秘。利大小便，逐水消痰，杀虫堕胎。治水肿喘满，痃癖气块。若湿热在血分，及脾胃虚弱人禁用[东垣曰：牵牛苦寒，误矣！其味辛辣，久嚼猛烈雄壮，所谓苦寒安在哉？乃泻气之药，比诸辛药泄气尤甚。若湿从下受，下焦主血，血中之湿，宜苦寒之味，而反用辛热之药，泄上焦之气，是血病泻气，使气血俱伤也。王好古曰：以气药引则入气，以大黄引则入血。时珍曰：一妇肠结，年兟[1]六十，服养血润燥药则泥膈，服硝、黄药则若罔知，如此三十馀年。其人体肥，膏粱而多鬱，日吐酸痰乃宽。此乃三焦气滞，有升无降，津液皆化为痰，不能下滋肠胃，非血燥也。润药多滞，硝、黄入血，不能入气，故无効。用牵牛为末，皂角膏丸，才服便通。外甥素多酒色，病二便不通，胀痛呻吟七昼夜，用通利药不効。予思此乃湿热之邪，在精道壅隧路，病在二阴之间，故前阻小便，后阻大便，病不在大肠、膀胱也。用楝实、茴香、穿山甲诸药，倍牵牛，三服而平。东垣补下焦阳虚，天真丹用牵牛塩水炒黑，佐沉香、杜仲、肉桂、破故纸诸药，深得补泻兼施之妙]。

有黑白二种，黑者力速，亦名黑丑。碾取头末，去皮肤用。得木香、干姜良。

葶苈

【大泻气闭，行水】

辛、苦，大寒。属火性急。大能下气，行膀胱水。肺中水气膹急者，非此不能除。破积聚癥结，伏留热气。消肿除痰，止嗽定喘[水湿泛溢，为肿胀，为痰嗽，为喘满]，通经利便。久服令人虚[“十剂”曰：泄可去闭，葶苈、大黄之属是也。大黄泄阴分血闭，葶苈泄阳分气闭。气味俱厚，不减大黄。然有甜苦二种，甜者稍缓，苦者性急，泄肺而伤胃，宜大枣辅之。昂按：辅以大枣，补土所以制水]。

子如黍米，微长色黄。微炒用。得酒良。榆皮为使，恶

① 兟：“幾”之俗字。

草部

僵蚕。

甘遂

【大通。泻经隧水湿】

苦，寒。有毒。能泻肾经及隧道水湿，直达水气所结之处。以攻決[1]为用，为下水之圣药［故大陷胸汤用之］。主十二种水，大腹肿满［名水蛊。喻嘉言曰：胃为水谷之海，五藏六府之源。脾不能散胃之水精于肺，而病于中；肺不能通胃之水道于膀胱，而病于上；肾不能司胃之关（经曰：肾者，胃之关也。前阴利水，后阴利谷），时其输泄，而病于下，以致积水浸淫，无所底止。王好古曰：水者，脾肺肾三经所主。有五藏六府十二经之部分，上头面，中四肢，下腰脚，外皮肤，中肌肉，内筋骨。脉有尺寸之殊，浮沉之别，不可轻泻。当知病在何经何藏，方可用之。按：水肿有痰裹、食积、瘀血，致清不升、浊不降而成者，有湿热相生、隧道阻塞而成者，有燥热冲击、秘结不通而成者，症属有馀；有服寒凉、伤饮食，中气虚衰而成者，有大病后正气衰惫而成者，有小便不通、水液妄行，脾莫能制而成者，症属不足。宜分别治之。然其源多因中气不足而起。丹溪曰：水病当以健脾为主，使脾实而气运，则水自行。宜参、苓为君，视所挟症加减。苟徒用利水药，多致不救］，瘕疝积聚，留饮宿食，痰迷颠痫。虚者忌用。

皮赤肉白，根作连珠，重实者良。面裹煨熟用［或用甘草、荠苨汁浸三日，其水如墨，以清为度，再面裹煨］。瓜蒂为使，恶远志，反甘草［仲景治心下留饮，与甘草同用，取其相反以立功也。有治水

① 決：同“决”。下同。

肿及肿毒者，以甘遂末傅肿处，浓煎甘草汤服之，其肿立消。二物相反，感应如此]。

大戟

【大通。泻藏府水湿】

苦，寒。有毒。能泻藏府水湿，行血發汗，利大小便。治十二水，腹满急痛，积聚癥结，颈腋痈肿，通经堕胎。然泻肺，误服损真气[时珍曰：痰涎为物，随气升降，无处不到。入心则迷，成颠痫；入肺则塞窍，为咳喘背冷；入肝则胁痛干呕，寒热往来；入经络则麻痺疼痛；入筋骨则牵引隐痛；入皮肉则瘰疬瘾肿。陈无择《三因方》並以控涎丹主之，殊有奇効。此乃治痰之本。痰之本，水也，湿也。得气与火，则结为痰。大戟能泄藏府水湿，甘遂能行经络水湿，白芥子能散皮里膜外痰气，惟善用者能收奇功也。钱仲阳谓肾为真水，有补无泻。又云：痘症变黑归肾，用百祥丸以泻肾，非泻肾也，泻其府则藏自不实。百祥[1]惟大戟一味，能行膀胱之水故也。窃谓百祥非独泻府，乃肾邪实而泻肝也。实则泻其子。大戟浸水青绿，肝胆之色也。痘症毒盛火炽，则水益涸；风挟火势，则土受亏，故津液内竭，不能化脓，而青黑干陷。泻其肝经风火之毒，所以救肾扶脾也。泻心乃所以补心，泻肾即所以救肾，邪热退则真阴复矣]。

杭产紫者为上，北产白者伤人。浆水煮，去骨用。得大枣则不损脾。畏菖蒲，反甘草。

① 百祥：增订本无。

商陆

【大通。行水】

苦，寒。有毒［诸家辛酸，时珍苦寒］。沉阴下行，与大戟、甘遂同功。疗水肿胀满［肿属脾，胀属肝。肿则阳气犹行，如单胀而不肿者名蛊胀，为木横尅土，难治。肿胀朝宽暮急为血虚，暮宽朝急为气虚，朝暮俱急为气血两虚。肿胀由心腹而散四肢者吉，由四肢而入心腹者危。男自下而上，女自上而下，皆难治］，瘕疝痈肿，喉痺不通［薄切醋炒，涂喉外良］，湿热之病。泻蛊毒，傅恶疮，堕胎孕，令人见鬼神。

取花白者根［赤者伤人，只堪贴脐，入麝少许□□□[①]则肿消］，黑豆汤浸蒸用。得蒜良。

芫花

【大通。行水】

苦，温。有毒。去水气痰癖，疗五水在五藏□□□[②]满喘急，痛引胸胁，咳嗽瘴疟［五水者，风水、皮水、正□□□□□□[③]。石水者，水积胞中，坚满如石；黄汗者，汗如柏汁，久不愈，必致痈脓。时珍曰：仲景治伤寒太阳症，表未解，心下有水而咳，干呕發热，或喘或利者，小青龙汤主之。表已解，有时头痛，出汗恶寒，心下有水，干呕，痛引两胁，或喘或咳者，十枣汤主之。葢青龙散表邪，使水从汗出，《内经》所谓开鬼门也；十枣逐里邪，使水从二便出，《内经》所谓洁净府、去陈莝法也。

---

① 少许□□□：原文缺失。增订本作“三分捣贴小便利”，可参。
② □□□：原文缺失。增订本作“皮肤胀”。可参。
③ □□□□□□：原文缺失。增订本作“水石水黄汗也”，可参。

十枣汤：芫花、甘遂、大戟等分，枣十枚]。

叶似柳，二月开花，紫碧色，叶生花落。陈久者良。醋煮过，水浸暴用。根疗疥，可毒鱼。反甘草[鬪[①]讼者，取叶擦皮肤，辄作赤肿，假伤以诬人]。

荛花

【大通。行水）

辛散结，苦洩热，行水捷药。主治畧同芫花。

防己

【大通。泻下焦血分湿热】

大辛、苦，寒[《本经》平，《别录》温]。太阳经药[膀胱]，能行十二经。通腠理，利九窍，泻下焦血中湿热，为疗风水之要药。治肺气喘嗽[水湿]，热气诸痫[降气下痰]，温疟脚气[足伤寒湿为脚气。寒湿鬱而为热，湿则肿，热则痛。防己为主药，湿加苡仁、苍术、木瓜、木通，热加芩、栢，风加羌活、萆薢，痰加竹沥、南星，痛加香附、木香，活血加四物，大便秘加桃仁、红花，小便秘加牛膝、泽泻，痛连臂加威灵仙、桂枝，痛连胁加胆草。又有足跟痛者，属肾虚，不与脚气同论]，水肿风肿，痈肿恶结。或湿热流入十二经，致二阴不通者，非此不可。然性险而健，阴虚及湿热在上焦气分者禁用["十剂"曰：通可去滞，通草、防己之属是也。通草即木通。木通甘淡，泻气分湿热；防己苦寒，泻血分湿热]。

出汉中。根大而虚软，心有花纹，色黄，名汉防己；黑

① 鬪：同"鬥"。

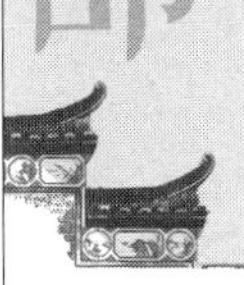

点黄腥木强者，名木防己，不堪用[陈藏器曰：治风用木防己，治水用汉防己]。凡使酒洗。恶细辛，畏萆薢。

木通[古名通草]

【□[1]，通。行水，泻火】

甘、淡。轻虚。上通心包，降心火，清肺热[心火降，则肺热清矣]，化津液[肺为水源，肺热清，则津液化、水道通]；下通大小肠、膀胱，导诸湿热由小便出[故导赤散用之。凡利小便者，多不利大便，以小水愈通，大便愈燥也。木通能入大肠，亦利大便]。通利九窍、血脉关节。治胸中烦热，遍身拘痛[杨仁斋云：遍身隐热，疼痛拘急，足冷皆伏热伤血。血属于心，宜木通以通心窍，则经络流行也]，大渴引饮[中焦火]，淋沥不通[下焦火，心与小肠相表里，心移热于小肠则淋秘]，耳聋[泄肾火，通窍]目眩，口燥舌干[舌为心苗]，喉痹咽痛[俱上焦火]，鼻齆[音瓮，鼻窒也。热拥清道，则气不宣通]失音[能清肺金]，脾疸好眠[脾主四肢，倦则好眠。心为脾母，心热清则脾热亦除]。除烦退热，排脓止痛，行经下乳[火不亢于内，气顺血行，故经调有准，乳汁循常]，通窍催生。汗多者禁用[丹溪曰：肺受热邪，津液气化之源绝，则寒水断流；膀胱受湿热，癃闭约束，则小便不通，宜此治之（膀胱为太阳寒水）。朱二允曰：火在上则口燥、眼赤、鼻干，在中则心烦、呕哕、浮肿，在下则淋闭、足肿，必藉此甘平之性，泻诸经之火，火退则小便自利，便利则诸经火邪皆从小水而下降矣。〇君火宜木通，相火宜泽泻。利水虽同，所用各别]。

① □：原文漫漶不清。增订本作“轻”，可参。

篠有细孔，两头皆通。

泽泻

【通。利湿热，泻肾火】

甘、淡、微醎。入膀胱，利小便，泻肾经之火邪，功耑利湿行水。治消渴，呕吐泻痢，淋沥尿血，洩精［既利水而又止洩精，何也？此乃湿热为病，不为虚滑者言也。虚滑则当用补涩之药］。痰饮阴汗，肿胀水痞，疝痛脚气，湿热之病，湿热既除，则清气上行。又能养五藏，益气力，起阴气，补虚损，止头旋，有聪耳明目之功［脾胃有湿热，则头重耳鸣目昏。泽泻《本经》列之上品，而云聪耳明目，故六味丸用之。今人多以昏目疑之］。多服昏目［小便过利，而肾水虚故也。眼中有水属膀胱，过利则水涸而火生。张仲景八味丸用泽泻，寇宗奭谓其接引桂、附入肾经。李时珍曰：非接引也，乃取其泻膀胱之邪气也。古人用补药必兼泻邪，邪去则补药得力，一阖一开，此乃玄妙。后人不知此理，耑一于补，必致偏胜之患矣。王履曰：地黄、山茱、茯苓、丹皮，皆肾经药，桂、附右肾命门之药，何待接引乎？钱仲阳谓肾为真水，有补无泻。或云脾虚肾旺，故泻肾扶脾，不知肾之真水不可泻，泻其伏留之邪耳。易老云：去脬中留垢，以其微醎能泻伏水故也。昂按：六味丸有熟地之温，丹皮之凉，山药之濇，茯苓之渗，山茱之收，泽泻之泻，补肾而兼补脾（脾喜燥，肾恶燥，故兼补为难），有补而必有泻，相和相济，以成平补之功。乃平淡之神奇，所以为古今不易之良方也。即有加减，或加紫河车一具，或五味、麦冬、杜仲、牛膝之类，不过一二味，极三四味而止。今人多拣《本草》补药，一槩加入，有补无泻，且客倍于主，责成不专，而六味之功，反退处于虚位，失制方配合之本旨矣。此近世庸师之悮也］。

新鲜不蠹者良，塩水拌，或酒浸用。畏海蛤。

通草［古名通脱木］

【轻，通。利水，退热】

色白，气寒，体轻，味淡。气寒则降，故入肺经，引热下行而利小便；味淡则升，故入胃经，通气上达而下乳汁。治五淋水肿，目昏耳聋，鼻塞失音［淡通窍，寒降火，利肺气］，退热催生。

灯草

【轻，通。利水，清热】

甘淡而寒。降心火［心能入心］，清肺热，利小肠［心与小肠相表里，心火清则肺清，肺清则小肠清，而热从小便出矣］，通气止血。治五淋水肿，烧灰吹喉痺，涂乳止夜啼。

车前草

【通。利水，泻热，凉血】

甘，寒。凉血除热。止吐衄，消瘕瘀，通淋明目［凡利水之剂，多损于目，惟此能解肝与小肠之热，湿热退而目清矣］。

车前子

【通。利水，泻热】

甘，寒。清肺肝风热，渗膀胱湿热。利小便而不走气，与茯苓同功。强阴益精，令人有子［肾有二窍，车前子能利水窍而固精窍。精盛则有子，五子衍宗丸用之。时珍曰：入服食，须佐他药，如六味丸之用泽泻可也，若单用则过泄］。治湿痺癃闭，暑湿泻痢，目赤障翳［能除肝热］，催生下胎。

酒蒸捣饼，焙研。

瞿麦

【通。利水，破血】

苦，寒。降心火，利小肠，逐膀胱邪热，为治淋要药［故八正散用之］。破血利窍，决痈消肿，明目去翳，通经堕胎。性利善下，虚者慎用［寇宗奭曰：心经虽有热，而小肠虚者服之，则心热未清，而小肠别作病矣］。

花大如钱，红白斑斓，色甚娬[1]媚，俗呼洛阳花。用蕋壳。丹皮为使，恶螵蛸。

扁蓄[2]

【通。治淋】

苦，平。杀虫疥，利小便。治热淋黄疸。

叶细如竹，弱茎蔓引，节间有粉，三月开细红花。

地肤子

【通。利水、补阴】

甘、苦，气寒。强阴益精，入膀胱，除虚热，利小便而通淋［时珍曰：无阴则阳无以化，亦犹东垣治小便不通，用知、栢滋肾之意］。治㿉疝，散恶疮［煎汤，洗疮疥亦良］。叶作浴汤，去皮肤风热丹肿，洗眼除雀盲涩痛。

茎赤叶青如蒿，子类蚕沙。恶螵蛸。

① 娬：同“嫵”。下同。
② 扁蓄：今统作“萹蓄”。下同。

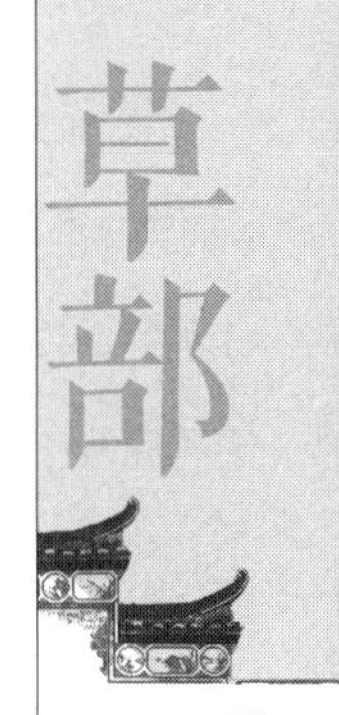

石韦

【通淋，亦补】

甘、苦，微寒。清肺金以滋化源［凡行水之药，必皆能先清肺火］，通膀胱而利水道。益精气，补五劳［利湿清热之功］。治热劳淋闭，崩漏痢疽［炒末，冷酒调服］。

生石阴处，柔韧如皮，背有黄毛。去毛净，微炙用。杏仁、滑石、射干为使，得菖蒲良。生古瓦上者名瓦韦，亦治淋。

海金砂[①]

【通淋】

甘，寒。淡渗。除小肠、膀胱血分湿热，治湿热肿满，五淋茎痛。得卮子、牙硝、蓬砂，治伤寒热狂［大热利小便，此釜底抽薪之义也］。

茎细如線[②]，引于竹木上。叶纹皱处有砂，黄赤色。忌火。

茵陈

【通。除湿热，治诸黄】

苦燥湿，寒胜热。入足太阳经［膀胱］。發汗利水，以泄太阴、阳明之湿热［脾、胃］，为治疸黄之君药［脾胃有湿热则發黄。黄者，脾之色也。热甚者，身如橘色，汗出染衣，正黄如柏；亦有寒湿發黄者，身薰黄而色暗。大抵治以茵陈为主，阳黄加大黄、卮子，阴黄加附子、干姜，各随寒热治之］。又治伤寒时疾，狂热瘴疟，头痛头

---

① 海金砂：今统作“海金沙”。下同。
② 線：同“线”。下同。

旋，女人瘕疝［皆湿热为病］。

香薷

【宣。清暑退热，通利水】

辛散皮肤之蒸热，温解心腹之凝结。属金水而主肺，为清暑之主药。肺气清，则小便行而热降［暑必兼湿，治暑必兼利湿，若无湿，但为干热，非暑也］。治水肿呕逆，口气［煎汤含嗽］、脚气。单煮服之，治霍乱转筋［时珍曰：暑有纳凉太过，饮冷太多，阳气为阴邪所遏，反中入内。遂病头痛，發热恶寒，烦躁口渴，吐泻霍乱，宜用之以發越阳气，散水[1]和脾则愈。若饮食不节、劳役、作丧之人，伤暑大热大渴，汗泄如雨，烦躁喘促，或泻或吐者，乃内伤之症，宜用清暑益气汤、人参白虎汤之类，以泻火益元可也。若用香薷，是重虚其表，而济之热矣。盖香薷乃夏月解表之药，如冬月之用麻黄，气虚者尤不宜多服。今人谓能解暑，槩用代茶，误矣。李士材曰：香薷为夏月發汗之药，其性温热，只宜于中暑之人。若中热者误服之，反成大害，世所未知。按：洁古云：中暑为阴症，为不足，中热为阳症，为有馀。经曰：气盛身寒（身寒，寒字当热字看，伤寒必病热），得之伤寒；气虚身热，得之伤暑。故中暑宜温散，中热宜清凉］。

陈久者良［宜冷饮，热服令人泻］。

青蒿

【泻热，补劳】

苦，寒。得春木少阳之气最早［二月生苗］，故入少阳、厥

① 水：《本草纲目·草部·第十四卷·香薷》同。增订本作“暑”，义胜。

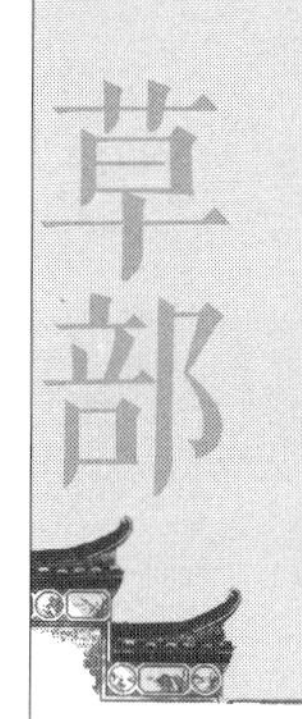

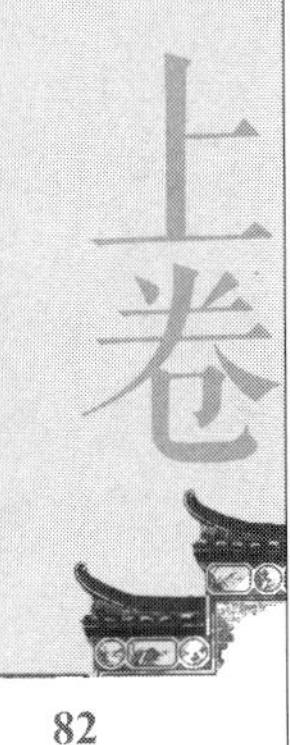

阴血分［胆、肝］。治骨蒸劳热［童便捣叶，取汁煎膏］，蓐劳虚热［凡苦寒之药，多伤胃气。惟青蒿芬香入脾，独宜于血虚有热之人，以其不犯胃气也］，风毒热黄，久疟久痢，瘙疥恶疮，鬼气尸疰［身中鬼气，引接外邪，有游走皮肤，洞穿藏府，每發刺痛，变动不常者，为飞尸；附骨入肉，攻鑿血脉，见尸闻哭便作者，为遁尸；淫跃四末（四末，手足也），不知痛之所在，每發恍惚，得风雪便作者，为风尸；缠结藏府，冲引心胁，每發绞切，遇寒冷便作者，为沉尸；举身沉重，精神错杂，甞觉昏废，每节气大發者，为尸疰。时珍曰：《月令通纂[1]》言伏内庚日，采青蒿悬门庭，可辟邪，冬至、元旦各服二钱，亦良。则青蒿之治鬼疰，葢亦有所伏也］。明目。

童便浸叶用。使子勿使叶，使根勿使茎。

附子

【大燥。回阳，补肾命火，逐风寒湿】

辛、甘。有毒。大热纯阳。其性浮而不沉，其用走而不守，通行十二经络，无所不至。能引补气药以复散失之元阳，引补血药以滋不足之真阴，引發散药开腠理以逐在表之风寒［同干姜、桂枝，温经散寒發汗］，引温煖药达下焦以袪在里之冷湿。治三阴伤寒［吴绶曰：附子阴症要药，凡伤寒传变三阴，中寒夹阴，身虽大热，而脉沉细者；或厥冷腹痛，甚则唇青囊缩者，急须用之。若待阴极阳竭而用之，已迟矣。东垣治阴盛格阳，伤寒面赤目赤，烦渴引饮，脉七八至，但按之则散，用姜附汤加人参，投半斤，得汗而愈。此神圣之妙

---

① 月令通纂：明代学者黄谏（籍贯不详）撰于15世纪，按照一年12个月的时令记述礼仪、政令、农事等的专书。

也]，中寒中风[卒中曰中，渐伤曰伤。轻为感冐[①]，重则为伤，又重则为中]，气厥痰厥[虚寒而厥者宜之。如伤寒阳盛格阴，身冷脉伏，热厥似寒者，投之立毙，宜白虎承气汤]，咳逆[风寒]呕哕[胃寒]，膈噎[膈噎多由气血两虚，胃冷、胃槁[②]而成。饮可下而食不可下，槁在吸门（吸门，即喉间之厌会）；食下胃脘痛，须臾[③]吐出，槁在贲门，胃之上口也，此上焦，名噎；食下良久吐出，槁在幽门，胃之下口也，此中焦，名膈；朝食暮吐，槁在阑门（阑门，在大小肠之交，分别清浊之所），小肠下口也，此下焦，名反胃。又有痰饮、食积、瘀血壅塞胃口者。如寒痰胃冷，则宜姜、附、参、术；胃槁者当滋润，宜四物、牛羊乳，血瘀者加韭汁]脾泄[命火不足]，阴毒腹痛，冷痢寒疟，霍乱转筋[脾虚寒客中焦为霍乱，寒客下焦肝肾为转筋。热霍乱者忌用]，拘挛风痺，癥瘕积聚，小儿慢惊，痘疮灰白，痈疽不敛，一切沉寒锢[④]冷之症[经曰：阴盛生内寒，阳虚生外寒]，通经堕胎[凡阴症用姜附，药宜冷服，热因寒用也。盖阴寒在下，虚阳上浮，治之以寒，则阴益甚；治之以热，则拒格不纳。用热药冷饮，下嗌之后，冷体既消，热性便發，情且不违，而致大益，此反治之妙也。又有寒药热饮治热症者，此寒因热用，义亦相同也。经曰：正者正治，反者反治。如用寒治热，用热治寒，此正治也；以寒治寒，以热治热，此反治也。经所谓必伏其所主而先其所因是也。故亦曰从治。王好古曰：用附子以补火，必防涸水。如阴虚之人，久服补阳之药，则虚阳益

① 冐：同“冒”。下同。
② 槁：通“槁”。下同。
③ 臾：同“臾”。下同。
④ 锢：用同“痼”。下同。

炽，真阴愈耗，精血日枯，而气无所附丽，遂成不救者多矣]。

母为乌头，附生者为附子，连生者为侧子，细长者为天雄，两岐者为乌喙。五物同出異名。附子以川产，皮黑体圆、底平八角、重一两以上者良。生用發散，熟用峻补[丹溪曰：乌附行经，仲景八味丸用为少阴向导，后世因以为补药，误矣。附子走而不守，取其健悍走下，以行地黄之滞耳。相习用为风药及补药，杀人多矣]。

水浸面裹煨，令發拆[①]，去皮脐，乘热切片，炒令内外俱黄，去火毒用。又法，甘草二钱，塩水、姜汁、童便各半盏，煮熟、去火毒用。畏绿豆、童便、犀角、人参、黄耆、甘草、防风，忌豉汁，反贝母、瓜蒌、半夏、白及、白歛。服附子后身目红者，用莱菔捣汁，入黄连、甘草各五钱，犀角三钱，煎服，以解其毒。如解迟，血从耳目鼻口出者，死。或用泥浆水澄清，亦可解。

乌头

【大燥。去风】

功同附子而稍缓。附子性重峻，温脾逐寒；乌头性轻踈，温脾逐风。寒疾宜附子，风疾宜乌头。

畏恶同。

乌附尖

【宣。吐风痰】

吐风痰，治癫痫，取其锐气，直达病所。

① 拆：增订本作“坼”。可参。

天雄

【大燥。补阳虚】

辛，热。有毒。补下焦命门阳虚［寇宗奭、张元素皆云补上焦。丹溪曰：可为下部之佐。时珍曰：其尖皆向下生，故下行。然补下乃所以益上也。若上焦阳虚，则属心肺之分，当用参耆，不当用雄附矣］。治风寒湿痹，为风家主药。発汗又能止阴汗。

侧子

【大燥，治手足风】

散侧旁生，其性轻扬，宜于発散四肢，充达皮毛。治手足风湿诸痹。

草乌头

【大燥。治顽痰】

辛，苦，大热。搜风胜湿。开顽痰，治顽疮。以毒攻毒，颇胜川乌。然至毒，无所酿制，不可轻投。

野生，状类川乌，一名乌喙。姜汁炒或豆腐煮用。熬膏名射罔，傅箭射兽，见血立死。

白附子

【燥。祛风湿，治面疾】

辛、甘。有毒。大热纯阳。阳明经药，能引药势上行，治面上百病［阳明之脉营于面，白附能去头面游风。可作面脂，消瘢疵］。补肝虚，祛风痰。治心痛血痹，诸风冷气，中风失音，阴下湿痒。

根如草乌之小者，皱纹有节。炮用［陶弘景曰：此药久绝，无复真者。今惟凉州生］。

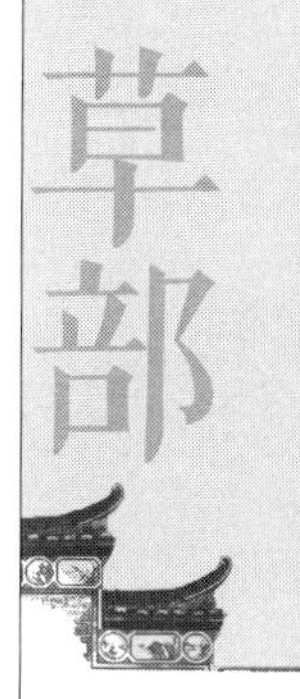

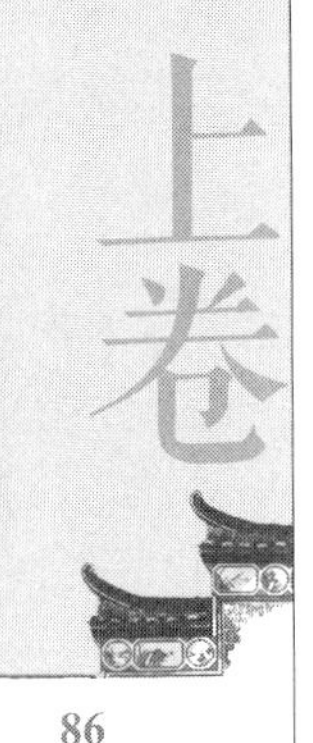

破故纸［一名补骨脂］

【燥。补命火】

辛、苦，大温。入心包、命门。补相火以通君火，煖丹田，壮元阳，缩小便。治五劳七伤［五藏之劳，七情之伤］，腰膝冷痛，肾冷精流，肾虚泄泻［肾虚则命门火衰，不能薰蒸脾胃，脾胃虚寒，迟于运化，致饮食减少，腹胀肠鸣，呕涎泄泻，如鼎[①]釜之下无火，物终不熟，故补命门相火，即所以补脾］，妇人血气［妇人之血脱气陷，亦犹男子之肾冷精流］。堕胎孕。

出南番者色赤，岭南者色绿。酒浸三日，水浸三日，蒸半日用。亦有童便、人乳浸，塩水炒者。得胡桃、胡麻良，恶甘草［唐郑相国[②]方：破故纸十两，洗暴，酒浸蒸为末，胡桃瓤二十两，去皮烂研，蜜和如饴，每日酒调一匙服，不饮者熟水调。葢破故纸属火，坚固元阳；胡桃属木，润燥养血，有木火相生之妙。忌芸薹（芸薹，油菜也）、羊血，加杜仲名青娥丸］。

肉苁蓉

【补肾命，滑肠】

甘、酸、醎，温。入肾经血分，补命门相火不足，滋润五藏，益髓强筋。治五劳七伤，绝阳不兴，绝阴不产，腰膝冷痛，遗精带下，峻补精血［时珍曰：补而不峻，故有从容之号］。

---

① 鼎：同“鼎”。下同。

② 郑相国：郑姻（752—829），唐宪宗同中书门下平章事（宰相），年五旬时奉命出任岭南节度使，感湿而病，渐至重，一名李摩诃的船主献方而愈。因郑相国使用有效而流传于长安及全国，故名郑相国方。

骤用恐妨心，滑大便。

长大如臂，重至觔[1]许，有松子、鳞甲者良。酒浸一宿，刷去浮甲，劈破，除内筋膜，酒蒸半日。又酥炙用。忌铁。

琐阳[2]

【补阳，滑肠】

甘温补阴。益精兴阳，润燥养筋。痿弱者宜之，滑大肠［便燥者啖之，可代苁蓉，煮粥弥佳］。

鳞甲栉比，状类男阳。酥炙。

巴戟天

【补肾，祛风】

甘、辛，微温。入肾经血分。强阴益精，治五劳七伤。辛散风邪，治风气、脚气水胀[3]。

根如连珠。击破中紫而鲜洁者，伪也；中虽紫，微有白糁粉色而理小暗者，真也。蜀产佳［山葎根似巴戟，但色白，人或醋煮以乱之］。去心，酒浸焙用。覆盆子为使，恶丹参。

胡卢巴

【燥。补肾命，除寒湿】

苦，温。纯阳。入右肾命门。煖丹田，壮元阳。治肾冷、阳气不能归元［同附子、硫黄］，瘕疝冷气［同茴香、巴戟、川乌、楝实、吴茱萸］，寒湿脚气。

① 觔：同“斤”。
② 琐阳：今统作“锁阳”。下同。
③ 胀：增订本作“肿”，可参。

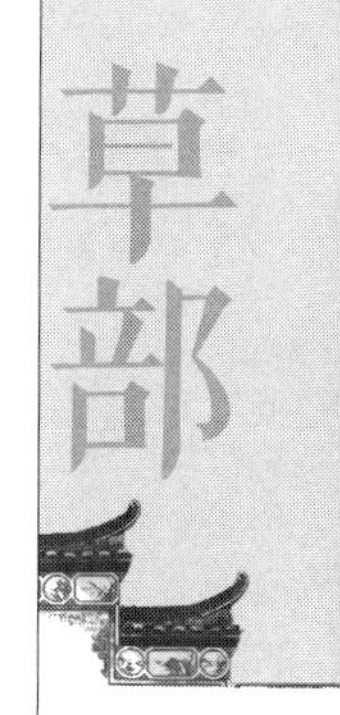

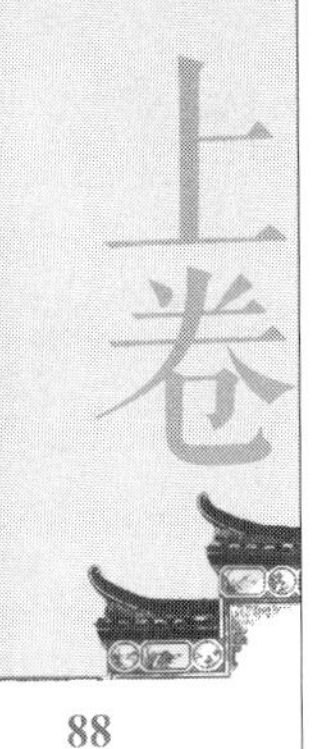

番舶者良，云是番莱菔子。岭南亦生。酒浸，暴，或蒸或炒。

仙茅

【燥。补肾命】

辛，热。有小毒。助命火，益阳道，明耳目，补虚劳。治失溺无子，心腹冷气不能食［温胃］，腰脚冷痺不能行［煖筋骨］。相火盛者忌服。

叶如茅而略阔，根如小指，肉黄白多涎。竹刀去皮切，糯米泔浸去赤汁，出毒用。忌铁［唐婆罗门始进此方，当时盛传，服之多効。照前制，阴干蜜丸，酒服，禁食牛乳、牛肉。许真君[1]书云：甘能养肉，辛能养节，苦能养气，醎能养骨，酸能养筋，滑能养肤，和苦酒服之必効也］。

蛇床子

【补肾命，去风湿】

辛苦而温。强阳益阴，补肾散寒，祛风燥湿。治阴痿囊湿，女子阴肿阴痒［湿生虫］，子藏虚寒，肾命之病，及腰酸体痺，带下脱肛，喉痺齿痛，湿癣恶疮，风湿诸病。煎汤浴，去风痒［时珍曰：肾命三焦气分之药，不独补助男子，而且有益妇人。世人舍此而求补药于远域，岂非贵耳贱目乎？］

似小茴而细。微炒杀毒则不辣［以地黄汁拌蒸三遍，佳］。恶丹皮、贝母、巴豆。

① 许真君：晋代许逊，道教四大天师之一，豫章郡南昌县（今江西省南昌市）人。

菟丝子

【平补三阴】

甘、辛，和平。凝正阳之气，入足三阴经［脾、肝、肾］。强阴益精，温而不燥，不助相火。治五劳七伤，精寒淋沥，口苦燥渴［脾虚肾燥而生内热，益阴清热故治之］。祛风明目，补卫气，助筋脉，益气力，肥健人［补肝肾之効］。

无根，蔓延草上，子黄如黍粒。得酒良。淘去泥沙，酒浸一宿，暴干捣末。山药为使。

覆盆子

【平补肝肾】

甘、酸，微温。益肾藏而固精，补肝虚而明目。起阳痿，缩小便［服之当覆其溺器，故名］，泽肌肤，乌髭发，女子多孕。同蜜为膏，治肺气虚寒［李士材曰：强肾无燥热之偏，固精无凝濇之害，金玉之品也］。

状如覆盆。去蒂，淘净捣饼，用时酒拌蒸。

叶绞汁，滴目中，出目弦虫。除肤赤，收湿止泪。

蒺藜子

【平补肝肾】

苦，温。补肾，辛温泻肺气而散肝风，益精明目［凡补肝者，皆能明目。肝以散为补］。治虚劳腰痛，遗精带下，肺痿咳逆，喉痺目赤，乳闭癥瘕，痔漏痈肿，肺肝肾三经之病。催生堕胎［刺蒺藜主恶血，故能破癥下胎］。

沙苑蒺藜绿色似肾［故补肾］，炒用［亦可代茶］。白蒺藜三角有刺，去刺，酒拌蒸。功用畧同［风家宜刺蒺藜，补肾则沙苑者为优]。

淫羊藿

【补肾命】

辛香、甘，温。入肝肾，补命门[时珍曰：手足阳明、三焦、命门药]，益精气，坚筋骨。治绝阳不兴，绝阴不产，冷风劳气，四肢不仁[手足麻木]。

一名仙灵脾。北部有羊，一日百合，食此藿所致，故名。去枝，羊脂拌炒。山药为使，得酒良。

使君子

【补脾，杀虫，消积】

甘，温。健脾胃，除虚热，杀藏虫。治五疳便浊，泻痢疮癣，为小儿诸病要药[《经疏》曰：五疳便浊，泻痢腹虫，皆由脾胃虚弱，因而乳停食滞、湿热瘀塞而成。脾胃健则积滞消，湿热散，水道利，而前症尽除矣。时珍曰：凡杀虫之药，多是苦辛，独使君子、榧子，甘而杀虫（按：地黄亦甘而能杀虫）。凡大人、小儿有虫病，每月上旬空心食数枚，虫皆死而出。忌茶]。

出闽蜀。五瓣有棱，内仁如榧。亦可煨食。久则油黑，不可用。忌饮热茶，犯之作泻。

益智仁

【燥脾胃，补心肾】

辛，热。本脾药，兼入心肾。主君相二火，补心气、命门之不足[心为脾母，补火故能生土]。能濇精固气，又能开發鬱结，使气宣通[味辛带散]，温中进食。摄涎唾[呕出于胃，胃冷则涎涌]，缩小便[肾与膀胱相表里，益智辛温固肾。塩水炒，同乌药等分，酒煮，山药糊丸，塩汤下，名缩泉丸]。治呕吐泄泻，客寒犯胃，冷气腹痛，崩带泄精[濇精固气。因热而崩浊者禁用]。

出岭南，形如枣核。用仁。

砂仁[即缩砂蔤]

【宣。行气，调中】

辛，温。香窜。补肺益肾，和胃醒脾，快气调中，通行结滞。治腹痛痞胀[痞满有伤寒下早、里虚邪入而痞者，有食壅痰塞而痞者，有脾虚气弱而痞者。须分虚实治之。不宜耑用利气药，恐变为鼓胀。鼓胀内胀而外有形，痞胀惟觉满闷而已，皆太阴之为病也]，噎膈呕吐，上气咳嗽，赤白泄痢[湿热积滞，客于大肠，砂仁亦入大小肠经]，霍乱转筋，奔豚崩带。祛痰逐冷，消食醒酒，止痛安胎[气行则痛止，气顺则胎安]。散咽喉口齿浮热，化铜铁骨哽[得檀香、荳[1]蔻入肺，得人参、益智入脾，得黄栢、茯苓入肾，得赤石脂入大小肠。又辛能润肾燥，引诸药归宿丹田。地黄用之拌蒸，亦取其能达下也。《经疏》曰：肾虚气不归元，用为向导，殆胜桂附热药为害]。

出岭南，取仁研用。

白荳蔻

【宣。行气，煖胃】

辛，热。流行三焦，温煖脾胃[三焦利，脾胃转，诸症自平]，而为肺家本药[肺主气]。散滞气，消酒积，除寒燥湿，化食宽膨。治脾虚疟疾，感寒腹痛，吐逆反胃[肺胃火盛及气虚者禁

① 荳：同“豆”。下同。

用］，白睛翳膜［白睛属肺，能散肺中滞气］，太阳经目眥红筋［太阳脉起目眥］。

番舶者良，仁如砂仁。研用。

肉荳蔻［一名肉菓］

【燥脾，濇肠】

辛，温。气香。理脾煖胃，下气调中，逐冷祛痰，消食解酒。治积冷、心腹胀痛［挟痰、挟食者並宜之］，中恶吐沫，小儿吐逆，乳食不下。又能濇大肠，止虚泻冷痢［初起忌用］。

出岭南。似草蔻，外有皱纹，内有斑纹。糯米粉裹或面裹煨熟用，忌铁。

草荳蔻［一名草菓］

【燥湿祛寒，除痰截疟】

辛，热。香散。健脾煖胃，破气开鬱，燥湿祛寒，除痰化食。治瘴疠寒疟［佐常山能截疟。或与知母同用，取其一阴一阳，治寒热瘴疟。蓋草菓治太阴独胜之寒，知母治阳明独胜之火］，客寒胃痛，霍乱泻痢，噎膈反胃，痞满吐酸，痰饮积聚，脑寒齿痛，酒毒、鱼肉毒［故食料宜之］。过剂助脾热，耗气损目，老弱慎用。

闽产名草蔻，如龙眼而微长，皮黄白薄而稜峭，仁如砂仁而辛香气和。滇广所产名草菓，如诃子，皮黑厚而稜密，子粗而辛臭。虽是一物，微有不同。面裹煨熟，取仁用。忌铁。

香附［一名莎草根］

【宣。调气，开鬱】

性平，气香。味辛能散，微苦能降，微甘能和。乃血中气药，通行十二经八脉气分，主一切气［人身以气为主，气盛则强，虚则衰，顺则平，逆则病，绝则死矣。经又曰：怒则气上，恐则气下，喜则气缓，悲则气消，惊则气乱，思则气结，劳则气耗，此七情之气也。香附为君，随症而加升降消补之药］。利三焦，解六鬱［痰鬱、火鬱、气鬱、血鬱、食鬱、湿鬱］，止诸痛［通则不痛］。治多怒多忧，痰饮胕肿，腹痛痞满，饮食积聚，霍乱吐泻，肾气脚气，痈疽疮疡［血凝气滞所致］，吐血便血，崩中带下，月候不调［气为血配，血因气行。经成块者，气之凝；将行而痛，气之滞；行后作痛者，气血俱虚也，色淡亦虚也；色紫，气之热，黑则热之甚也；错经者，气之乱；肥人痰多而经阻，气不运也。香附阴中快气之药，气顺则血和畅，然须辅以凉血补气之药。丹溪曰：能引血药至气分而生血，此正阳生阴长之义］，胎产百病。能推陈致新，故诸书皆云益气［行中有补。丹溪曰：天行健运不息，所以生生无穷，即此理耳。时珍曰：凡人病则气滞而馁，香附为气分君药，臣以参耆，佐以甘草，治虚怯甚速也］。

去毛用。生则上行胸膈、外达皮肤，熟则下走肝肾、旁彻腰膝。童便浸炒则入血分而补虚，塩水浸炒则入血分而润燥［或蜜水炒］，青塩炒则补肾气，酒浸炒则行经络，醋浸炒则消积聚［且以敛其散］，姜汁炒则化痰饮。忌铁［时珍曰：得参、术则补气，得归、地则补血，得木香则散滞和中，得檀香则理气醒脾，得沉香则升降诸气，得芎䓖、苍术则总解诸鬱，得卮子、黄连则清降火热，得茯神则交济心肾，得茴香、破故纸则引气归元，得厚朴、半夏则决壅消胀，得紫蘇、葱白则發汗散邪，得三稜、莪蒁则消积磨块，得艾叶则治血气、煖子宫。乃气分之总司，女科之仙药也。大抵妇人多鬱气，气行则鬱解，故服之尤効。非宜于妇人，不宜于男子也。李士材曰：乃治标之剂，惟气实血未大虚者宜之。不然，恐损气而燥血，愈致其疾矣。世俗泥于女科圣药之一语，惜未有發明及此者]。

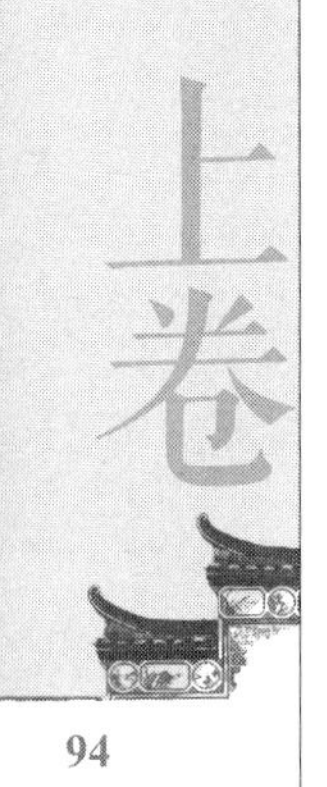

木香

【宣。行气】

辛苦而温，三焦气分之药。能升降诸气，泄肺气，疏肝气，和脾气[怒则肝气上。肺气调，则金能制木而肝平，木不克土而脾和]。治一切气痛，九种心痛[痛属胃脘，曰寒痛、热痛、湿痛、痰痛、气痛、血痛、食痛、蚘痛、悸痛。盖心君不易受邪，真心痛者，手足青过腕节，朝發夕死]，呕逆反胃，霍乱泻痢，后重癃闭[同槟榔用。刘河间曰：痢疾行血则脓血自愈，调气则后重自除。此治痢之要旨]，痰壅气结，痃癖癥块，肿毒蛊毒，冲脉为病，气逆里急。杀鬼物，御瘴雾，去腋臭，实大肠，消食安胎[气逆则胎不安]。若阴火冲上者，反助火邪[味辛气升，或用黄柏、知母，少以木香佐之]。过服泄真气[王好古曰:《本草》主气劣、气不足，补也；通壅导气，破也；安胎、健脾胃，补也；除痃癖癥块，破也，不同如此。汪机曰：与补药为佐则补，与泄药为君则泄。时珍曰：诸气膹鬱，皆属于肺。上焦气滞用之者，金鬱则泄之也。中气不运，皆属于脾，中焦气滞用之者，脾胃喜芳香也。大肠气滞则后重，膀胱气不化则癃秘，肝气鬱则为痛，下焦气滞用之者，塞者通之也]。

番舶上来，形如枯骨，味苦粘舌者良。磨汁用。东垣用黄连制，亦有蒸用，面裹煨熟用者[煨用实肠止泻]。畏火。

藿香

【宣。去恶气】

辛、甘，微温。入手足太阴[肺、脾]。快气和中，开胃止呕［胃弱、胃热而呕者忌用］，去恶气。治霍乱吐泻，心腹绞痛，肺虚有寒，上焦壅热［能理脾肺之气。古方有藿香正气散。正气通畅，则邪逆自除］。

出交广。方茎有节，叶微似茄叶。古惟用叶，今枝梗亦用之，因叶多伪也。

茴香［古作蘹香］

【燥。补肾命，治寒疝】

大茴，辛，热，入肾、膀胱经。煖丹田，补命门不足。开胃下食，调中止呕。疗小肠冷气，㿗疝阴痛［疝有七种，气、血、寒、水、筋、狐、㿗。肝经病，不属肾经，以厥阴脉循阴器、络于肝也。多因寒湿所致，亦有挟虚而發者，当加参术于温散药中］，干湿脚气。多食损目發疮。小茴辛平，理气开胃，亦治寒疝。食料宜之。

大如麦粒，轻而有细稜者名大茴，出宁夏。他处小者名小茴。自番舶来，实八瓣者，名八角茴香。炒黄用，得酒良。得塩则入肾，發肾邪，故治阴疝［受病于肝，见症于肾。大小茴各一两，为末，猪胞一箇[1]，连尿入药酒煮烂，为丸，每服五十丸］。

山柰

【宣。温中】

辛，温。煖中辟瘴。治心腹冷痛，寒湿脚气，风虫牙痛。

生广中。根叶皆如生姜，作樟木香气。入合诸香用。

① 箇：同"個"。下同。

良姜

【宣，燥。煖胃，散寒】

辛，热。煖胃散寒，消食醒酒。治胃脘冷痛［凡心口一点痛，俗言心气痛，非也，乃胃脘有滞或有虫，及因怒因寒而起。以良姜酒洗七次，香附醋洗七次，焙研。因寒者，姜二钱，附一钱；因怒者，附二钱，姜一钱；寒怒兼者，每一钱五分。米饮加姜汁一匙，塩少许服］，霍乱泻痢，吐恶噎膈，瘴疟冷癖。肺胃热者忌之。

出岭南高州。子名红豆蔻。温肺散寒，醒脾燥湿，消食解酒［东垣脾胃药中常用之］。並东壁土炒用。

甘松香

【宣。理气，醒脾】

甘，温。芬香。理诸气，开脾鬱。治腹卒满痛，风疳齿䘌，脚气膝浮。煎汤淋洗。

出凉州及黔蜀。叶如茅，根极繁密。用根。

荜茇［一作拨］

【燥。除胃冷，散浮热】

辛，热。除胃冷，温中下气，消食祛痰。治水泻气痢［牛乳煎服］，腹痛肠鸣，冷痰恶心，痃癖阴疝。辛散阳明之浮热，治头痛、牙痛、鼻渊。多服泄真气，动脾肺之火，损目。

出南番，岭南亦有。类椹子而长，青色。去挺用头，醋浸。刮净皮粟，免伤人肺。

煙[1]草［新增］

【宣。行气，辟寒】

辛，温。有毒。治风寒湿痹，滞气停痰，山岚瘴雾。其气入口，不循常度，顷刻而周一身，令人通体俱快。醒能使醉，醉能使醒；皚[2]能使饱，饱能使皚。人以代酒代茗，终身不厌［故一名相思草］。然火气薰灼，耗血损年，人自不觉耳。

闽产者佳。

常山

【宣。吐痰，行水，截疟】

辛苦而寒。有毒。能引吐行水，祛老痰积饮［痰有六：风痰、寒痰、湿痰、热痰、食痰、气痰也。饮有五：流于肺为支饮，于肝为悬饮，于心为伏饮，于经络为溢饮，于肠胃为痰饮也。在上者常山能吐之，在下者常山能破其澼而下之］，专治诸疟。然悍暴，能损真气，弱者慎用［时珍曰：常山、蜀漆，刼[3]痰截疟，须在發散表邪及提出阳分之后用之。疟有经疟、藏疟，风、寒、暑、湿、痰、食、瘴、鬼之别，须分阴阳虚实，不可槩论。常山、蜀漆，得甘草则吐，得大黄则利，得乌梅、鲮鲤甲则入肝，得小麦、竹叶则入心，得秫米、麻黄则入肺，得龙骨、附子则入肾，得草菓、槟榔则入脾。葢无痰不作疟，一物之功，亦在驱逐痰水而已。李士材曰：常山發吐，惟生用、多用为然。与甘草同用亦必吐。若酒浸炒透，但

---

① 煙：同“烟”。同下。
② 皚：同“饑”。下同。
③ 刼：同“劫”。

用钱许，每见奇功，未见其或吐也。世人泥于老人久病忌服之说，使良药见疑，沉疴难起，抑何愚耶。〇常山吐疟痰，瓜蒂吐热痰，乌附尖吐湿痰，莱菔子吐气痰，藜芦吐风痰。藜芦有毒，辛寒至苦，入口即吐，能通项，令人嚏，风痫症用之]。

实细而黄，雞骨者良。酒浸一宿，炒用。忌葱、茗。苗名蜀漆，功用畧同[古有蜀漆散，取其苗性轻扬，發散上焦之邪结]。甘草水拌蒸。

蓼实

【宣。温中】

辛，温。温中明目，耐风寒，下水气[时珍曰：古人种蓼为蔬，收子入药，今惟酒曲用其汁耳。以香蓼、青蓼、紫蓼为良]。

有香蓼、青蓼、紫蓼、赤蓼、木蓼、水蓼、马蓼。

白鲜皮

【通。祛风湿】

气寒善行，味苦，性燥[行水故燥]。入脾胃，除湿热，兼入膀胱。行水道，通关节，利九窍，为诸黄风痺之要药[时珍曰：世医止施之疮科，浅矣]。兼治风疮疥癣，女子阴中肿痛[湿热乘虚客肾与膀胱所致]。

根黄白而心实，取皮用。恶螵蛸、桔梗、茯苓、萆薢。

萆薢

【通。祛风湿，补下焦】

甘、苦，性平。入足阳明、厥阴[胃、肝]。祛风去湿，以固下焦［阳明主肉，属湿；厥阴主风，属筋[①]］。补肝虚［祛风］，坚筋骨［风湿去则筋骨坚］，益精明目。治风寒湿痹，腰痛久冷，关节老血，膀胱宿水，阴痿失溺，茎痛遗浊，痔瘘恶疮［诸病皆阳明湿热流入下焦，萆薢能去浊分清，古方有萆薢分清饮。史国信[②]云：若欲兴阳，先滋筋力；若欲便清，先分肝火。《万金护命方[③]》云：凡人小便频数，便时痛不可忍者，此疾必先大腑秘热不通，水液只就小肠，大腑愈加干竭，甚则身热心躁，如此重症也。此疾本因贪酒色，或过食辛热荤腻之物，积有热毒，腐物瘀血，乘虚流入小肠，故便时作痛也。此便数而痛，与淋症濇而痛不同（肾有二窍，淋症出于溺窍，浊症出于精窍），宜用萆薢一两，塩水炒，为末，每服二三钱，使水道转入大肠，仍以葱汤频洗谷道，令气得通，则便数及痛自减也］。

有黄白二种，黄长鞭[④]，白虚软，软者良。薏苡为使，畏大黄、柴胡、前胡，忌茗、醋［时珍曰：萆薢、菝葜、土茯苓，形不同而主治不甚相远，岂一类数种乎？萆薢根细长、浅白，菝葜根作块、赤黄］。

土茯苓

【通。去湿热，补脾】

甘淡而平，阳明主药［胃、大肠］。健脾胃，祛风湿。脾胃

① 主风，属筋：《本草纲目·草部·第十八卷·萆薢》和增订本均作“主筋，属风”，当是。

② 史国信：明代医家，绍兴府萧山县（今属浙江省杭州市）人，著有《伤寒要约》《伤寒要格》，均佚。

③ 万金护命方：当作《万全护命方》，又作《护命方》，宋代杨子建著。

④ 鞭：据文义当为“鞕”。

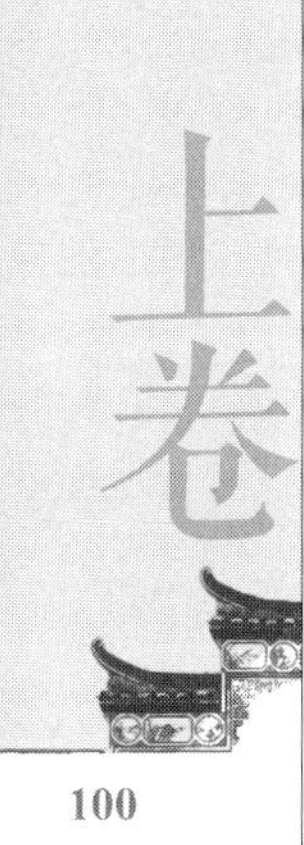

健则营卫从，风湿除则筋骨利。利小便，止泄泻。治筋骨拘挛，杨梅疮毒［杨梅疮，古方不载。明正德间起于岭表[①]，其症多属阳明、厥阴，而兼及他经。盖相火寄于厥阴，肌肉属于阳明故也。医用轻粉劫剂，其性燥烈，入阳明劫去痰涎，从口齿出，疮即干痿。然毒气窜入经络筋骨，血液枯涸，筋失所养，变为拘挛瘫痪，竟致废锢[②]。土茯苓能解轻粉之毒，去阳明湿热，用一两为君，苡仁、金银花、防风、木瓜、木通、白鲜皮各五分，皂荚子四分，气虚加人参七分，血虚加当归七分，名搜风解毒汤］，瘰疬疮肿［湿郁而为热，荣卫不和，则生疮肿。经云：湿气害人，皮肉筋脉是也。土茯苓淡能渗，甘能补，患脓疥者，煎汤代茶，甚妙］。

大如鸭子，连缀而生，俗名冷饭团。有赤白二种，白者良。可煮食，亦可生啖[③]。忌茶。

杜牛膝［一名天名精，一名地菘］

【泻热，吐痰，破血，解毒】

甘，寒。微毒。能破血止血，吐痰[④]除热，解毒杀虫。治乳蛾喉痺，小儿牙关紧闭，急慢惊风［绞汁入好酒灌之即甦[⑤]。以醋拌渣傅颈下］。服汁吐疟痰［惊风服之，亦取其吐痰］，嗽汁止牙痛。捣之傅蛇虫螫毒。

根白如短牛膝。地黄为使。

---

① 岭表：岭外，指岭南地区。
② 废锢：不治之症。下同。
③ 啖（dàn 旦）：原作“痰”，据《本草纲目·草部·第十八卷·土茯苓》和增订本改。
④ 痰：原作“啖”，据增订本和文义改。
⑤ 甦（sū 苏）：苏醒。同“蘇”。

鹤虱

【泻。杀虫】

苦、辛。有小毒。杀五藏虫，治蚘啮心腹痛［面白唇红、时發时止者为虫痛，肥肉汁调末服］。

杜牛膝子［或曰非也，别是一种］，最粘人衣，有狐气，炒熟则香。

牛蒡子［一名鼠粘子，一名恶实］

【泻热，散结，解毒】

辛，平。上升。润肺解热，散结除风。利咽膈，理痰嗽，消斑疹，通小便。行十二经，散诸肿疮疡之毒，利凝滞腰膝之气［性冷而滑利，痘症虚寒泄泻者忌服］。

实似葡萄[①]而褐色。酒拌蒸，待有白霜，拭去用。

山荳根

【泻热，解毒】

苦，寒。泻心火以保金气，去肺、大肠之风热［心火降，则不灼肺而金清；肺与大肠相表里，肺金清，则大肠亦清］，消肿止痛。治喉痈喉风，龈肿齿痛［含之嚥汁］，喘满热咳，腹痛下痢，五痔诸疮。解诸药毒，傅秃疮，蛇咬、蜘蛛伤，疗人马急黄［血热极所致］。

苗蔓如荳，经冬不凋。

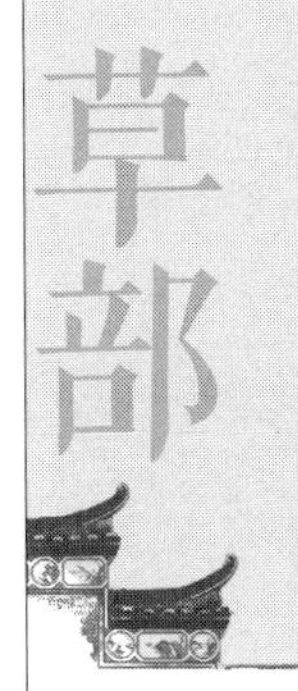

① 葡萄：增订本同。《本草纲目·草部·第十五卷·恶实》作“葡萄核”。

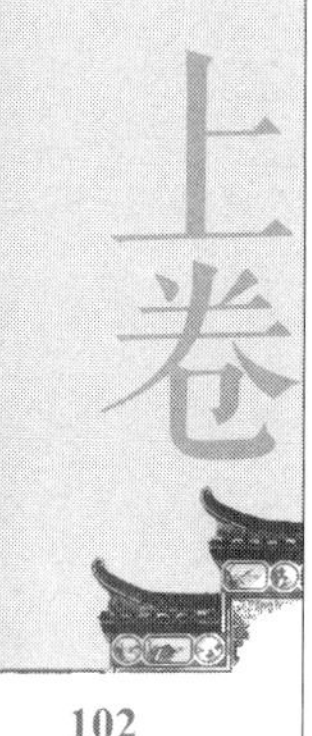

金银花

【泻热，解毒，补虚，疗风】

甘寒入肺。散热解毒［清热即是解毒］，补虚疗风。治痈疽疥癣，杨梅疮毒，肠澼血痢，风气湿气，五种尸疰［详青蒿註］。

经冬不凋，故一名忍冬［又名左□[1]藤］。花叶同功，花香尤佳。酿酒代茶，熬膏並妙［忍冬酒，治癰疽發背，不问發在何处，初起便服，奇効。干者亦可，不及生者力速。忍冬五两，甘草一两，水二碗，煎至一碗，再入无灰酒一碗，畧煎，分三服，一日一夜吃尽。重者日二剂，服至大小肠通利，则药力到］。

射干［一名乌扇］

【泻火，散结】

苦，寒。有毒。能泻实火。火降则血散肿消而痰结自解，故能消老血，行太阴、厥阴之积痰［肺、脾、肝］。治喉痹咽痛，为要药［古方有射干麻黄汤、乌扇膏］，消结核瘕疝，便毒疟母［鳖甲煎用之，皆取其降厥阴相火也］。通经闭，利大肠，镇肝明目。

扁竹花根也。泔水浸一日，篁竹叶煮半日用。

漏卢

【泻热，解毒】

醎软坚，苦下泄，寒胜热。入胃、大肠，通肺、小肠。

---

① □：原文漫漶不清，《本草纲目・草部・第十八卷・忍冬》和增订本作“缠”，可从。

散热解毒，通经下乳，排脓止血，生肌杀虫。治遗精尿血，痈疽發背［古方以漏卢汤为称首①］，及预解时行痘疹毒［取其寒胜热，又能入阳明故也］。

出闽中。茎如油麻，深秋枯黑如漆者真。甘草拌蒸，连翘为使。

贯众

【泻热，解毒】

苦，微寒。有毒，而能解腹中邪热之毒。治产后血气腹痛。破癥瘕，發斑痘［王海藏快斑散用之］，化骨哽②［能软坚］，杀三虫。

根似狗脊而大。汁能制三黄，化五金；伏钟乳，结砂制汞，解毒软坚［以此浸水釭③中，日饮其水，能辟时疫］。

白头翁

【泻热，散血】

苦坚肾，寒凉血。入阳明血分［胃、大肠］。治热毒血痢［东垣曰：肾欲坚，急食苦以坚之。痢则下焦虚，故以纯苦之剂坚之。仲景治热痢，有白头翁汤，加黄栢、黄连、秦皮］，温疟寒热，齿痛骨痛［肾主齿骨，龈属阳明］，鼻衄秃疮，瘿疬瘕疝，血痔偏坠［捣傅患处］。

有风反静，无风则摇，近根处白茸长寸馀，故名。得

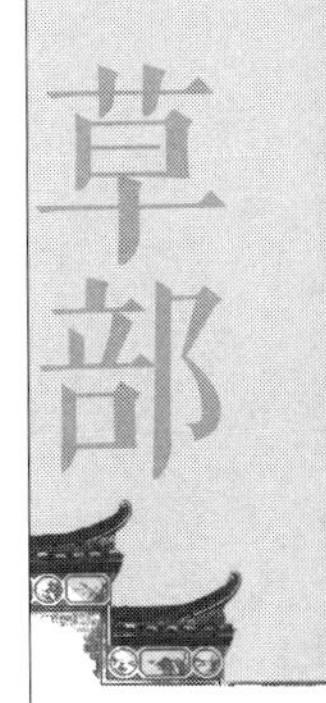

① 称首：第一。出自南朝梁代刘勰《文心雕龙·才略》。
② 哽：原作“硬”，据《本草纲目·草部·第十二卷·贯众》和增订本改。
③ 釭：“缸”之俗字。下同。

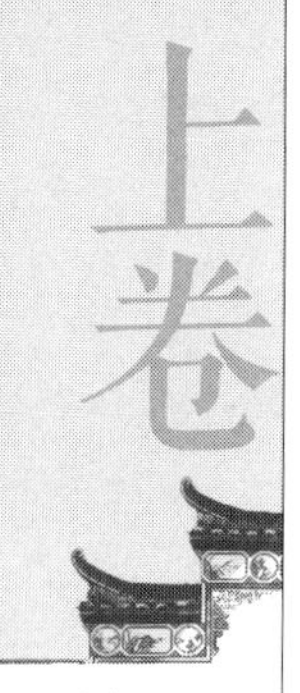

酒良。

蒲公英［一名黄花地丁］

【泻热，解毒】

甘，平。花黄属土，入太阴、阳明［脾、胃］。化热毒，解食毒，消肿核。耑治乳痈［肝经病，同金银花煎[1]，入少酒服］疔毒，亦为通淋妙品［诸书不言治淋，试之甚验］。擦牙、乌髭发［有还少丹方。东垣曰：苦寒入肾，肾经必用之药］，白汁涂恶刺。

叶如莴苣，有刺；花如单瓣黄菊，四时有花，花罢飞絮；断之茎中有白汁。

紫花地丁

【泻热，解毒】

辛苦而寒。治痈疽發背，疔肿瘰疬，无名肿毒。

叶如柳而细，夏开紫花，结角。生平地者起茎，生沟壑者起蔓。

白敛

【泻火，散结】

苦能泄，辛能散，甘能缓，寒能除热。杀火毒，散结气，生肌止痛。治痈疽疮肿，面上疱疮，金疮扑损。敛疮方多用之［故名。每与白及相须］，搽冻耳［同黄柏末油调］。

蔓赤，叶如小桑，五月开花，七月结实，根如卵而长，三五枚同一窠，皮黑肉白。一种赤敛，功用皆同。

---

① 煎：同“煎”。下同。

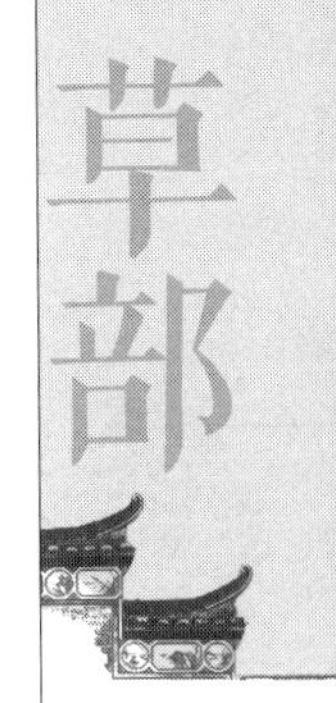

王不留行

【通。行血】

甘、苦，平。其性行而不住，能走血分，通血脉，乃阳明冲任之药［经曰：阳明多气多血］。除风去痹，止血定痛，通经利便，下乳催生［俗云：穿山甲，王不留，妇人服之乳长流］。治金疮［止血］、痈疮［散血］，出竹木刺。孕妇忌用。

花如铃铎，实如灯笼子，壳五棱。取苗、子蒸，浆水浸用。

冬葵子

【滑肠，利窍】

甘，寒，淡滑。润燥利窍，通营卫，滋气脉，行津液，利二便，消水肿，通关格，下乳滑胎。

秋葵覆种，经冬至春作子者，名冬葵子。根叶同功。春葵子亦滑，不堪入药。蜀葵花赤者治赤带，白者治白带；赤者治血燥，白者治气燥，皆取其寒滑润利之功也。

旱莲草［一名鳢肠］

【补肾】

甘、酸。汁黑。补肾止血，乌髭黑发［当及时多收，其效甚速］。

苗如旋覆，实似莲房，断之有汁，须臾而黑。或酒煎，或熬膏。

青葙子［一名草决明］

【泻肝，明目】

苦，寒。色青，入肝经。祛风热，镇肝明目。治青盲赤

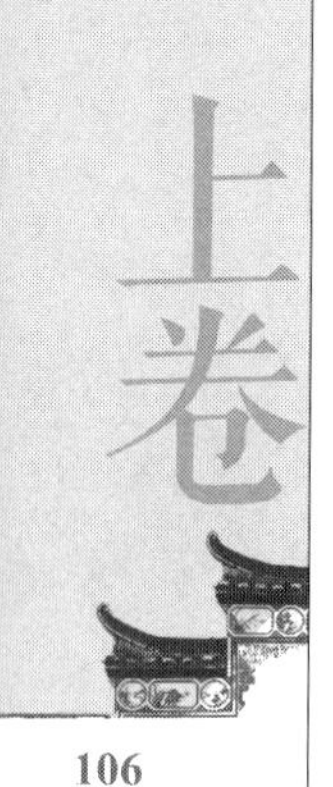

障，蚀疥恶疮。

类鸡肝而穗尖长。

决明子

【泻肝，明目】

甘、苦、咸，平。入肝经，除风热。治一切目疾，故有决明之名。又曰益肾精［瞳子神光属肾。日华曰：明目甚于黑豆，作枕治头风］。

状如马蹄，俗呼马蹄决明。捣碎煎。恶火麻仁。

谷精草

【轻。明目】

辛，温。轻浮。上行阳明胃，兼入厥阴肝。明目退翳之功在菊花之上，亦治喉痺、齿痛，阳明风热。

收谷后荒田中生。叶似嫩秧，花如白星［小儿雀盲者，羯羊肝一具，不洗，竹刀割开，入谷精炙熟作丸。日三服，茶下］。

蓖麻子

【泻。通窍，拔毒，出有形滞物】

辛、甘。有毒。性善收，亦善走，能开通诸窍经络。治偏风不遂，口眼㖞邪［捣饼。左贴右，右贴左，即正］，口噤失音，鼻窒耳聋［捣烂绵裹，塞鼻塞耳］，喉痺舌胀［油作纸，燃烟薰］。能利水气，治水癥浮肿［研服，当下青黄水。壮人只可五粒］。能出有形滞物，治针刺入肉［捣敷伤处，频看，刺出即去药，恐努出好肉］，胞胎不下［蓖麻二粒，巴豆一粒，麝香一分，贴脐中併足心，胎下即去之。若子肠挺出者，捣膏涂顶心，即收］。能追脓拔毒，傅瘰疬恶疮，外用屡奏奇功［鹈鹕油能引药气入内，蓖麻油能拔病气出外，故诸膏多用之]。然有毒热，气味颇近巴豆，内服不可轻率。

形如牛蜱，黄褐有斑。忌铁[食蓖麻者，一生不得食炒豆，犯之则胀死]。

木鳖子

【泻。外用治疮】

味苦，微甘。有小毒。利大肠。治泻痢疳积，瘰疬疮痔，乳痈蚌毒。消肿追毒，生肌除鼾[音旱，黑斑]，耑入外科。

核扁如鳖，绿色。拣去油者用。能毒狗。

马勃

【轻。泻热，外用傅疮】

辛，平。轻虚。上焦肺经药。清肺解热，散血止嗽。治喉痹咽痛，鼻衄失音。外用傅诸疮良。

生湿地朽木上，状如肺肝，紫色虚软，弹之粉出。取粉用。

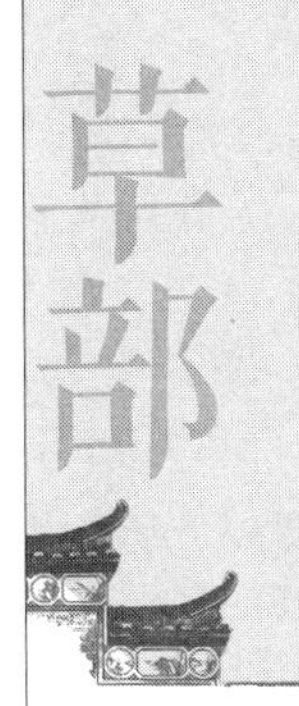

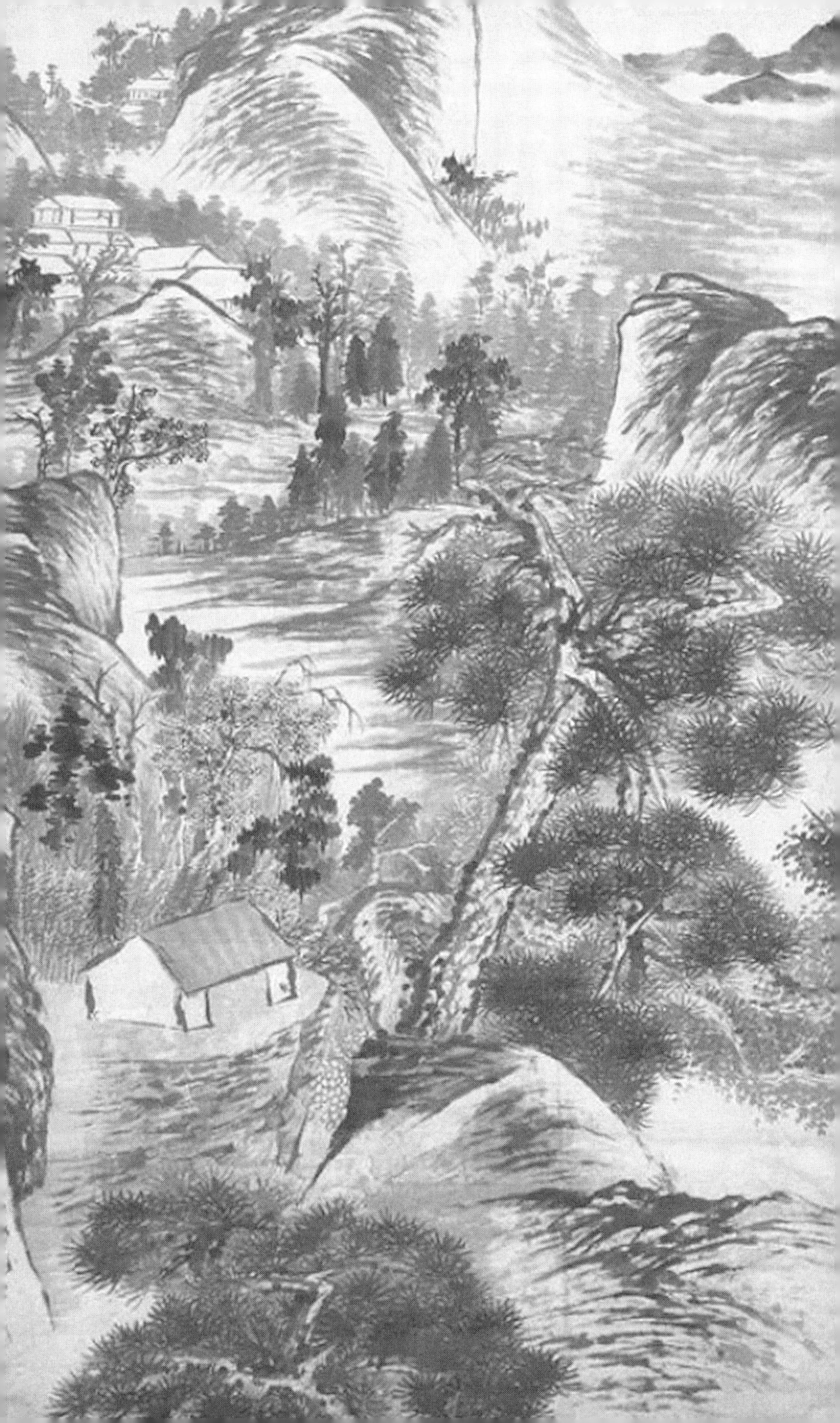

下卷

下卷之一　木部

茯苓

【平。补脾土。通。行水】

甘，温，益脾助阳；淡渗，利窍除湿。色白入肺，泻热而下通膀胱［能通心气于肾，使热从小便出。然必上行入肺，清其化源，而后能下降利水也］。宁心益气，调荣理卫，定魄安魂［荣主血，卫主气，肺藏魄，肝藏魂］。治忧恚惊悸［心肝不足］，心下结痛，寒热烦满，口焦舌干［口为脾窍，舌为心苗。火下降则热除］，咳逆［肺火］呕哕［胃火］，膈中痰水［脾虚所致］，水肿淋沥，泄泻［渗湿］遗精［益心肾。若虚寒遗溺泄精者，又当用温热之药峻补其下，非茯苓淡渗之药所能治］。小便结者能通，多者能止［湿除则便自止］。生津止渴［湿热去，则津生］，退热安胎。

松根灵气结成，以大如斗、色白坚实者良。去皮，乳拌蒸。白者入肺、膀胱气分，赤者入心、小肠气分。补心脾白胜于赤，利湿热赤胜于白。恶白敛，畏地榆、秦艽、龟甲、雄黄，忌醋。

皮专能行水。治水肿肤胀［以皮行皮之义，五皮散用之。肿□[①]烦渴，便闭溺赤，属阳水，宜五皮散、疏凿饮；不烦渴，大便溏，小便数，

① □：原文漫漶不清，增订本作“而”，可参。

不赤涩，属阴水，宜实脾饮、流气饮。腰以上肿宜汗，腰以下肿宜利小便]。

茯神

【补心】

主治略同茯苓，但茯苓入脾肾之用多，茯神入心之用多。开心益智，安魂养神。疗风眩心虚，多恚健忘。

即茯苓抱根生者[昂曰：以其抱心，故能补心也]，去皮及中木用。

茯神心木名黄松节，疗诸筋挛缩，偏风㖞邪，心掣健忘[松节散：心木一两，乳香一钱，石器炒研。每服二钱，木瓜酒下，治一切筋挛疼痛。乳香能伸筋，木瓜能舒筋也]。

琥珀

【通。行水，散瘀，安神】

甘，平。以脂入土而成宝，故能通塞以宁心。定魂魄，疗癫邪[从镇坠药，则安心神]。色赤，入手少阴、足厥阴血分[心、肝]，故能消瘀血，破癥结，生肌肉，合金疮[从辛温药则破血生肌]。其味甘淡上行，能使肺气下降而通膀胱[经曰：饮食入胃，游溢精气，上输于脾，脾气散精，上归于肺，通调水道，下输膀胱。凡渗药皆上行而后下降]，故治五淋，利小便，燥脾土[从淡渗药则行水。然石药终燥，若血少而小便不利者，反致燥急之苦]。又能明目磨翳。

松脂入土结成，或云枫脂结成。以摩热拾芥者真[市人多煮雞子及青鱼枕伪之，摩呵亦可拾芥，宜辨]。用柏子仁末，入瓦锅同煮半日，捣末用。

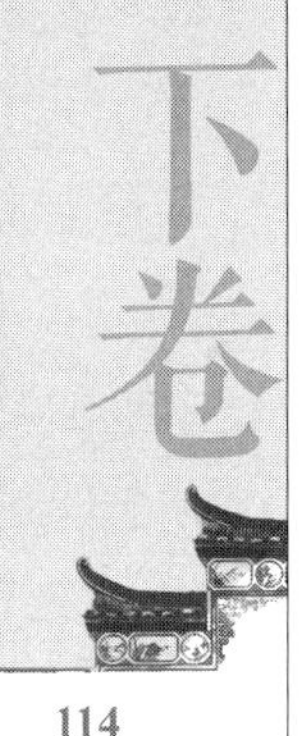

松节

【燥湿，去骨节风】

松之骨也，坚劲不凋。故取其苦温之性，以治骨节间之风湿［丹溪曰：能燥血中之湿］。杵碎用。

松脂，苦、甘，性燥。祛风去湿，化毒杀虫，生肌止痛。熬膏多用之［龋齿有孔，松脂纴[1]塞，虫即从脂出］。

栢子仁

【平补而润】

辛、甘，不寒不燥。其气清香，能透心肾而悦脾，故养心气，润肾燥，助脾滋肝［肝经气分药］，益志宁神［肾藏志，心藏神］，聪耳明目［耳属肾，目属肝。甘能益血，香能通窍］，益血止汗［心生血，汗为心液］。除风湿，愈惊痫，泽皮肤，辟鬼魅。

炒研去油，油透者勿用。畏菊花。

侧栢叶

【补阴，止血】

苦、濇，微寒［《本草》微温］。养阴滋肺而燥土，最清血分，为补阴要药。止吐衄崩痢，一切血症。去冷风湿痺，历节风痛［肢节大痛，昼静夜剧，名白虎历节风，亦风寒湿所致］。生肌杀虫，炙罯[2]冻疮。汁乌髭发。

取侧者，或炒或生用。桂、牡蛎为使，恶菊花。与酒相

---

① 纴（rèn纴）：同“紝”，织布帛的丝缕。

② 罯（ǎn俺）：覆盖。下同。

宜［万木皆向阳，栢独西指。受金之正气，坚劲不凋，多寿之木，故元旦饮椒栢酒以辟邪］。

肉桂

【大燥。补肾命火】

辛、甘，大热。气厚纯阳。入肝肾血分［平肝，补肾］，补命门相火之不足［两肾中间，先天祖气，乃真火也。人非此火，不能有生。无此真阳之火，则无以蒸糟粕而化精微，脾胃衰败，气尽而亡矣］，益阳销阴。治沉寒锢冷之病，能發汗，疏通血脉，宣导百药［辛则善散，热则通行］，去营卫风寒，表虚自汗［阳虚］，腹中冷痛，欬逆结气［欬逆亦由气不归元，桂能引火归宿丹田］。木得桂而枯［削桂钉木根，其木即死］，又能抑肝风而扶脾土［肝木盛则克土，辛散肝风，甘益脾土］。从治目赤肿痛［以热攻热，名曰从治］，及脾虚恶食［命火不足］，湿盛泄泻［土为木克，不能防水］，通经堕胎［辛热能动血故也］。

出岭南桂州者良［故名桂州］。色紫肉厚、味辛甘者为肉桂［入肝、肾、命门］。去粗皮用［其毒在皮］。去里外皮，当中心者为桂心［入心］。枝上嫩皮为桂枝［入肺、膀胱］。得人参、甘草、麦冬良，忌生葱、石脂［菌桂类竹，正圆无骨；筒桂如筒卷束；牡桂扁润皮薄；板桂皮老平坦；木桂皮厚肉粗；柳桂皮薄而嫩，与桂枝同。今用者，惟肉桂、桂枝］。

桂心

【燥。补阳，活血】

苦入心，辛走血。能引血化汗化脓，内托痈疽痘疮［同丁香，治痘疮灰塌］。消瘀生肌，补劳伤，煖腰膝，续筋骨。治风痺癥瘕，噎膈腹满，腹内冷痛，九种心痛［热痛忌用］。

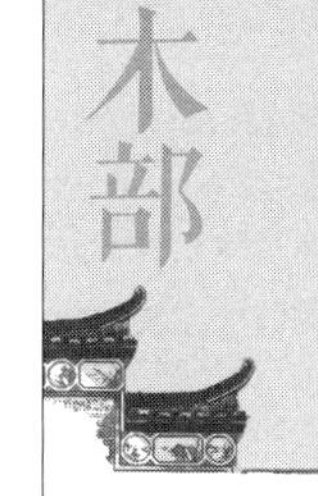

桂枝

【轻。解肌，调荣卫】

辛甘而温，气薄升浮。入太阴肺、太阳膀胱经，温经通脉，發汗解肌［能利肺气。经曰：辛甘發散为阳］。治伤风头痛［无汗能發］，中风自汗［有汗能止。自汗属阳虚。桂枝为君，芍药、甘草为佐，加姜、枣名桂枝汤，能助阳歛表］，调和荣卫，使邪从汗出，而汗自止。亦治手足痛风、胁风［痛风有风热、风湿、湿痰、瘀血、血虚、气虚之異。桂枝用作引经。胁风属肝，桂能平肝。东垣曰：桂枝横行手臂，以其为枝也。洁古曰：气薄则發泄，桂枝上行而解表；气厚则發热，肉桂下行而补肾。王好古曰：或问桂枝止烦出汗，仲景治伤寒發汗，数处皆用桂枝汤；又曰无汗不得用桂枝，汗多者桂枝甘草汤，此又能闭汗也。二义相通否乎？曰：仲景云，太阳病發热汗出者，此为营弱卫强。阴虚阳必凑之，故用桂枝發其汗，此乃调其营气，则卫气自和，风邪无所容，遂自汗而解（营为阴主血，卫为阳主气，桂入营血）。非若麻黄能开腠理，發出其汗也。汗多用桂枝者，以之调和营卫，则邪从汗出，而汗自止，非桂枝能闭汗孔也。〇亦惟有汗者宜之。若伤寒无汗，则当以發汗为主，而不独调其营卫矣。故曰无汗不得服桂枝，有汗不得服麻黄也。《伤寒论》：阳盛忌桂枝汤，阴盛忌承气汤］。

酸枣仁

【补而润。歛汗，宁心】

甘酸而润［凡仁皆润］，专补肝胆。炒熟酸温而香，亦能醒脾［故归脾汤用之］。助阴气，坚筋骨，除烦渴［歛阴生津］，歛汗宁心［汗为心液，心君易动，皆由胆怯所致。经曰：凡十一官皆取决于胆也］。疗胆虚不眠［胆虚寒也，故温胆汤加之，肝虚则胆亦虚，肝不藏

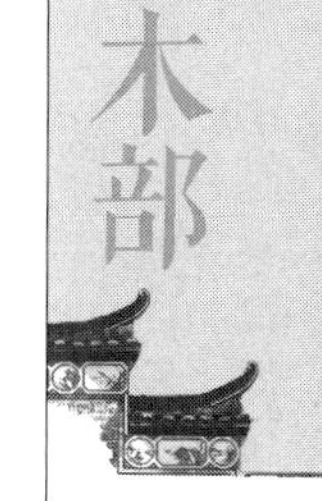

魂，故不寐；血不归脾，卧亦不安]，酸痺久泻[取其酸收]。生用酸平，疗胆热好眠[时珍曰：今人专以为心家药，殊昧此理]。

去皮尖，研用。恶防己。

山茱萸

【平补肝肾，濇精气】

辛，温，酸濇。补肾温肝。固精秘气，强阴助阳，安五藏，通九窍[《圣济》云：如何濇剂以通九窍？《经疏》云：精气充则九窍通利。昂按：山茱通九窍，古今疑之，得《经疏》一言，而意旨豁然。始叹前人识见深远，不易测识，多有如此类者。即《经疏》一语而扩充之，实可發医人之慧悟也]，煖腰膝，缩小便。治风寒湿痺[温肝故能逐风]，鼻塞目黄[肝虚邪客则目黄]，耳鸣耳聋[肾虚则耳鸣耳聋。皆固精通窍之功。王好古曰：滑则气脱，濇剂所以收之。仲景八味丸用之为君，其性味可知矣。昂按：《别录》、甄权皆云能發汗，恐属误文。酸剂濇斂，何以反發？仲景奚取發汗之药为君而令人常服乎？李士材曰：酸属东方，而功多在北方者，乙癸同源也（肝为乙木，肾为癸水）]。

去核用，核能滑精。恶桔梗、防风、防己。

枸杞子

【平补而润】

甘，平[《本草》苦，寒]。润肺清肝滋肾，益气生精助阳，补虚劳，强筋骨[肝主筋，肾主骨]，去风明目[目为肝窍，瞳子属肾]，利大小便。治嗌[1]干消渴[昂按：谚云去家千里，勿食枸杞。其

① 嗌（yì义）：咽喉。

色赤属火，故能壮阳，然气味甘寒而润，仍是补水之药，所以能滋肾益肝明目而治消渴也]。

南方树高数尺，北方並是大树。以甘州所产，红润少核者良。酒浸捣用。根名地骨皮。叶名天精草，甘苦而凉。清上焦心肺客热，代茶止消渴。

地骨皮

【泻热凉血，退有汗之骨蒸，补正气】

甘淡而寒。降肺中伏火，泻肝肾虚热，能凉血而补正气。故内治五内邪热[热淫于内，治以甘寒]，吐血、咳嗽、消渴[清肺]；外治肌热虚汗，风湿周痺。上除头风痛，中平胸胁痛[清肝]，下利大小肠。疗在表无定之风邪，传尸有汗之骨蒸[李东垣曰：地骨皮泻肾火，总治外热。地为阴，骨为里，皮为表。○能去风者，肝肾同治也。肝有热则自生风，与外感之风不同，热退则风息。青蒿佐地骨退热，屡有殊功。朱二允曰：能退内潮，人所知也；能退外潮，人实不知。病或风寒，散而未尽，作潮往来，非柴、葛所能治，用地骨皮走表又走里之药，消其浮游之邪，服之未有不愈者。特表明之（按：此乃外感而兼内伤之症）。时珍曰：枸杞、地骨，甘寒平补，使精气充足，而邪火自退。世人多用苦寒，以芩连降上焦，知栢降下焦，致伤元气，惜哉]。

甘草水浸一宿用[肠滑者忌枸杞子，中寒者忌地骨皮]。

杜仲

【补腰膝】

甘温能补，微辛能润。色紫入肝经气分，润肝燥，补肝虚。子能令母实，故兼补肾。肝充则筋健，肾充则骨强[肝主筋，肾主骨]，能使筋骨相着[皮中有丝，有筋骨相着之象]。治腰膝酸痛［经曰：腰者肾之府，转移不能，肾将惫矣；膝者筋之府，屈伸不能，筋将惫矣。一少年新娶，得脚软病，且痛甚，作脚气治，不効。孙琳曰：此乃肾虚，非脚气也。用杜仲一两半，酒半，水煎服，三日能行，六日全愈。按：腰痛不已者属肾虚，痛有定处属死血，往来走痛属痰积，腰冷身重、遇寒便發属寒湿，或痛或止属湿热。而其原多本于肾虚，以腰者肾之府也］，阴下湿痒，小便馀沥，胎漏［怀孕沥血］胎堕［惯堕胎者，受孕一两月，以杜仲八两，糯米煎汤浸透，炒断丝，续断二两，酒浸，山药六两，为糊丸，或枣肉为丸，米饮下。二药大补肾气，托住胎元，则胎不堕］。

出汉中，厚润者良。去粗皮剉，或酥炙、酒炙、蜜炙、塩酒炒、姜汁炒断丝用。恶黑参。

女贞子

【平补肝肾】

苦甘而平。少阴之精，隆冬不凋。益肝补肾，安五藏，养精神，强腰膝，明耳目，乌髭发，补风虚，除百病［女贞酒蒸，晒干，二十两，桑椹干十两，旱莲草十两，蜜丸，治虚损百病。如四月即捣桑椹汁，七月即捣旱莲汁和药，不必用蜜。时珍曰：女贞上品妙药，古方罕用，何哉？］

女贞、冬青，《本草》作二种，实一物也。冬至採佳。酒蒸用。近人以放蜡虫，亦名蜡树［白蜡生肌止血，定痛补虚，续筋接骨，外科要药］。

楮实

【平补，助阳】

甘，寒。助阳气，起阴痿，补虚劳，壮筋骨，充肌明目

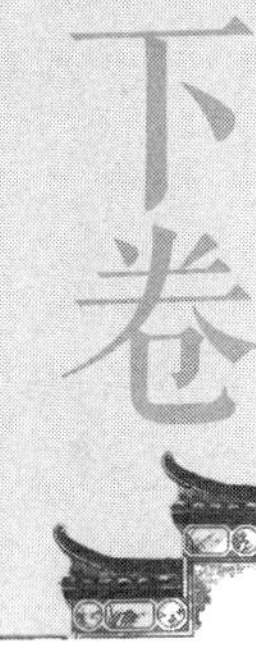

［时珍云:《别录》《大明[①]》皆云楮实大补益，而《修真秘书[②]》又云久服令人骨痿，《济生秘览》治骨哽用楮实煎汤，岂非软骨之征乎？《發明》甚言其功，而云今补药中罕用，惜未之察耳］。

皮可为纸。取子浸去浮者，酒蒸用。

郁李仁

【润燥，泻气，破血】

辛苦而甘，入脾经气分。性降，下气行水，破血润燥。治水肿癃急，大肠气滞，燥澁不通。用酒能入胆治悸，目张不眠［目系内连肝胆，恐则气结，胆横不下，郁李润能散结，随酒入胆，结去胆下，而目瞑矣］。

去皮尖，蜜浸研。

金樱子

【濇精，固大小肠】

酸、澁。入脾肺肾三经，固精气。治遗精梦洩［和芡实为丸，名水陆丹］，泄痢便数［丹溪曰：经络隧道，以通畅为平和，而昧者取濇性为快，熬煎食之，自作不靖[③]，咎将谁执？时珍曰：无故而服以恣慾则不可，若精气不固者，服之何害？］。

似榴而小，黄赤有刺。取半黄者［熟则纯甘］，去刺核，捣用，或熬膏［《笔谈》云：熬膏则甘，全失濇味］。

---

① 大明：《本草纲目·木部·第三十六卷·楮实》无。
② 修真秘书：增订本同，《本草纲目·木部·第三十六卷·楮实》作“修真秘旨书”。
③ 靖：安宁。

桑白皮

【泻肺，行水。“十剂”作燥。凡行水者，多属燥剂】

甘辛而寒。泻肺火［罗谦甫曰：是泻肺中火邪，非泻肺气也。火与元气不两立，火去则气得安矣，故《本经》又云益气。葢甘益元气之不足，辛散肺气之有馀也。钱乙泻白散：桑皮、地骨各一两，甘草五钱，每服二钱，入粳米百粒煎，食前服。时珍曰：桑皮、地骨，皆能泻火从小便出，甘草泻火缓中，粳米清肺养血，乃泻肺诸方之准绳也］，利二便，散瘀血，下气行水，清痰止嗽［《發明》曰：肺中有水，则生痰而作嗽。除水气正所以泻火邪，实则泻其子也。火退气宁，则补益在其中矣。“十剂”曰：燥可去湿，桑白皮、赤小豆之属是也］。治肺热喘满，唾血热渴，水肿胪胀。然性不纯良，肺气虚及风寒作嗽者慎用。为線可缝金疮。

刮去薄皮，取白用。续断、桂心为使，忌铁。桑乃箕星之精，其木利关节，养津液，行水祛风［桑枝一升，细剉炒香，水三升，熬至二升，一日服尽，名桑枝煎。治风气、脚气］。其火拔引毒气，祛风寒湿痺。凡补药诸膏，宜桑柴煎，内亦宜桑枝搅［凡痈疽不起，瘀肉不腐，瘰疬、流注、臁顽恶疮不愈，用桑木片扎成小把，燃火，吹息，炙患处。内服补托药，诚良方也］。

桑椹

【平补肝肾】

甘，凉。色黑，入肾而补水。利五藏关节，安魂镇神，聪耳明目，生津止渴，利水消肿，乌髭发，解酒毒。

日干为末，蜜丸良。滤汁熬膏，入蜜炼稠，点汤和酒，並妙。入烧酒，经年愈佳。

桑叶

【宣。去风明目】

甘，寒。手足阳明之药［大肠、胃］。凉血燥湿，去风。采经霜者，煎汤洗眼，明目、去风泪，洗手足去风痺，末服止盗汗，代茶止消渴［桑叶、黑芝麻等分，蜜丸，名扶桑丸。除湿祛风，乌须明目。以五月五日、六月六日、立冬日采者佳］。

桑寄生

【补筋骨，祛风湿】

苦坚肾，助筋骨而固齿长发［齿者骨之馀，发者血之馀］；甘益血，主崩漏而下乳安胎［三症皆由血虚］。外科散疮疡，追风湿。

他树多寄生，以桑上采者为真，杂树恐反有害。茎叶並用。忌火。

猪苓

【通。行水燥湿】

苦泄滞，淡利窍，甘助阳。入膀胱肾经，升而能降；开腠發汗，利湿行水，与茯苓同而不补。治伤寒瘟疫大热［《经疏》曰：大热利小便，亦分消之意］，懊憹消渴，肿胀淋浊，泻痢痎疟［疟多由暑，暑必兼湿。经曰：夏伤于暑，秋为痎疟］。然耗津液，多服损肾昏目［肾水不足则目昏。仲景五苓散，治水之总剂：猪苓、茯苓、术各三两，泽泻五分，桂二分，冬时寒嗽如疟状者，亦与之。经曰：秋伤于湿，冬必咳嗽。昂按：经云膀胱者，州都之官，津液藏焉，气化则能出矣。用肉桂辛热引入膀胱，所以化其气也。除桂名四苓散］。

多生枫树下，块如猪屎，故名［马屎曰通，猪屎曰苓。苓即屎也，古字通用］。肉白而实者良，去皮用。

卮子

【泻心肺三焦之火】

苦，寒。轻飘象肺，色赤入心。泻心肺之邪热，使之屈曲下行，从小便出［王好古曰：或用为利小便药，非利小便，乃肺清则化行，而膀胱津液之府得此气化而出也］，而三焦之鬱火以解，热厥［厥有寒热二症］、心痛以平［丹溪曰：治心痛当分新久。若初起因寒因食，宜当温散；久则鬱而成热，若用温剂，不助痛添病乎？古方用山卮为君，热药为之向导，则邪易伏。此病虽日久，不食不死，若痛止恣食，必再作也］，吐衄、血淋、血痢之病以息［最清胃脘之血。治实火之血，顺气为先，气行则血自归经；治虚火之血，养正为先，气壮则自能摄血（气逆则为火。卮子苦寒降火）。倘悮用卮子，贻害必矣。丹溪曰：治血不可单行单止，不可纯用寒凉］。治心烦懊憹不眠［仲景用卮子豉汤。王好古曰：烦者气也，躁者血也，故用卮子治肺烦，香豉治肾躁。亦用作吐药，以邪在上焦，吐之则邪散，经所谓在上者因而越之也。《准绳》曰：卮子吐虚烦客热，瓜蒂吐痰实宿寒］，五黄五淋，亡血津枯，口渴目赤，紫癜白癞，皰皶疮疡［皮腠，肺所主故也］。

生用泻火，炒黑止血，姜汁炒止烦呕。内热用仁，表热用皮。

黄蘗[1]

【泻相火，补肾水，燥湿清热】

苦，寒，微辛。沉阴下降。泻膀胱相火［足太阳引经药］，

---

① 黄蘗：今统作“黄柏”，下同。

补肾水不足。坚肾润燥［《發明》曰：非真能补也，肾苦燥，急食辛以润之；肾欲坚，急食苦以坚之也。相火退而肾固，则无狂荡之患矣。按：肾本属水，虚则热矣；心本属火，虚则寒矣］，除湿清热。疗下焦虚，骨蒸劳热［阴虚生内热］，诸痿瘫痪［热胜则伤血，血不荣筋则耎短而为拘；湿胜则伤筋，筋不束骨则弛长而为痿。合苍术除湿清热，名二妙散，为治痿要药。然亦有气虚、血虚、脾虚、肾虚、湿痰、死血之不一，宜随症加治］，目赤耳鸣［肾火］，消渴便闭，黄疸水肿［一人病便闭中满，腹坚如石，腿裂出水，饮食不下。治满、利小便药，遍服不効。东垣曰：此奉养太过，膏梁积热，损伤肾水，致膀胱枯涸，火又逆上，而为呕哕，《难经》所谓关则不得小便，格则吐逆者。遂处以北方大苦寒之药，黄栢、知母各一两，酒洗焙研，桂一钱为引，名滋肾丸，每服百丸。少时，前阴如刀刺火烧，溺出如泉，肿胀遂消］，痔血肠风，水泻热痢，漏下赤白［皆湿热为病］，诸疮痛痒，头疮［研末傅之］口疮［蜜渍含之。凡口疮用凉药不効者，乃中气不足，虚火上炎。宜用反治之法。参术甘草补土之虚，干姜散火之标，甚者加附子，或噙官桂，引火归元］，杀虫安蚘。久服伤胃，尺脉弱者禁用［若虚火上炎，服此苦寒之剂，将有寒中之变。时珍曰：知母佐黄栢，滋阴降火，有金水相生之义。黄栢无知母，犹水母之无虾也。葢黄栢能制命门、膀胱阴中之火，知母能清肺金、滋肾水之化源。丹溪曰：君火者，人火也，心火也，可以水灭，可以直折，黄连之属可以制之。相火者，天火也，龙雷之火也，阴火也，不可以水湿折之，当从其性而伏之，惟黄栢之属可以降之。按：火有虚火、实火、燥火、湿火、欝火、相火之異。虚火宜补，实火宜泻，燥火宜滋润，欝火宜升發。湿火由湿欝为热，多病胕肿，经所谓诸腹胀大皆属于热，诸病胕肿皆属于火是也，宜利湿清热而兼补脾。相火寄于肝肾，乃龙雷之火，非苦寒所能胜，宜滋阴养血，壮水之主，以制阳光（按：病症有移寒移热之因，故用药亦有隔二隔三之治）。〇诸病之中，火症为多。有本经自病者，如忿怒生肝火、忧悲生肺火、焦思生心火、疲劳生脾火、妄想房劳生肾火是也；有子母相克者，如心火克肺金、肺火克肝木、肝火克脾土、脾火克肾水、肾火助心火是也。有藏府相移者，如肺火咳嗽，久必移热于大肠，则泄泻；脾火口渴，久必移热于胃，则胀满；心火烦焦，久必移热于小肠，则淋秘；肝火胁痛，久必移热于胆，则口苦；肾火遗精，久必移热于膀胱，则淋沥水肿是也。又有别经相移者，有数经合病者，当从其重而治之]。

川产肉厚色深者良。生用降实火，炒熟则不伤胃。酒制治上，蜜制治中，塩制治下。

枳实、枳壳

【泻。破气，行痰】

苦、酸，微寒。其功皆能破气。气行则痰行喘止，痞胀消[脾无积血，心下不痞；浊气在上，则生䐜胀。东垣曰：枳实治下而主血，枳壳治上而主气]，痛刺息，后重除。治伤寒结胸，食积痰癖，癥结五膈，呕逆咳嗽，水肿胁胀[肝鬱]，泻痢淋闭，肠风痔肿。除风去痺[辛散风]，开胃健脾。所主略同，但枳实利胸膈，枳壳宽肠胃；枳实力猛[大小承气汤皆用之]，枳壳力缓，为少異。孕妇及气虚人忌用[王好古曰：枳实佐以参、术、干姜则益气，佐以硝、黄、牵牛则破气，此《本经》所以言益气而复言消痞也。丹溪曰：枳实泻痰，能冲墙倒壁。张元素曰：枳壳泄肺走大肠，多用损胸中至高之气。〇昔湖阳公主难产，方士进瘦胎饮，用枳壳四两，甘草二两，五月后日服一钱。洁古改以枳、术，名束胎丸。寇宗奭明其不然。盖孕妇全赖血气以养胎，血气充实，胎乃易生。彼公主奉养太过，气实有馀，故可服之。若

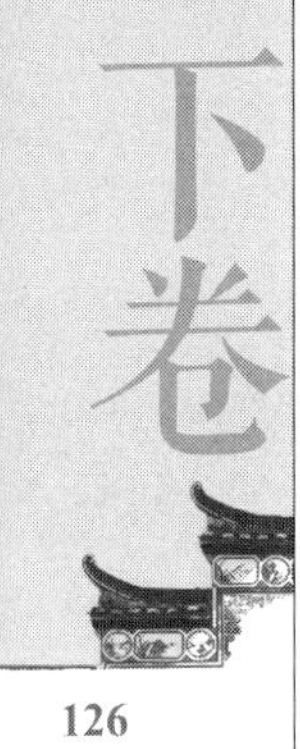

一槩滥施，误之甚矣。时珍曰：八九月胎，气盛壅滞，用枳壳、蘓梗以顺气。胎前无滞，则产后无虚也。气弱者，大非所宜矣]。

皮厚而小者为枳实，壳薄虚大者为枳壳。陈者良。麸炒用[时珍曰：壳实上世未分，魏晋始分用。洁古、东垣始分壳治上、实治下。海藏始分壳主气、实主血。然仲景治上焦胸痺痞满用枳实，古方治下血痢痔肠秘后重用枳壳，则实不独治下，而壳不独治高也。葢自飞门至魄门（飞门，口也；魄门即肛门），皆肺主之。三焦相通，一气而已]。

厚朴

【泻。下气，散满】

苦降能泻实满，辛温能散湿满[王好古曰：《别录》言厚朴温中益气，消痰下气。果泄气乎？益气乎？葢与枳实、大黄同用，则泻实满，所谓消痰下气是也；与橘皮、苍术同用，则除湿满，所谓温中益气是也。与解利药同用，则治伤寒头痛；与泻利药同用，则厚肠胃。大抵味苦性温，用苦则泻，用温则补也。按：胀满症多不同，清补贵得其宜。气虚宜补气，血虚宜补血，食积宜消导，痰滞宜行痰，挟热宜清热，湿盛宜利湿，寒鬱者散寒，怒鬱者行气，蓄血者行血，不宜耑用行散药。然亦有服参耆而胀反甚者，以挟火、挟食不可槩作脾虚气弱治也]。入足太阴、阳明[脾、胃]。平胃调中[佐苍术为平胃散，平湿土之太过，以致于中和]，消痰化食，厚肠胃，行结水，破宿血，杀脏虫。治反胃呕逆、喘咳泻痢、冷痛霍乱。误服脱人元气，孕妇忌之。

榛树皮也，肉厚紫润者良。去粗皮，姜汁炙，或醋炒用。干姜为使，恶泽泻、硝石。忌豆，犯之动气。

诃子

【濇肠，敛肺，泻气】

苦以泄气消痰，酸以敛肺降火［肺苦气上逆，急食苦以泄之。以苦泄之，以酸补之］，濇以收脱止泻，温以开胃调中。治气膈腹胀，冷痛呕逆，痰嗽喘急［肺挟痰水，或被火伤，则胀满喘嗽，宜诃子敛之］，泄痢脱肛，肠风崩带［皆取其收敛］，开音止渴［肺敛则音开，火降则渴止］。然苦多酸少，虽濇肠而泄气，气虚及嗽痢初起者忌用［同乌梅、倍子则收敛，同陈皮、厚朴则下气，得人参治肺虚寒嗽，得陈皮、砂仁治冷气腹胀，佐白术、莲子治虚寒久泻，佐樗皮治肠澼便血，同蛇床、五味、山茱、杜仲、续断治虚寒带下］。

从番舶来，番名诃黎勒，岭南亦有。六稜黑色，肉厚者良。酒蒸一伏时，去核取肉用，用核则去肉。生用清金行气，煨熟温胃固肠［海鱼放涎凝滑，船不能行，投诃子汤，寻化为水，其化痰可知］。

槟榔

【泻气行痰，攻坚去胀，下水消食】

苦温破滞，辛温散邪。泻胸中至高之气，使之下行。性如铁石，能坠诸药至于下极。攻坚去胀，消食行痰，下水除风，杀虫醒酒。治痰癖癥结，瘴疠疟痢，水肿脚气，大小便气秘，里急后重［同木香用］。过服损真气［岭南多瘴，以槟榔代茶，其功有四：醒能使醉，醉能使醒，饥能使饱，饱能使饥。然泄藏气，无瘴之地忌用］。

雞心尖长，破之作锦纹者良，忌火。

大腹皮

【泻气行水】

辛泄肺，温和脾。下气行水，通大小肠。治水肿脚气，痞胀痰膈，瘴疟霍乱。气虚者忌用。

子似槟榔，腹大形扁［故与槟榔同功］。取皮酒洗，黑豆汤再洗，煨用［鸩鸟多栖其树，故宜洗净］。

五加皮

【宣。祛风湿。补。壮筋骨】

辛顺气而化痰，苦坚骨而益精，温祛风而胜湿。逐皮肤之瘀血，疗筋骨之拘挛［肾得其养，则妄水去而骨壮；肝得其养，则邪风去而筋强］。治虚羸五缓［五藏筋脉缓纵］，阴痿囊湿，女子阴痒，小儿脚弱。明目愈疮。酿酒尤良［王纶曰：风病饮酒能生痰火，惟五加皮浸酒最有益］。

茎青，节白，花赤，皮黄，根黑，上应五车之精，故名。芬香五叶者佳。远志为使，恶玄参。

椿樗白皮

【濇肠，燥湿】

苦燥湿，寒胜热，濇收歛。入血分而濇血，去肺胃之陈痰。治湿热为病，泄泻久痢，肠风崩带，梦遗滑精，有断下之功［痢疾滞气未尽者勿遽用。勉强固濇，必变他症］。去疳䘌，樗皮尤良［时珍曰：椿皮入血分而性濇，樗皮入气分而性利，多服微利人（昂按：樗皮止泻痢，终是濇剂），亦犹苓、芍有赤白之分。凡血分受病不足者宜椿皮，气分受病有鬱者宜樗皮，此心得之微也。一妇年四十馀，耽饮无度，多食鱼蟹，积毒在藏，日夜二三十泻，便与脓血杂下，大肠连肛门甚

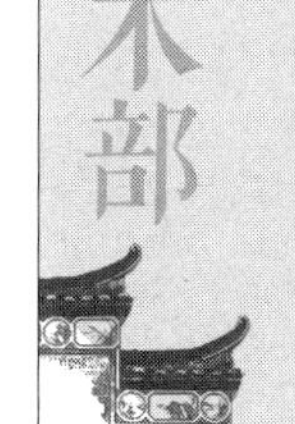

痛。用止血下痢药不効，用肠风药益甚，葢肠风有血无脓也。服热药，腹愈痛；服冷药，注泻食减；服温平药，则若不知，年馀垂毙。或教服人参散，樗皮、人参各一两，为末，空心温酒或米饮服二钱，遂愈]。

香者为椿，肌实而赤嫩，其苗可茹；臭者为樗，肌虚而白，主治略同。东引者良。去粗皮用，或醋炙。忌肉面。

榆白皮

【滑。利窍，下有形滞物】

甘滑下降，入大小肠、膀胱经。通二便，利诸窍，行经脉，渗湿热，滑胎产，下有形留着之物。治五淋肿满，喘嗽不眠[嵇康《养生论》：榆令人瞑]，消赤肿妬[1]乳[和陈醋滓调，日六七易，効。“十剂”曰：滑可去着，冬葵子、榆白皮之属是也]。

有赤白二种。采皮为面，荒年当粮可食，香剂以之调和，粘滑胜于胶漆。去粗皮，取白用。

秦皮

【濇肠明目】

苦，寒，性濇。色青，补肝胆而益肾。以能平木[除肝热]，故治目疾[洗目赤，退翳膜]惊痫；以其收濇，故治下痢[仲景白头翁汤用之]崩带；以其濇而补下焦，故能益精有子[时珍曰：天道贵啬，惟收澁故能补。今人只知其治目一节，几于废弃，良为可惋]。

出西土。皮白有点，渍水碧色，书纸不脱者真。大戟为使，恶吴茱萸。

---

① 妬：同“妒”。下同。

海桐皮

【宣。祛风杀虫】

苦，温［《经疏》云：应兼辛］。入血分。祛风去湿杀虫，能行经络达病所。治风蹷顽痺，腰膝疼痛［《传信方[1]》：海桐、苡薏各二两，牛膝、芎藭、羌活、地骨皮、五加皮各一两，甘草五钱，生地十两，酒二斗浸。此方不得增减，早、中、晚饮，常令醺醺］，疳䘌疥癣，牙虫［煎服，或含之］，目赤［煎洗］。

出广南，皮白坚韧，作索不烂。

石南叶

【宣。去风，补肾】

辛散风，苦养肾。补内伤阴衰，利筋骨皮毛，为治风痺肾弱要药。妇人不可久服，令思男［时珍曰：今人绝不知用，盖为《药性论》有令人阴痿之说也。不知此药能令肾强，人或藉此纵慾，以致痿弱，归咎于药，良可慨也］。

关中者佳。

槐实［一名槐角］

【泻风热，凉大肠】

苦，寒。纯阴，入肝经气分。疏导风热，润肝燥，凉大肠。治心胸烦闷，风眩欲倒，吐涎如醉，肠风血痔［粪前有血名外痔，粪后有血名内痔，谷道努肉名举痔，头上有孔名痔瘘（瘘，音漏），疮内有虫名虫痔。大法用槐角、地榆、生地、人参凉血生血，芩、卮、连凉

① 传信方：唐代刘禹锡撰于818年（见《新唐书·艺文志》），收方简验便廉。

大肠，防风、秦艽祛风湿，当归和血，芎、枳宽肠，升麻升提。治肠风略同，不宜专用寒凉，须兼补剂收功]，阴疮湿痒。明目去淚[清肝]，乌髭固齿[十月上巳[1]採，渍牛胆中，阴干百日，食后吞一枚。发白还黑。肠风痔血，尤宜服之]，杀虫堕胎。

去单子及五子者，铜槌槌碎，牛乳拌蒸[槐乃虚星之精]。

槐花

【泻热，凉血】

苦，凉。色黄，入肝、大肠血分而凉血[血凉则阴自足]。治风热目赤，赤白泄痢，肠风五痔，吐衄崩漏诸血病。

陈久者良。

苦楝子[一名金铃子]

【泻湿热，治疝】

苦，寒。有小毒。能导小肠、膀胱之热，因引心包相火下行，通利小便，为疝气要药。亦治伤寒热狂热厥、腹痛。杀三虫，疗疮疥。脾胃虚寒者忌之。

川产良。酒蒸待皮软[寒因热用]，去肉取核，槌碎用。用肉则去核。茴香为使。

蔓荆子

【轻，宣。散上部风邪】

辛、苦，微寒。轻浮升散。入足太阳、阳明、厥阴经[膀胱、胃、肝]。搜风凉血，通利九窍。治湿痹拘挛，头痛脑鸣

① 十月上巳：农历十月的第一个巳日。

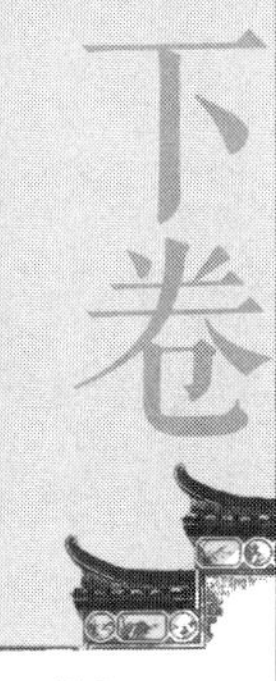

[太阳脉络于脑]，目赤齿痛[齿虽属肾，为骨之馀。而上龈属足阳明，下龈属手阳明。阳明风热上攻，则动摇肿痛。若牙龈宣露者，则为肾虚，又当补肾]，头面风虚之症。

如梧子而轻虚。去膜打碎用。恶石膏、乌头。

辛夷[即木笔花]

【宣。散上部风热】

辛温轻浮，入肺胃气分。能助胃中清阳上行，通于头脑。温中解肌，利九窍，通关节。主治鼻渊鼻塞[肺主鼻。胆移热于脑，则鼻多浊涕而渊；风寒客于脑则鼻塞。经曰：脑渗为涕]，及头痛面䵟[音早，黑斑。可作面脂]，目眩齿痛，九窍风热之病。然性走窜，气虚火盛者忌服[时珍曰：肺开窍于鼻，阳明胃脉环鼻上行。脑为元神之府，鼻为命门之窍。人之中气不足，清阳不升，则头为之倾，九窍为之不利]。

去外皮毛，微炒用[毛射肺，令人咳]。芎䓖为使，恶石脂，畏菖蒲、黄耆、石膏。

蕤仁[亦名白桵，音同蕤]

【补。明目】

甘，温[《别录》微寒]。入心、肝、脾三经。消风散热，益水生光[三经皆血藏也。血得其养则目疾平。凡目病在表，当除风清热；在里属肾虚血少神劳，宜补肾养血安神。远视为肾水亏，近视为火不足]。治目赤肿痛，眦烂泪出。兼治心腹邪热，结气痰痞[今人惟用疗眼。陈藏器曰：生治足睡，熟治不眠]。

丛生有刺，实如五味，圆扁有纹，紫赤可食。取仁，浸去皮尖，研用。

密蒙花

【润肝明目】

甘微寒。入肝经气血分，润肝燥。治目中赤脉，青盲肤翳，小儿疳气攻眼。

树高丈馀，叶冬不凋。其花繁密蒙茸，故名。冬生春开，拣净花，酒浸一宿，候干，蜜拌蒸。

芙蓉花

【泻。凉血，解毒】

辛，平。性滑涎粘。清肺凉血，散热止痛，排脓消肿。治一切痈疽肿毒，有殊功［用芙蓉叶或花或根皮，生捣或干研末，蜜调涂四围，中间留头，干则频换。初起者即觉清凉，痛止肿消；已成者即脓出，已溃者即易敛。疡医秘其名为清凉膏、清露散、铁箍散，皆此物也。或加赤小豆末，或苍耳烧存性为末，加入亦妙］。

山茶花

【泻。凉血】

甘、微辛，寒。色赤入血分。治吐衄肠风。並用红者为末，入童便、姜汁，或酒调服，可代鬱金。麻油调末，涂汤火伤。

椶[1]榈

【濇。止血】

苦能泄热，濇可收脱，烧黑能止血［红见黑则止，不可烧

① 椶：同“棕”。下同。

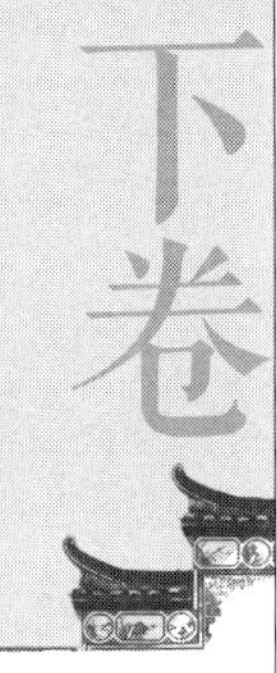

过]。治吐衄崩带，肠风下痢。失血过多者，初起不可遽用。

年久败櫻尤良，与发灰同用更良。

蕪木

【泻。行血，散表寒】

甘、醎、辛，凉。發散表里风气[宜与防风同用]。入三阴血分，破死血。治产后血晕，胀满欲死，血痛血癖，经闭气壅，痈肿扑伤，排脓止痛。多破血，少和血。

出蕪方国，交、爱亦有。忌铁。

沉香

【重，宣。调气，补阳】

辛、苦，性温。诸木皆浮，而沉香独沉，故能下气而坠痰涎[怒则气上，能平肝下气]。能降亦能升，气香入脾，故能理诸气而调中[东垣曰：上至天，下至泉。用为使，最相宜]。色黑体阳，故入右肾命门，煖精壮阳。行气不伤气，温中不助火。治冷风麻痺，心腹痛，噤口痢，气痢气淋，癥结邪恶。

色黑沉水者良，香甜者性平，辛辣者性热。入汤剂，磨汁用；入丸散，纸裹置怀中，待燥研之。忌火[□□[①]斑者名黄沉，如牛角黑者名角沉，咀之软、削之自卷者名黄蜡沉，尤难得。浮者名栈香，半沉者名煎香，雞骨香虽沉而心空，並不堪入药]。

① □□：原文漫漶不清，《本草纲目·木部·第三十四卷·沉香》和增订本均作“鹧鸪”，可从。

檀香

【宣。理气补脾】

辛，温。调脾肺，利胸膈，去邪恶，能引胃气上升，进饮食，为理气要药［内典[1]云：□[2]檀涂身，能除热恼。昂按：内典慾念，亦作热恼。蓋诸香皆助淫火，惟檀香不然，故释氏焚之。道书又谓檀为浴香，不可以供上真］。

紫檀醎寒，血分之药。和荣气，消肿毒。

丁香

【燥。煖胃补肾】

辛，温。纯阳。泄肺温胃，大能疗肾，壮阳事，煖阴户。治胃冷壅胀，呕哕呃（按：方书无呃字，或作欬逆，或作哕气）忒［丹溪曰：人之阴气，依胃为养，土伤则木挟相火，直冲清道而上作欬逆。古人以为胃寒，用丁香、柿蒂不能清痰利气，惟助火而已。按：呃逆有痰阻气滞、不得升降者，有火鬱下焦者，有伤寒汗吐下后中气大虚者，有阳明内实失下者，有痢疾大下、胃虚而阴火上冲者。时珍曰：当视虚实阴阳，或泄热或降气，或温或补，或吐或下，可也。古方单用柿蒂，取其苦温降气。《济生方》加丁香、生姜，取其开鬱散痰，蓋从治之法，亦常有收効者矣。朱氏但执以寒治热，矫枉之过矣］，奔豚痃癖，腹痛口臭［丹溪曰：脾有鬱火，溢入肺中，浊气上行，發为口气。治以丁香，是扬汤止沸耳。惟香薷甚捷］，脑疳风䘌，痘疮胃虚、灰白不發。热症忌用。

---

① 内典：佛教徒称佛经为内典。

② □：原文漫漶不清，《本草纲目·木部·第三十四卷·檀香》和增订本均作“旃”，可从。

有雌雄二种。雌即鸡舌香，力大。若用雄，去丁盖乳子。畏鬱金、火。

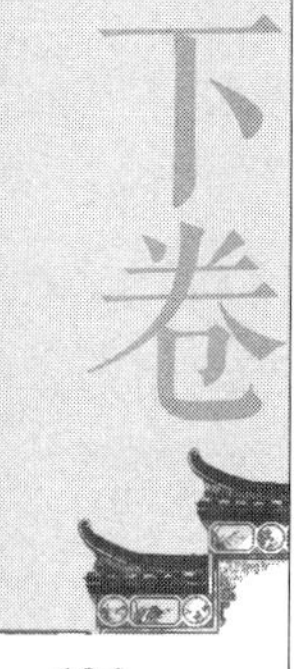

乳香［一名薰陆香］

【宣。活血，伸筋】

香窜入心，苦温补肾，辛温通十二经。能去风伸筋［筋不伸者，敷药内加之］，调气活血，托里护心［香彻疮孔中，能使毒气外出，不致内攻］，生肌止痛。治心腹痛，口噤耳聋，痈疽疮肿，产难折伤［皆取其活血止痛］。

出诸番，明透如乳头者良［市人多以松香伪之］。性粘难研，水飞过，用钵坐热水中研之，或用灯心同研，则易细。

没药

【宣。散瘀血】

苦，平［《经疏》云：应兼辛］。入十二经。散结气，通滞血，消肿定痛生肌［血滞则气壅，气壅则经络满急，故肿且痛］。补心胆虚，肝血不足［推陈致新，能生好血］。治金疮杖疮［血肉受伤，故瘀而發热作痛］，恶疮痔漏，翳晕目赤［肝经血热］，产后血气痛，堕胎［乳香活血，没药散血，皆能消肿止痛生肌，故每兼用。疮疽已溃者咸忌，脓多者勿敷］。

出南番。色赤类琥珀者良。治同乳香。

血竭［即麒麟竭］

【补。和血敛疮】

甘、醎。色赤，入血分。补心包、肝血不足，专除血痛，散瘀生新，为和血之圣药。治内伤血聚，金疮折跌，疮口不合，止痛生肌。性急，不可多使。引脓［血竭单入血分，乳香、没药兼入气分，三药皆木脂也]。

出南番。色赤，以染透指甲者为真［假者是海母血，味大醎，有腥气]。单碾末。同众药捣，则作尘飞。

乌药

【宣。顺气】

辛，温。香窜，入脾肺二经。能疏胸腹邪逆之气，一切肿痛之属气者皆可治。气顺则风散，故用以治中风、中气［厥逆痰壅，口噤脉伏，身温为中风，身冷为中气。又有痰为中风，无痰为中气。《局方》治此，亦用乌药顺气散。许学士[①]云：暴怒伤阴，暴喜伤阳。忧愁不已，气多厥逆，往往得中气之症，不可作中风治]，及膀胱冷气，反胃吐食，霍乱泻痢，女人血凝气滞，小儿蚘蛔，外如疮疖[②]疥癞，皆成于血逆，理气亦可治之。疗猫犬百病。气虚气热者禁用［时珍曰：四磨汤治七情鬱结、上气喘急者，降中兼升，泻中带补也。方用人参、乌药、沉香、槟榔，各浓磨汁七分合煎。缩泉丸，用同益智等分为丸，治虚寒便数者，取其通阳明少阴也]。

根有车毂纹，形如连珠者良。酒浸一宿，炒。

冰片［一名龙脑香］

【宣。通窍，散火】

辛，温。香窜，善走能散。先入肺，传于心脾而透骨，通诸窍，散鬱火。治惊痫痰迷［东垣曰：风病在骨髓者宜之。若在血

① 许学士：许叔微（1079—1154），南宋医学家，曾为翰林学士，真州白沙（今江苏仪征市）人，著有《普济本事方》。

② 疖："癤"之俗字。

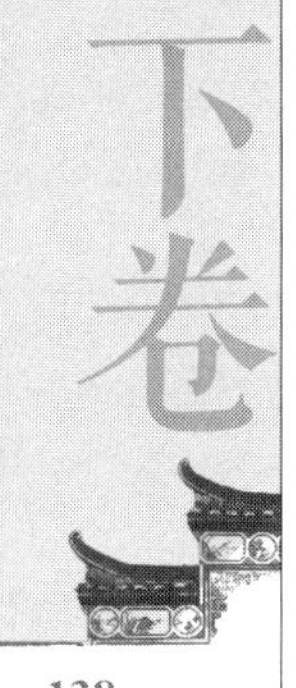

脉肌肉，反能引风入骨，如油入面]，目赤肤翳［引火出外，从治之法］，耳聋鼻瘜［鼻中瘜肉，能通窍］，喉痺舌出［散火］，骨痛齿痛［治骨］，产难痘陷［猪心血作引，酒服，引入心经，能發之］，三虫五痔［王纶曰：世人误以为寒，不知辛散性甚，似乎凉耳。诸香皆属阳，岂有香之至者而反寒乎？昂幼时曾问家叔建侯公云：姜性何如？叔曰：体热而用凉。葢味辛者多热，然风热必藉辛以散之，风热散则凉矣。此即《本草》所云冰片性寒之义。向未有發明之者，附记于此］。

出南番，云是老杉脂。以白如冰，作梅花片者良［以杉木炭养之则不耗。今人多以樟脑升打乱之。樟脑辛热，能于水中發火，通关利滞，除湿杀虫，着鞋中去脚气，薰衣辟蛀虫］。

蘇合香

【宣。通窍，辟恶】

甘，温。走窜，通窍开鬱。辟一切不正之气，杀精鬼。

出诸番。合众香之汁煎成。以筯[1]挑起，悬丝不断者真。

阿魏

【泻。消积，杀虫】

辛，平［一云温］。入脾胃。消肉积，杀细虫，去臭气［谚云：黄芩无假，阿魏无真。刘纯云：阿魏无真却有真，臭而止臭是为珍］。解蕈菜、自死牛马肉毒。治心腹冷痛，疟痢［疟痢多由积滞而起］传尸，疳劳鬼蛊。

出西番。木脂熬成，极臭。试取少许，安铜器中一宿，

① 筯（zhù助）：用同“箸”。

沾处白如银汞者真［人多以胡蒜白赝之］。用钵研细，热酒器上熩[1]过入药。

卢荟[2]

【泻热，杀虫】

大苦大寒。功耑清热杀虫，凉肝明目，镇心除烦。治小儿惊痫五疳，傅䘌齿湿癣［卢荟一钱，炙甘草五分，为末，傅之立干］，吹鼻杀脑疳，除鼻痒。小儿脾胃虚寒作泻者勿服。

出波斯国。木脂也，如黑饧[3]，味苦色绿者真。

胡桐泪

【泻热，杀虫】

苦能杀虫，醎能入骨软坚，大寒能除热。治咽喉热痛［磨扫取涎］，风疳齿䘌，瘰疬结核［藴颂曰：古方稀用，今口齿家多用之，为要药］。

出凉肃。乃胡桐之脂，入土石间，得斥卤[4]之气，凝结成块，如小石片[5]。木泪状如膏油。

芜荑

【燥湿，消积，杀虫】

辛散满，苦杀虫，温燥湿化食［诸虫皆因湿而生，气食皆因寒

---

① 熩（wū乌）：用热的东西接触凉的东西使之变暖。
② 卢荟：原文目录又作“卢会”，今统作“芦荟”。下同。
③ 饧（xíng刑）：麦芽或谷芽熬成的饴糖。
④ 斥卤：盐碱地。
⑤ 如小石片：胡桐泪为树脂，分石泪、木泪，石泪即树脂流入盐碱地形成，状如小石片。

而滞]。祛五藏皮肤肢节风湿，积冷心腹，癥痛鳖瘕[嗜酒人血入于酒，为酒鳖；多气人血入于气，为气鳖；虚劳人败血杂痰，为血鳖。如虫之行，上侵人咽，下蚀人肛，或附胁背，或隐胸腹。惟用芜荑炒，兼煖胃理气益血之药，乃可杀之]，痔瘘疮癣，小儿惊疳冷痢[得诃子、荳蔻良]，胃中有虫，食即作痛[和面炒黄为末，米饮下]。

形类榆荚。陈久气羶[1]者良。

皂荚

【宣。通窍，吐痰，搜风，燥湿】

辛，温。性燥，气浮而散。入肺大肠。金胜木，燥胜风，故兼入肝，搜风泄热。吹之导之，则通上下关窍而涌吐痰涎，搐鼻立作喷嚏。治中风口噤，胸痹喉痹[凡卒中不省人事，口噤不能进药，急提头发，手掐人中，用皂角末或半夏末吹入鼻中，有嚏者生，无嚏者为肺气已绝，死。或用稀涎散吐之，皂角末一两，明矾五钱，每用一钱，温水调灌。或加藜芦、少麝，鹅翎探喉，令微吐稀涎，再用药治。年老气虚人忌用]。服之则除湿去垢[最去油腻，刮人肠胃]，消痰破坚，杀虫下胎。治风湿风癞，痰喘肿满，坚癥囊结[厥阴脉循阴器络于肝。寒客木经，则为囊结]。涂之则散肿消毒，煎膏贴一切痺痛，合苍术焚之，辟瘟疫湿气。

一种小如猪牙，一种长而枯燥，一种肥厚多脂。多脂者良。去粗皮、子弦，或蜜炙酥炙，绞汁烧灰，各随本方。栢实

① 羶：同“膻”。下同。

为使，恶麦冬，畏人参、苦参[1]［铁见之则消，故此木不能烧爨[2]］。

皂角刺

【宣。通窍溃痈】

辛，温。搜风杀虫，功同皂荚。但其锋锐直达病所，能引至患处溃散痈疽。治痈肿妬乳，风疠恶疮［疠风乃营气热，风寒客于脉而不去。经曰：脉风成为□[3]（□[4]同□[5]，脉与营皆血也）］，胎衣不下。孕妇忌之。

干漆

【泻。破血，消积，杀虫】

辛，温。有毒。功耑行血杀虫。削年深坚结之积滞［丹溪曰：漆性急而飞[6]补，用之中节，积滞去后，补性内行，人不知也］，破日久凝结之瘀血［能化瘀血为水］，续筋骨绝伤［损伤必有瘀血停滞］，治传尸劳瘵，瘕疝蚘虫。

炒令烟尽入药，或烧存性用。半夏为使，畏川椒、紫蕤、鸡子、蟹［漆得蟹而成水］。

巴豆

【大燥。大泻】

辛，热。有大毒，生猛而熟少缓。可升可降，能止能行。

---

① 恶麦冬，畏人参、苦参：《本草纲目·第二卷·序例下·相须相使相畏相恶诸药》同。增订本作“恶麦冬、人参、苦参”，义胜。

② 爨（cuàn窜）：烧火做饭。

③ □：原文漫漶不清，《素问·脉要精微论》作“疠”，可从。

④ □：原文漫漶不清，增订本作“疠”，据文义当从。

⑤ □：原文漫漶不清，增订本作“癞”，可参。

⑥ 飞：通“非”。

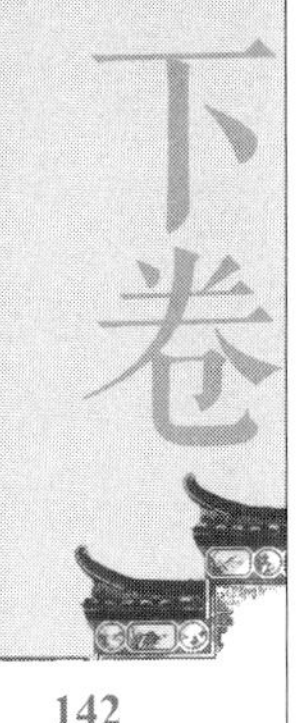

开窍宣滞，去藏府沉寒，为斩关夺门之将。破血瘕痰癖，气痞食积，生冷硬物所伤，大腹水肿，泻痢惊痫，口㖞耳聋，牙痛喉痹［□[①]喉急痹，缓治则死。用雄黄一两，郁金一钱，巴豆十四粒，去皮油为丸，每服五分，津嚥下。雄黄能破结气，郁金能散恶血，巴豆能下稠涎，然系厉剂，不可轻用。或油燃纸撚[②]刺喉，吐恶涎紫血即宽］。其毒性又能杀虫解毒，疗疮疡蛇蝎诸毒。峻用大可劫病，微用亦可和中。通经烂胎［巴豆禀火烈之气，烂人肌肉。试以少许擦皮肤，即發一泡，况肠胃耶？不可轻用。雷敩曰：去皮、心、膜、油，生用，为急治水谷道路之剂；炒去烟令紫黑用，为缓治消坚磨积之剂。可以通肠，可以止泻，世所不知也。时珍曰：一妇年六十馀，溏泄五载，犯生冷油腻肉食即作痛，服升、濇药，泻反甚，脉沉而滑。此乃脾胃久伤，积冷凝滞，法当以热下之。用蜡匮巴豆丸五十粒，服二日，遂愈。自是每用治泻痢，愈者近百人］。

一名刚子［雷敩曰：紧小色黄者为巴，三稜色黑者为豆，小而两头尖者为刚子。刚子杀人。时珍曰：此说殊乖。盖紧小者为雌，有稜及两头尖者是雄，雄者更峻耳。用之得宜，皆有功力。不去膜则伤胃，不去心则作呕］。凡使，或用壳、用仁、用油，生用、炒用、醋煮、烧存性者。研去油，名巴豆霜。芫花为使，畏大黄、黄连、冷水。得火良。中其毒者，豆汁解之。油作纸撚燃火，吹息，薰鼻刺喉，能出恶涎恶血。治痰厥气厥，中风中恶，喉痹不通［大黄、巴豆同为攻下之剂，但大黄性寒，府病多热者宜之；巴豆性热，藏病多

① □：原文漫漶不清，增订本作“缠”，可参。
② 撚：同“拈”。下同。

寒者宜之。故仲景治伤寒传里多热者，多用大黄；东垣治五积属藏者，多用巴豆]。

没石子[1]

【濇。外用染须】

苦，温。入肾。固精濇气，收阴汗，乌髭发。

出大食诸番。颗小纹细者佳。虫食成孔者勿用。忌铜铁器。

大风子

【燥。外用治疮】

辛，热。有毒。取油治疮癣疥癞，有杀虫刼毒之功[丹溪曰：粗工治大风病，佐以大风油，殊不知此物性热，有燥痰之功而伤血，至有病将愈而先失明者]。

出南番。子中有仁，白色。久则油黄不堪用。入丸药，压去油。

吴茱萸

【燥。散风寒湿。宣。下气开鬱】

辛、苦，大热。有小毒。入足太阴血分[脾]，少阴、厥阴气分[肾、肝]。润肝燥脾，温中下气，除湿解鬱，去痰杀虫，开腠理，逐风寒。治厥阴头痛[用作引经]，阴毒腹痛[痛在少腹]，呕逆吞酸[俗名醋心。亦有吐酸者，宜降火清痰，加吴茱作引导]，痞满噎膈[胃冷]，食积泻痢，血痺阴疝，肠风痔疾，脚

① 没石子：今统作“没食子”。下同。

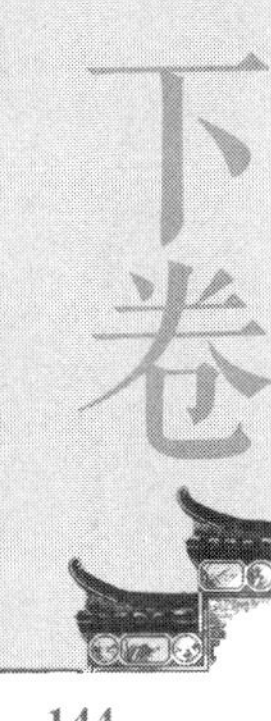

气水肿，口舌生疮［为末，醋调贴足心，移夜便愈，能引热下行］，冲脉为病，气逆里急［宜此主之］。性虽热，而能引热下行［或言茱萸性上，似不尽然。东垣曰：浊阴不降，厥气上逆，甚而胀满，非茱萸不可治也］，利大肠壅气［故治肠风痔痢］，下产后馀血［故产后必饮之］。然走气动火，昏目發疮，血虚有火者禁用。

陈久者良。泡去苦烈汁用。止呕黄连水炒，治疝塩水炒，治血醋炒。恶丹参、硝石。

川椒

【燥。散寒湿】

辛，热。纯阳。入肺發汗散寒，治咳嗽；入脾煖胃燥湿，消食除胀，治心腹冷痛，吐泻澼痢，痰饮水肿；入右肾命门补火，治肾气上逆［能下行导火归元。每日吞二十粒，大能温补下焦］，阳衰溲数、洩精，癥结［下焦虚寒］。通经安蚘［虫见椒则伏。仲景蚘厥乌梅丸用之。凡虫啮腹痛者，面白唇红，时發时止］。杀鬼疰［最杀劳虫］、鱼虫毒。肺胃素热者忌服［段成式[1]言：椒性善下，吴茱善上，食椒既久，则火自水中生，多被其毒也］。

秦产名秦椒，俗名花椒，实稍大；蜀产肉厚皮皱，子光黑者为川椒。闭口者杀人。微炒去汗，捣去裡面黄壳，取红用［名椒红］。得塩良［入肾］。杏仁为使，畏欵冬、防风、附子、雄黄、麻仁、凉水［椒乃玉衡星之精，善辟疫、伏邪，故岁旦饮

① 段成式：803—863年，邹平县（今山东省邹平县）人，晚唐著名志怪小说家，著有《酉阳杂俎》。

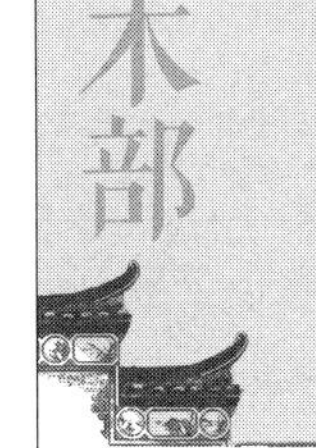

椒栢酒]。

子名椒目，苦辛。耑行水道，不行谷道。能消水蛊，除胀定喘，及肾虚耳鸣[同巴豆、菖蒲碾细，以松脂黄腊溶，和作挺，纳耳中抽之，一日一易，効]。

胡椒

【燥】

辛，热。纯阳。煖胃快膈，下气消痰。治寒痰食积，肠滑冷痢，阴毒腹痛，胃寒吐水，牙齿浮热作痛[合荜茇散之]，杀一切鱼肉鳖蕈[音寻，上声]毒。食料宜之，嗜之者众。多食损肺，走气动火，令人吐血，發疮痔藏毒，齿痛目昏。

毕澄茄一类二种，主治畧同。

茶

【泻热，清[①]痰，消食】

苦、甘，微寒。下气消食，去痰热，除烦渴，清头目[得春初生發之气，故多肃清上膈之功。《汤液》云：茶苦寒下行，如何是清头目？《蒙筌》云：热下降，则上自清矣]，醒昏睡[能清神]，解酒食、油腻、烧炙之毒，利大小便。多饮消脂[最能去油]寒胃[故浓茶能引吐]，酒后饮茶引入膀胱、肾经，患瘕疝水肿，空心亦忌之[与姜等分，浓煎，治赤白痢。茶助阴，姜助阳，使寒热平调。並能消暑、解酒食毒]。

陈细者良，粗者损人。

① 清：原文漫漶不清，据增订本、文义和模糊字影而定。

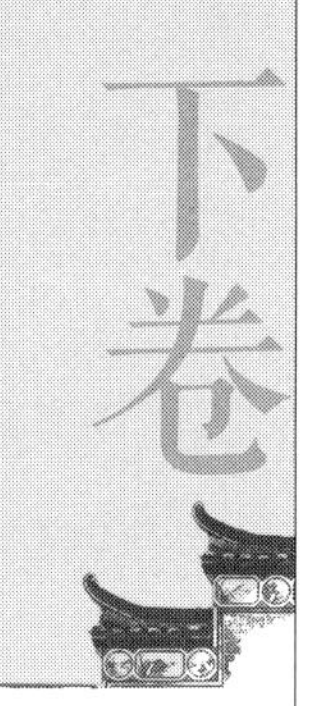

荆沥

【宣。通经络，行痰，泻热[1]】

甘，平。除风热，化痰涎，开经络，行血气。治中风失音，惊痫痰迷，眩运烦闷，消渴热痢，为治风化痰妙药。气虚食少者忌之［《延年秘录[2]》云：热多用竹沥，寒多用荆沥。丹溪云：虚痰用竹沥，实痰用荆沥，並宜姜汁助送，则不凝滞］。

牡荆俗名黄荆。截取尺馀，架砖上，中间火炙，两头承取汁用。

竹沥

【泻火，润燥，滑痰】

甘寒而滑。消风降火，润燥行痰，益阴养血［竹之有沥，犹人之有血也。故能补阴清火］，利窍明目。治中风口噤，痰迷大热，风痉癫狂，烦闷消渴，血虚自汗。然寒胃滑肠，身有寒湿者勿服［《经疏》云：中风要药。凡中风未有不因阴虚火旺、痰热壅结所致。如果外来风邪，安得复用此寒滑之药治之哉？丹溪曰：痰在经络四肢、皮里膜外者，非此不能达行。又云：味甘性缓，能除阴虚之有大热者。寒而能补，胎后不碍虚，胎前不损子。世人因《本草》大寒二字，弃而不用。然人食笋至老，未有因寒而病者。沥即笋之液也，又假火而成，何寒如此之甚耶？］。

竹类甚多，淡竹肉薄，节间有粉，多汁而甘，最良。篁

---

① 泻热：原文漫漶不清，据增订本、文义和模糊字影而定。
② 延年秘录：东晋玄学家、养生家张湛著。

竹坚而节促，皮白如霜；苦竹本粗大，叶长阔，笋味苦。入药惟此三种，功用畧同。竹茹即刮取青皮，竹沥如取荆沥法。姜汁为使［姜能除痰，且□[1]其寒］。

竹茹

【泻上焦烦热，凉血】

甘而微寒。开胃土之鬰，清肺金之燥，凉血除热。治上焦烦热［皮入肺，主上焦。○温胆汤用之］，温气寒热，噎膈呕啘［胃热］，惊痫［散肝火］肺痿，吐血衄血［清肺］，崩中胎动［凉胎气］。

淡竹叶

【泻上焦烦热】

辛、淡、甘，寒。凉心缓脾，消痰止渴。除上焦风邪烦热［叶生竹上，故治上焦。仲景治伤寒發热大渴有竹叶石膏汤，乃假其辛寒以散阳明之邪热也］，咳逆喘促，呕哕吐血，中风失音，小儿惊痫。

竹生一年者，嫩而有力。

天竹黄

【泻热，豁[2]痰，凉惊】

甘而微寒。凉心经，去风热，豁痰利窍，镇肝明目。功同竹沥，而性和缓，无寒滑之患。治大人中风不语，小儿客

① □：原文漫漶不清，增订本作“济”，可参。
② 豁：原文漫漶不清，据增订本、文义和模糊字影而定。

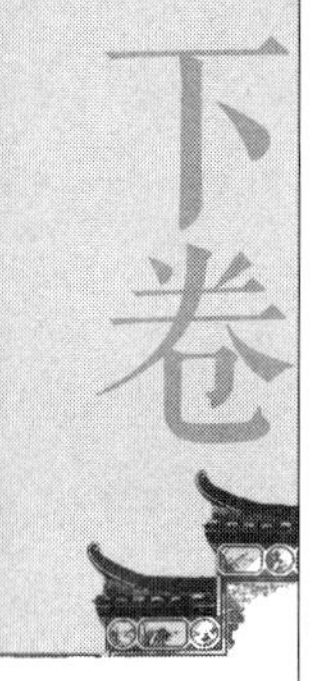

忤惊痫为尤宜。

出南海，大竹之津气结成［即竹内黄粉。片片如竹节者真］。

雷丸

【泻。消积，杀虫】

苦，寒。有小毒。入胃、大肠经。功耑消积杀虫。

竹之馀气，得霹雳而生，故名。大小如栗，竹刀刮去黑皮，甘草水浸一宿，酒拌蒸，或炮用。厚朴、芫花为使，恶葛根。

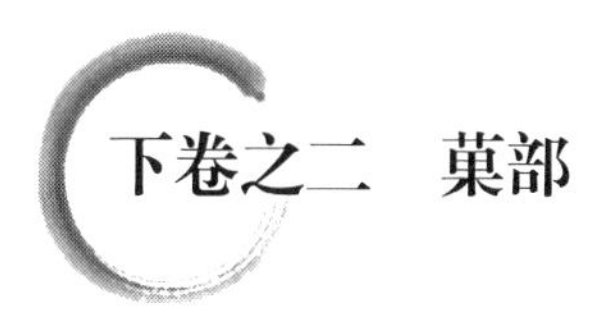

下卷之二　菓部

大枣

【补脾胃，润心肺，和百药】

甘，温。脾经血分药。补中益气，滋脾土，润心肺，调营卫，缓阴血，生津液，悦颜色，通九窍，助十二经，和百药。伤寒及补剂加用之，以發脾胃升腾之气。多食损齿［齿属肾，土克水］，中满症忌之［甘令人满。大建中汤心下痞者，减饧、枣，与甘草同例。成无己曰：仲景治奔豚用大枣者，滋脾土以平肾气也。治水饮胁痛，有十枣汤，益脾土而胜妄水也］。

北产肥润者良。杀乌附毒，忌葱、鱼同食。

桃仁

【泻。破血，润燥】

苦重于甘［思邈：辛。孟诜（孟诜著《食疗本草》）：温］，厥阴血分药［心包、肝］。苦以泄血滞，甘以缓肝气而生新血［成无己曰：肝者血之源，血聚则肝气燥。肝苦急，急食甘以缓之］。通大肠血秘，治热入血室［冲脉］，血燥血痞，损伤积血，血痢经闭，欬逆上气［血和则气降］，皮肤血热燥痒，畜[①]血，發热如狂［仲景抵当汤，与水蛭、虻虫、大黄同用。水蛭即马蟥蛭，醎寒有毒，乃食血之

① 畜：用同“蓄”。

虫，能通肝经聚血，最难死，虽炙为末，得水即活。若入腹中生子为患，田泥和水饮下之。虻虫即蚊虫，因其食血，故用以治血]。

行血连皮尖生用，润燥去皮尖炒用。俱研碎，或烧存性，各随本方。血虚者禁用。双仁者有毒，不可食。香附为使[桃为五木之精，故花仁枝叶並能辟邪。生桃食多，生痈疖]。

杏仁

【泻肺，鲜肌，润燥】

辛苦甘温而利。泻肺鲜肌[能發汗]，除风散寒，降气行痰，润燥消积[索面、豆粉，近之则烂]，利胸膈气滞，通大肠气秘。治时行头痛，上焦风燥，欬逆上气，烦热喘促。有小毒，能杀虫治疮，制狗毒、锡毒。肺虚而咳者禁用[东垣曰：杏仁下喘治气，桃仁疗狂治血，俱治大便秘，当分气血。昼便难属阳气，夜便难属阴血。虚人便闭，不可过泄。脉浮属气，用杏仁、陈皮；脉沉属血，用桃仁、陈皮。肺与大肠相表里，贲门（贲门，胃之上口）上主往来，魄门（魄门即肛门）下主收闭，为气之通道，故並用陈皮佐之]。

去皮尖炒研，發散连皮尖研用。双仁者杀人，可毒狗。得火良，恶黄耆、黄芩、葛根。

乌梅

【濇肠，歛肺】

酸濇而温，脾肺血分之菓。歛肺[肺欲收，急食酸以收之]濇肠，涌痰消肿，清热鲜毒，生津止渴，醒酒杀虫。治久嗽泻痢［梁庄肃公血痢，陈应之[1]用乌梅、胡黄连、灶下土，等分为末，茶调服而愈。曾鲁公血痢百馀日，国医不能疗，应之用塩梅肉一枚，研烂，合腊茶入醋服，一啜而安］，瘴疟［诸症初起者，皆忌用］霍乱，吐逆反胃，骨蒸劳热［皆取其酸收］，安蛕厥［蛕蚘上攻而眩仆。蚘得酸则伏，仲景有蛕厥乌梅丸］，去黑痣，蚀恶肉［烧灰存性，研末傅之］。多食损齿伤筋［经曰：酸走筋，筋病毋多食酸。时珍曰：梅花于冬而实于夏，得木之全气，故最酸。胆为甲木，肝为乙木。人舌下有四窍，两通胆液，故食酸则津生］。

青梅薰黑［稻灰汁淋蒸，则肥泽不蠹］。

白梅

【濇】

盐汁渍者，功用畧同乌梅。治痰厥僵仆，牙关紧闭［取肉揩擦牙龈，涎出即开。盖酸先入筋，齿软即易开。若用铁器搅开，恐伤其齿］，惊痫喉痹。傅乳痈肿毒，刺入肉中［嚼烂罨之即出］。

食梅齿齼[2]者，嚼胡桃即解。

陈皮

【能燥能宣，有补有泻，可升可降】

辛能散，苦能燥能泻，温能补能和。同补药则补，泻药则泻，升药则升，降药则降。为脾肺气分之药［脾为气母，肺为气籥[3]］。调中快膈，导滞消痰［大法治痰，以健脾顺气为主。洁古

① 陈应之：北宋医政官，临川郡南丰县（今江西省南丰县）人。
② 齼（chǔ楚）：牙齿接触酸味的感觉。
③ 籥（yuè岳）：鼓风吹火的竹管，喻肺为气之管道。

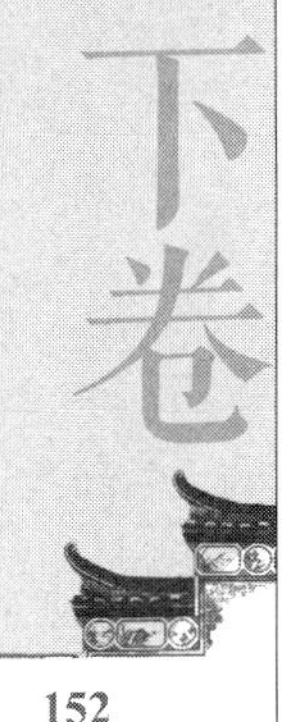

云：陈皮、枳壳利其气而痰自下］，宣通五藏，统治百病，皆取其理气燥湿之功［人身以气为主，气顺湿除则百病散］。多服久服，损人元气。入补养药则留白；入下气消痰药则去白，去白名橘红。兼能除寒發表［皮能發散皮肤］。核治疝痛，叶散乳痈［入厥阴，行肝气，消肿散毒。"十剂"曰：宣可去壅，生姜、橘皮之属是也。橘红一斤，甘草、塩各四两，煑干名二贤散，蒸饼为丸名润下丸，治一切痰气，极効。时珍曰：世医徒知半夏、南星之属，何足语此哉！然虚人禁用。丹溪曰：治痰用利药过多则脾虚，痰易生而反多。又曰：胃气亦赖痰以养，不可攻尽，攻尽则虚而愈剧］。

广中陈久者良，故名陈皮［陈则烈气消，无燥散之患。故与半夏名二陈汤］。治痰咳，童便浸晒；治痰积，姜汁炒；治下焦，盐水炒。核去皮炒用。

青皮

【泻肝，破气，散积】

辛苦而温，色青气烈。入肝胆气分，疏肝泻肺［柴胡疏上焦肝气，青皮平下焦肝气］，破滞削坚，消痰散痞。治肝气鬱积，胁痛多怒，久疟结癖［入肝散邪，入脾除痰，疟家必用之品，故清脾饮以之为君］，疝痛乳肿。最能發汗［皮能达表，辛能發散］，有汗及气虚人禁用［陈皮升浮，入脾肺治高；青皮沉降，入肝胆治低。炒之以醋，所谓肝欲散，急食辛以散之，以酸泄之，以苦降之也］。

橘之青而未黄者。醋炒用。

山查

【泻。破气，消食，化痰，散瘀】

酸、甘，微温。健脾行气，消食磨积［消腥羶油腻之积，与麦芽消谷积者不同。凡煑老雞硬肉，投数枚则易烂，其消肉积可知]，化痰散瘀。發小儿痘疹，止儿枕作痛[恶露积于太阴，少腹作痛，名儿枕痛。砂糖调服]。多食令人嘈烦易饥，反伐脾胃生發之气[破泄太过，中气受伤。凡服人参不相宜者，服山查则鲜。一补气，一破气也]。

有大小二种，小者入药，名棠毬①子。去皮核用[或曰核有功力，不可去]。

木瓜

【补。和脾，舒筋。濇。歛肺】

酸濇而温，入脾肺血分。歛肺和胃，理脾伐肝，化食[酸能歛，歛则化，与山查同]止渴[酸能生津]。气脱能收，气滞能和，调营卫，利筋骨，去湿热，消水胀。治霍乱转筋[夏月暑湿，邪伤脾胃。阳不升，阴不降，则挥霍撩乱，上吐下泻，甚则肝木乘脾，而筋为之转也。时珍曰：肝虽主筋，而转筋则因风寒湿热袭伤脾胃所致。转筋必起于足腓（腓音肥，足肚也），腓及宗筋皆属阳明。木瓜治转筋，取其理脾以伐肝也。土病则金衰而木盛，故用酸温以收脾肺之耗散，而藉其走筋以平肝邪，乃土中泻木以助金也。陶弘景曰：凡转筋呼木瓜名，写木瓜字，皆愈]，脚气[脾主四肢，或寒湿伤于足络，或胃受湿热之物，上输于脾，下流至足，则成脚气。恶寒發热，状类伤寒，苐胫肿掣痛为異耳。宜利湿清热，忌用补剂及淋洗]泻痢，腰足无力。多食损齿骨，病癃闭[酸收太甚]。

陈者良[香薷饮用之，取其和脾去湿，补肺生金]。忌铁。

---

① 毬：同“球”。下同。

柿干

【润肺濇肠，宁嗽止血】

甘，平。性濇［生柿性寒］。脾肺血分之菓。健脾濇肠，润肺宁嗽而消宿血。治肺痿热欬，咯血反胃［有人三世病反胃，得一方，柿饼同干饭日日食，不饮水，遂愈。按：此亦取其润燥、解热、散瘀之功］，肠风痔漏［肺与大肠相表里，藏清则府热亦除］。柿霜乃其精液，生津化痰，清上焦心肺之热为尤佳。治咽喉口舌疮痛。柿蒂止呃逆［古方单用，取其苦温降气。《济生方》加丁香、生姜，取其开鬱散痰，亦从治之法］。

忌蟹。

梨

【润肠，泻火，清痰】

甘、微酸，寒。润肺凉心，消痰降火，止渴解酒，利大小便。治伤寒發热，热嗽痰喘。切片贴汤火伤。多食冷利，脾虚泄泻及乳妇血虚人忌之［生者清六府之热，熟者滋五藏之阴。实火宜生，虚火宜熟。《经疏》云：膏梁之家，厚味酽[1]酒，纵肆无节，必多痰火、痈疽、卒中之患，惟数食梨能转重为轻，变危为安］。

捣汁用，熬膏亦良［加姜汁、蜂蜜佳，清痰止嗽。〇与莱菔相间收藏则不烂，或削梨蒂扦莱菔上］。

枇杷叶

【泻肺，下气】

① 酽（yǒu严）：浓厚。

苦，平。清肺和胃而降气，气下则火降痰消［气有馀便是火，火则生痰］。治热欬，呕逆，口渴［火降痰消，则呕者不呕，逆者不逆，欬者不欬，渴者不渴矣。一妇病肺热久嗽，身如火炙，肌瘦将成劳。以枇杷叶、款冬、紫菀、杏仁、桑皮、木通等分，大黄减半，蜜丸樱桃大，食后、夜卧各含化一丸，未终剂而愈］。

叶湿重一两，干重三钱者，为气足。拭净毛［毛射肺，令人咳］。治胃病姜汁炙，治肺病蜜炙。

橄榄

【宣。清肺】

甘濇而温，肺胃之菓。生津清咽，除烦醒酒，解河豚毒［投入煑佳］及鱼骨哽［如无橄榄，以核磨水服。橄榄木作舟楫，鱼拨着即浮出。物之相畏有如此者］。

白菓［一名银杏］

【濇。歛肺，去湿痰】

甘苦而温，性濇而收。熟食温肺益气［色白属金，故入肺］，定喘嗽，缩小便，止带浊［赤者湿伤血分，从心、小肠来；白者湿伤气分，从肺、大肠来。带浊並有寒热二症，亦有因痰而带浊者，宜二陈加升、柴、二术］；生食降浊痰、解酒，消毒杀虫［花夜开，人不得见。性阴，有小毒，故能消毒杀虫］。多食则收令太过，令人壅气胪胀，小儿發惊动疳［食千枚者死］。浆泽手面，浣油腻［时珍曰：去痰浊之功，可以类推］。

石榴皮

【濇肠，收脱肛。外用染须】

酸濇而温。能濇肠，止泄痢下血，崩带脱肛［泻痢脱肛者，

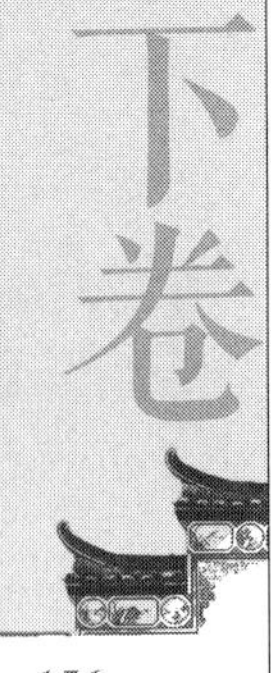

以石榴皮、陈壁土加明矾少许，脓[1]煎薰洗。再用川倍子炒研，敷而托上之］。浸水汁黑如墨，乌须方绿云油中用之。

勿犯铁器。

枳椇子［一名木蜜］

【润。解酒】

甘，平。止渴除烦，润五藏，解酒毒［葛根解酒而發散不如枳椇。屋外有枳椇树，屋内酿酒多不佳。《东坡集》云：揭颖臣病消渴，日饮水数斗，饭亦倍进，小便频数，服消渴药日甚。张肱取麝香当门子，以酒濡湿，作十许丸，棘枸子煎汤服之，遂愈。问其故，肱曰：消渴消中，皆脾弱肾败，土不制水而成。今颖臣脾脉极热，肾脉不衰，当由酒菓过度，积热在脾，所以多食多饮。饮多溲不得不多，非消非渴也。麝香坏酒菓，棘枸能化酒为水，故假二物去其酒菓之毒也。雷敩曰：凡使麝香，用当门子尤妙］

俗名雞距，以实拳曲如雞距，蜀呼为棘枸。经霜黄赤，甚甘。其叶入酒，酒化为水。

胡桃

【补肾命。肉润燥，皮斂濇】

味甘，气热。皮濇［皮斂肺定喘，固肾泄[2]精。今药中罕用。昂谓：若用之，当胜金樱、莲须也］肉润，皮汁青黑，属水入肾。通命门，利三焦，温肺润肠，补气养血。佐补骨脂，一木一火，大补下焦［胡桃属木，破故纸属火，有木火相生之妙。古云：黄栢无知母，破故纸无胡桃，犹水母之无虾也。时珍曰：三焦者，元气之别使；命门

---

① 脓：通“浓”。
② 泄：增订本作“涩”，据文义当是。

者，三焦之本源（男女交媾，皆禀此命火而结胎；人之穷通寿夭，皆根于此）。命门指所居之府而言，为藏精系胞之物；三焦指分治之部而名，为出纳腐熟之司。一为体，一为用也。其体非脂非肉，白膜裹之，在脊骨第七节两肾中央，系着于脊，下通二肾，上通心肺贯脑，为生命之原，相火之主，精气之府，人物皆有之。生人生物，皆由此出。《内经》所谓七节之旁，中有小心是也。《难经》误以右肾为命门，高阳生承谬譔《脉诀》，至朱肱、陈言、戴起宗始□[1]之。肾、命相通，藏精而恶燥。胡桃状颇相类，皮汁青黑，故入北方，佐破故纸润燥而调血，使精气内充，血脉通利，诸疾自除矣]。三焦通利，故上而虚寒喘嗽[温肺化痰。洪迈有痰疾，晚对，上谕以胡桃三枚，姜三片，卧时嚼服，即饮汤，复嚼桃、姜如前数，静卧必愈。迈如旨服，旦而痰消嗽止。洪辑幼子病痰喘，梦观音令服人参胡桃汤，服之而愈。明日剥去皮，喘复作，仍连皮用，信宿[2]而瘳，盖皮能敛肺也]，下而腰脚虚痛[补肾]，内而心腹诸痛，外而疮肿之毒[调和气血]，皆可除也。然动风痰，助肾火[连皮同烧酒细嚼三枚，能久战]，有痰火积热者少服。油者有毒，故杀虫治疮。壳外青皮压油，乌髭发。

龙眼肉

【补心脾】

甘，温。归脾。益脾长智[一名益智]，葆心养血[心为脾母]。故归脾汤用之。治思虑劳伤心脾及肠风下血[心生血，脾

---

① □：原文漫漶不清，《本草纲目·果部·第三十卷·胡桃》和增订本均作“辟”，可从。

② 信宿：连住两夜。

统血。思虑过度，则心脾伤而血耗，致健忘、怔忡、惊悸。归脾汤能引血归脾而生补之。肠风亦由血不归脾而妄行]。

荔枝核

【宣。散寒湿】

甘濇而温。入肝肾，散滞气，辟寒邪。治胃脘痛，妇人血气痛[煅存性五钱，香附一两，为末，每服二钱，塩汤或米饮下，名蠲痛散]。其实双结，核似睾丸，故治㿗疝卵肿，有述类象形之义[煅存性，酒调服]。壳發痘疮。

烧存性用[生荔枝多食则醉，以壳浸水解之。此即食物不消，还以本物解之之义]。

莲子

【补脾，濇肠，固精】

甘温而濇，脾之菓也。脾者黄宫，故能交水火而媾心肾，安靖上下君相火邪[古方治心肾不交，劳伤白浊，有莲子清心饮，补心肾有瑞莲丸]。益十二经脉血气，濇精气，厚肠胃，除寒热。治脾泄久痢，梦遗白浊，女人崩带及诸血病。大便燥者勿服。

去皮、心，蒸熟，焙干用。得茯苓、山药、白术、枸杞良。黑而沉水者为石莲，清心除烦，开胃进食，耑治噤口痢，淋浊诸症[石莲入水必沉，入卤反浮。煎塩人用以试卤，莲浮至顶，卤乃可煎。落田野中者，百年不坏。人得食之，发黑不老。肆中石莲，产广中树上，其味大苦，不宜入药]。

莲蕊须

【濇精】

甘温而濇，清心通肾。固精益血，乌须黑发。止遗精梦洩，吐崩诸血症。罂与莲子同功。

藕节

【散瘀，止血，补心】

澀，平。解热毒，消瘀血，止吐衄淋痢，一切血症［和地黄汁、童便服良］。

藕生甘寒，凉血散血［宋大官作血衉[1]（衉，音勘），误落藕皮，血遂涣散不凝。一人病血淋，痛胀欲死，李时珍以藕汁调发灰，每服二钱，三日而愈］，止渴除烦，解酒毒、蟹毒［捣烂，热酒调服］；煮熟甘温，补心［多孔象心］益胃，止泻［实大肠］止怒，久服令人欢［益心之効。孟诜曰：产后忌生冷，独藕不忌，为能散瘀血也］。

澄粉亦佳，安神益胃。

荷叶

【轻，宣。升阳，散瘀】

苦，平。其色青，其形仰，其中空，其象震，感少阳甲胆之气。烧饭合药，裨助脾胃而升發阳气［洁古枳术丸，用荷叶烧饭为丸］。痘疮倒黡者，用此發之［同僵蚕等分为末，胡荽汤下］。能散瘀血，留好血。治吐衄崩淋，损伤产瘀，一切血症。洗肾囊风［东垣云：雷头风症，头面疙瘩肿痛，憎寒壮热，状如伤寒。病在三阳，不可过用寒药重剂，诛伐无过，处清震汤治之。荷叶一枚，升麻、苍术各五钱，煎服而愈］。

---

① 衉（kàn看）：血羹。下同。

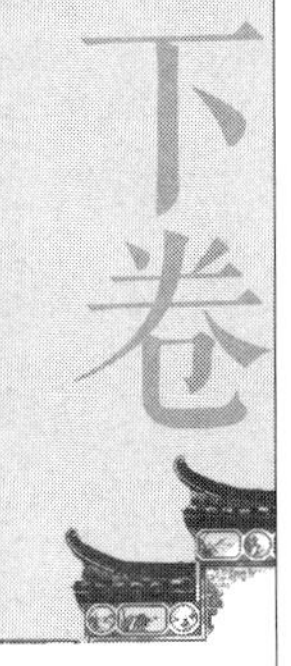

芡实［一名雞头子］

【补脾，濇精】

甘、濇。固肾濇精，补脾去湿。治梦遗滑精，带浊泄泻，小便不禁，腰膝痺痛［吴子野[①]曰：人之食芡，必枚啮而细嚼之，使华液流通，转相灌溉，其功过于乳石也］。

蒸熟捣粉入药，濇精药或连壳用。

甘庶[②]

【补中润燥】

甘，寒。和中助脾，除热润燥，消痰止渴，解酒毒，利二便。治呕哕反胃，大便燥结［庶汁熬之，名石蜜，即白霜糖。唐大历间始传其法。性味甘寒，补脾缓肝，润肺和中，消痰除欬，多食助热损齿］。

荸脐[③]［一名乌芋，一名地栗］

【补胃，泻热，消食】

甘，滑，微寒。温中益气，开胃消食［饭后宜食之］。除胸中实热，治五种膈气［忧膈、恚膈、气膈、热膈、寒膈］，消渴黄疸，血症蛊毒［末服，辟蛊］。能毁铜［汪机曰：合铜钱食之，则钱化。可见为消坚削积之物，故能开五膈，消宿食，治误吞铜也］。

---

① 吴子野：北宋名人，潮阳县（今属广东省汕头市）人，与苏东坡等鸿儒多有交谊。
② 甘庶：今统作“甘蔗”。“庶”同“蔗”。下同。
③ 荸脐：今统作“荸荠”，下同。

西瓜

【泻暑热】

甘，寒。解暑除烦，利水醒酒，名天生白虎汤［西瓜、甜瓜，皆属生冷，多食伤脾助湿。《卫生歌》云：瓜桃生冷宜少食，免致秋来成疟痢。瓜性寒，曝之尤寒。稽含[①]赋云：瓜曝则寒，油煎则冷，物性之异也］。

① 稽含：晋代植物学家，会稽郡上虞县（今属浙江省绍兴市）人，著有《南方草木状》。

下卷之三　谷菜部

粳米

【补脾，清肺】

甘，凉。得天地中和之气，和胃补中。色白入肺，除烦清热，煮汁止渴［仲景白虎汤、桃花汤、竹叶石膏汤並用之，以清热、补不足］。

粳乃稻之总名，有早中晚三收。晚者得金气多，性凉，尤能清热［北粳凉，南粳温。白粳凉，红粳温。新米食之动气］。

陈廪[①]米冲淡，可以养胃。煮汁煎药，亦取其调肠胃，利小便，去湿热，除烦渴之功。

糯米

【补。温脾肺】

甘，温。补脾肺虚寒，坚大便，缩小便，收自汗，發痘疮［取其解毒化脓］。然性粘滞，病人及小儿忌之［糯米酿酒则热，熬饧尤甚。饧即饴糖，润肺和脾，化痰止嗽。仲景建中汤用之，取其甘以缓中。多食發湿热、动痰火、损齿］。

谷芽

【宣，健脾消食】

甘，温。开胃快脾，和中下气，消食化积。

---

① 廪：储藏的米。

炒用。

麦芽

【宣。开胃，健脾。泻。行气，消积】

醎，温。能助胃气上行，而资健运，补脾宽肠，和中下气，消食除胀，破结除痰［醎能软坚］，化一切米、面、菓、食诸积，下胎。久服消肾气［王好古曰：麦芽、神曲，胃虚人宜服之，以代戊己[①]腐熟水谷。李时珍曰：无积而服之，损人元气。与白术诸药，消补兼施，则无害也］。

炒用。荳蔻、砂仁、乌梅、木瓜、芍药、五味为使。

浮小麦

【濇，歛汗】

甘、醎，气寒。止虚汗、盗汗，骨蒸劳热。

麦麸醋拌蒸熟，熨腰脚折伤处，散血止痛，熨风湿痺痛，脚气，互易至汗出，並良［麦之凉，全在皮，故面去皮即热。發渴，壅气助湿。凡疮疡痘疮、溃烂不能着帋[②]者，用麦麸装褥卧，性凉而软，诚妙法也］。

即水淘浮起者［麦，秋种夏熟，备受四时之气。南方地煖下湿，不如北产之良。妇人藏燥[③]症，悲伤欲哭，状若神灵，大枣十枚，小麦一升，甘草二两，名大枣汤，每一两，水煎服，亦补脾气］。

---

① 戊己：指脾胃。
② 帋：增订本作“席”，可从。“帋”同“紙”。
③ 藏燥：藏躁。

黑大豆

【补肾，解毒】

甘，寒。色黑，属水似肾。肾之谷也［豆有五色，各入五藏］，故能补肾。镇心［肾水足则心火宁］明目［肾水足则目明］，利水下气，祛风散热，活血解毒［蘊颂曰：古称大豆解百药毒，试之不然。又加甘草，其験乃奇］，消肿止痛，捣涂一切肿毒。煮食稀痘疮。

紧小者良［俗名马料豆，每晨塩水吞，或塩水煮食，补肾］。畏五参、龙胆、猪肉，忌厚朴，犯之动气；得前胡、杏仁、牡蛎、石蜜、诸胆汁良。

赤小豆

【通。行水散血。“十剂”作燥】

甘、酸［思邈：醎，冷］。色赤，心之谷也。性下行，通小肠，利小便［心与小肠相表里］，行水散血，消肿排脓，清热解毒。治泻痢脚气［同鲤鱼煑食］，傅一切疮疽［雞子白调末箍之，性极粘，干则难揭。入苧末则不粘］。解酒，通乳，下胞胎有形之物。然渗津液，久服令人枯瘦［“十剂”曰：燥可去湿，桑白皮、赤小豆之属是也。按：二药未可言燥，盖取其行水之功］。

紧小赤黯者良。

绿豆

【泻热，解毒】

甘，寒。行十二经，清热解毒［一切金石、草木、砒霜毒，皆治之］。利小便，止消渴，治泻痢。

连皮用［其凉在皮］。

白藊豆[1]

【补脾，消暑，除湿】

甘，温。腥香。色白微黄，脾之谷也。调脾煖胃，通利三焦，降浊升清，消暑除湿［能解脾胃之暑］，止渴止泻，专治中宫之病［土强湿去，正气自隆］。解酒毒、河豚毒。多食壅气。

荚硬，子粗圆、色白者入药，连皮炒研用，亦有浸去皮及生用者。

淡豆豉

【宣。升散虚烦】

苦泄肺，寒胜热［陈藏器曰：豆性生平，炒熟热，煮食寒，作豉冷］。發汗解肌，调中下气。治伤寒头痛，烦躁满闷，懊憹不眠，發斑呕逆［凡伤寒呕逆，宜引吐，不宜用下药以逆之］，血痢温疟［时珍曰：黑豆性平，作豉则温，既经蒸罯（罯，遏合切，庵入声），故能升能散。得葱则發汗，得塩则能吐，得酒则治风，得薤则治痢，得蒜则止血，炒熟又能止汗］。

造淡豉法：用黑大豆水浸一宿，淘净蒸熟，摊匀，蒿覆，候上黄衣，取晒，簸[2]净，水拌，干湿得所，安瓮中，筑实。桑叶厚蓋，泥封，晒七日，取出，曝一时，又水拌入瓮。如此七次，再蒸，去火气，瓮收用。

---

① 白藊豆：今统作“白扁豆”。下同。
② 簸：“簸”之俗字。

胡麻［即脂麻，一名巨胜子］

【补肝肾，润五藏，滑肠】

甘，平。补肺气，益肝肾，润五藏，填精髓，坚筋骨，明耳目，耐饥渴［可以辟谷，但滑肠，与白术並用为胜］，利大小肠，逐风湿气［刘河间曰：麻，木谷而治风。又云：治风先治血，血活则风散。胡麻入肝益血，故风药中不可阙也］，凉血解毒。生嚼傅小儿头疮。麻油滑胎疗疮，熬膏多用之［凉血止痛生肌］。

皮肉俱黑者胜［入肾］。栗色者名鳖虱胡麻，更佳。九蒸九曝，可以服食［陶弘景云：八谷之中，惟此为良］。

大麻仁［即作布之麻，俗名火麻］

【润燥，滑肠】

甘，平。滑利。脾胃、大肠之药。缓脾润燥，治阳明病胃热，汗多而便难［三者皆燥也。经曰：诸澁枯涸，干劲皴揭，皆属于燥。葢肺为生水之源，上焦开發如雾露，氤氲是之谓气，气即水也。火旺克金则肺病而津液日枯。经又曰：脾气散精，上归于肺，通调水道，下输膀胱。脾虚则土弱，不能生金，肺无所资，遂不能生水，故外则皮毛枯槁，内则二便秘结，而为燥症。宜滋肺和脾，壮水养血］。破积血，利小便，通乳催生。又木谷也，亦能治风。

极难去壳，帛裹置沸汤中，待冷，悬井中一夜，晒干，就新瓦上挼去壳，捣用。畏茯苓、白微、牡蛎。

薏苡仁

【补脾肺。通。行水】

甘淡微寒而属土，阳明药也［胃］。甘益胃，土胜水，淡渗湿。泻水所以益土，故健脾，治水肿湿痺，脚气疝气，泄痢热淋；益土所以生金，故补肺清热[色白入肺，微寒清热]，治肺痿肺痈，咳吐脓血[以猪肺蘸苡仁末服]；扶土所以抑木，故治风热，筋急拘挛[厥阴风木主筋。然治筋骨之病，以阳明为本。阳明主润宗筋，宗筋主束骨而利机关者也。阳明虚则宗筋纵弛。故经曰：治痿独取阳明。又曰：肺热叶焦，发为痿躄。盖肺者傅相之官，治节出焉（肺主气，心肝脾皆主血，肾主精）。阳明湿热上蒸于肺，则肺热叶焦，气无所主而失其治节，故痿躄。薏苡理脾，而兼清热补肺。○筋寒则急，热则缩，湿则纵。然寒湿久留，亦□[①]为热。又有热气薰蒸，水液不行，久而成湿者。薏苡去湿要药，因寒因热，皆可用也]。但其力和缓，用之须倍于他药。

炒熟，微研。

御米壳[即罂粟壳]

【濇肠，敛肺，固肾】

酸、濇，微寒。敛肺濇肠而固肾。治久嗽泻痢，遗精脱肛，心腹筋骨诸痛[东垣曰：收濇固气，能入肾，故治骨病尤宜]。嗽痢初起者忌用[丹溪曰：此是收后药，要先除病根]。

一名丽春花，红黄紫白，艳丽可爱。凡使壳，洗去蒂及筋膜，取薄皮，醋炒或蜜炒用[性紧濇，不制多令人吐逆]。得醋、乌梅、陈皮良。罂中有米，极细，甘寒润燥，煮粥食，治反胃。

神曲

【宣。行气，化痰，消食】

辛散气，甘调中，温开胃。化水谷，消积滞。治痰逆癥

① □：原文缺失。增订本作“变”，可参。

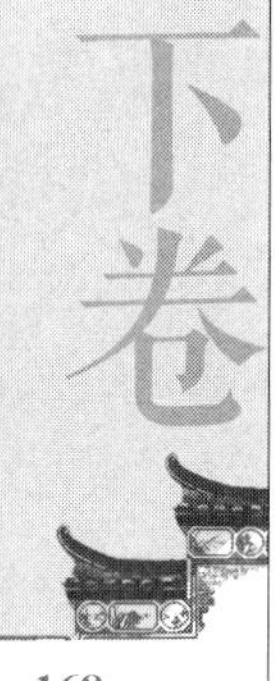

结，泻痢胀满。能回乳［炒研，酒服二钱，日二］，治目病［《启微集[①]》云：生用能發其生气，熟用能歛其逆气］。

造曲法：以五月五日、六月六日，用白面百斤，赤豆末、杏仁泥各三升，青蒿、苍耳、红蓼汁各三升，以配青龙、白虎、朱雀、玄武、腾蛇[②]、勾陈六神，通和作饼。罯生黄衣，晒收。陈者良。炒用。

红曲

【泻，破血；燥，消食】

甘，温。色赤，入营而破血。燥胃消食，活血和伤。治赤白痢，跌打损伤，产后恶露不尽［李时珍曰：人之水谷入胃，中焦湿热薰蒸，游溢精气，化为营血，此造化自然之妙也。红曲以白米饭杂曲母，湿热蒸罯，即变为真红，此人窥造化之巧者也。故治脾胃营血，得同气相求之理］。

红入米心，陈久者良［昂按：红曲温燥，能腐生物使熟。故鱼肉鲊多用之，不特取其色也］。

醋［一名苦酒］

【濇。歛气血，消痈肿】

酸，温。散瘀解毒，下气消食。治心腹血气痛［磨木香服］，产后血运［以红炭淬醋中，使闻其气］，开胃气［《本草》未载］，散水气，消癥结痰癖，疸黄痈肿［外科傅药多用之，取其歛壅热、

① 启微集：即《原机启微》，眼科专著，元末明初医学家倪维德著、明代薛己校补。
② 腾蛇：一名“螣蛇”，会腾云驾雾的蛇，一种仙兽。

散瘀解毒。昂按：贝母性散而敛疮口，盖能散所以能敛；醋性酸收而散痈肿，盖消则内散，溃则外散，收处即是散处，两者一义也］。杀鱼肉菜蕈诸虫毒。多食伤筋。

米造，陈久者良［寇宗奭曰：食酸则齿软者，齿属肾，酸助肝，木气强、水气弱故也］。

酒

【宣。行药势】

辛者能散，苦者能降，甘者居中而缓，厚者热而毒，淡者利小便。用为向导，可以通行一身之表，引药至极高之分。热饮伤肺，温饮和中。少饮则和血行气，壮神御寒，遣兴消愁，辟邪逐秽，煖水藏，行药势；过饮则伤神耗血［亦能乱血，故饮之身面俱赤］，损胃烁精，动火生痰，發怒助慾，致生湿热诸病［过饮则相火昌炎，肺金受烁，致生痰嗽。脾因火而困怠，胃因火而呕吐，心因火而昏狂，肝因火而善怒，胆因火而忘惧，肾因火而精枯，甚则吐血、消渴、劳伤、蛊膈、痈疽、丧明，为祸不小。汪颖[1]曰：人知戒早饮，而不知夜饮更甚。醉饱就枕，热拥三焦，伤心损目。夜气收敛，酒以發之，乱其清明，劳其脾胃，停湿动火，因而致病者多矣。朱子云：以醉为节可也］。

醇而无灰、陈久者良。畏枳椇、葛花、赤豆花、绿豆粉、醎卤［得醎而解，水制火也］。

---

① 汪颖：明代正德年间九江知府，得明代卢和《食物本草》4卷而厘订为2卷。

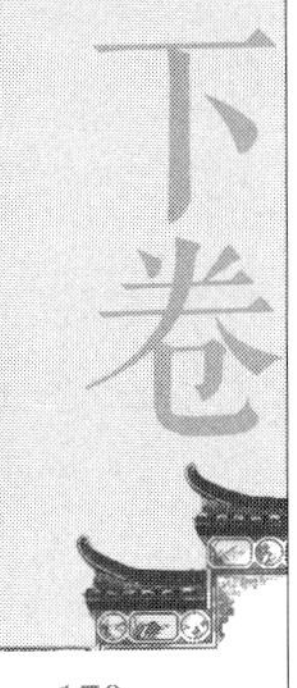

韭

【补阳，散瘀[①]】

辛，温，微酸。肝之菜也，入血分而行气。归心益胃，助肾补阳。除胃热，散瘀血，逐停痰。治吐衄损伤，一切血病［捣汁，童便和服］，噎膈反胃［能消瘀血停痰在胃口，致反胃及胃脘痛。丹溪曰：有食热物及鬱怒，致死血留胃口作痛者，宜加韭汁、桔梗入药，开提气血；有肾气上攻致心痛者，宜韭汁和五苓散为丸，空心茴香汤下。治反胃宜用韭汁、姜汁、牛乳各一杯，细细温服。蓋韭汁散瘀，姜汁下气、消痰和胃，牛乳解热润燥补虚也］。解药毒、食毒，狂犬、蛇虫毒。多食昏神（□□□□□□□□□□□□□□□□[②]）。

忌蜜、牛肉［昂按：今人多以生韭炒牛肉，其味甚佳，亦未见作害。〇经曰：五谷为养，五畜为益，五菜为充，五菓为助。五菜，韭薤葱葵藿也。五菓，桃李枣杏栗也。大蒜自汉张骞使西域，始得种入中国，故一名葫］。

韭子

【补肝肾】

辛甘而温。补肝肾，助命门，煖腰膝。治筋痿遗尿，洩精溺血，白带白淫［经曰：足厥阴病则遗尿。思想无穷，入房太甚，發为筋痿及为白淫。韭子同龙骨、桑螵蛸，能治诸病，以其入厥阴补肝肾命门不足。命门者，藏精之府也］。

---

① 瘀：原文漫漶不清，据增订本、文义和模糊字影而定。

② □□□□□□□□□□□□□□□□：原文漫漶不清，增订本作“药医病不能养人，食养人不能医病”，可参。

蒸、暴、炒用。

葱

【轻，宣。發表和里，通阳活血】

生辛散，熟甘温［陶弘景曰：白冷青热，伤寒汤中不得用青］。外实中空，肺之菜也。肺主皮毛，其合阳明［大肠］，故發汗解肌，以通上下阳气［仲景白通汤、通脉四逆汤並加之，以通脉回阳］。治伤寒头痛，时疾热狂，阴毒腹痛［阴症厥逆，用葱白安脐上熨之］。益目睛［白睛属肺］，利耳鸣，通二便［时珍曰：葱白吹塩入玉茎中，治小便不通及转脬危急者，极効］。气通则血活［气为血帅］，故治吐血衄血，便血痢血，折伤血出［火煨研封，止痛无瘢］，乳痈风痺，通乳安胎［妇人妊娠伤寒，葱白一物汤，發汗而安胎，加生姜亦佳］。通气故能解毒，杀药毒、鱼肉毒、蚯蚓毒，涂猘犬伤。

诸物皆宜，故曰菜伯，又曰和事草。取白连须用。同蜜食杀人，同枣食令人病。

大蒜［一名葫］

【宣。通窍，辟恶】

辛，温。开胃健脾，通五藏，达诸窍，去寒湿，解暑气，辟瘟疫，消痈肿［捣烂麻油调敷，干即易之］，破癥积，化肉食，杀蛇虫蛊毒。温水擣[①]服。治中暑不醒，擣贴足心，能引热下行。治鼻衄不止。内肛中，能通幽门。治关格不通，敷脐能达下焦，消水利大小便。切片炼艾，灸一切痈疽、恶疮、肿

① 擣：同“捣”。下同。

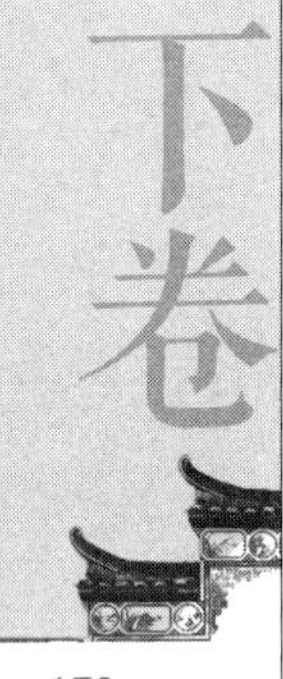

核。独头者尤良［李迅[1]云：痈疽著灸，胜于用药。缘热毒中膈，上下不通，必得毒气發泄，然后解散。初起便用独头大蒜，切片灸之，三壮一易，百壮为率。但头项以上，切不可用，恐引气上，更生大祸也。史源[2]云：有灸至八百壮者，约艾一节。初坏肉不痛，直灸到好肉方痛，至夜火焮，满背高阜，头孔百数，则毒外出，否则内逼五藏而危矣］。然其气薰臭，多食生痰动火，散气耗血，昏□□[3]目［五荤皆然，而蒜尤甚。《楞严经[4]》云：五荤熟食發淫，生啖增恚，故释氏戒之。释家以大蒜、小蒜、兴渠[5]、慈葱、茖葱为五荤。慈葱，冬葱也；茖葱，山葱也；兴渠，西域之菜，云即中国之荽。道家以韭、薤、蒜、胡荽、芸薹为五荤。芸薹，油菜也。治游风丹肿，捣叶傅之］。

忌蜜。

薤［一名□[6]子，音叫[7]］

【宣。發痘疮】

辛、苦，温，滑。调中助阳，散血生肌，泄下焦大肠气滞。治泄痢下重［王好古曰：下重者，气滞也。四逆散加此以泄滞。按：里急后重亦有气虚、血虚、火热、风燥而得者，又宜随症施治］，胸痺刺痛，肺气喘急［取其滑泄］，安胎利产，涂汤火伤［和蜜

---

① 李迅：宋代医家，泉州（今福建省泉州市）人，著有《集验背疽方》。
② 史源：宋代医家，颍昌（今河南省许昌市）人，著有《治背疽方》。
③ □□：原文漫漶不清。增订本作“神损”，可参。
④ 楞严经：著名佛教经典。
⑤ 兴渠：阿魏。
⑥ □：原文漫漶不清。《本草纲目·菜部·第二十六卷·薤》和增订本均作“藠”，可从。
⑦ 呌：同“叫”。下同。

擣用]。

叶似韭而中空，根如蒜。取白用。忌牛肉[其叶光滑，露亦难伫[1]，故云薤露]。

胡荽

【宣。発痘疹】

辛，温。香窜。内通心脾，外达四肢。辟一切不正之气，沙瘮痘疮不出，煎酒歕（歕，音喷，平声）之[心脾之气，得芳香而运行。含喷遍身，勿噀[2]头面。痘疹家悬掛[3]左右，辟一切邪恶]。

莱菔[俗作萝卜]

【宣。行气，化痰，消食】

辛甘属土。生食升气，熟食降气。化痰消食[丹溪曰：气升则食自降]，宽中散瘀。治吐血、吞酸、咳嗽、口渴。利二便，解酒毒，制面毒、豆腐积[昔有人病，梦红裳女子引入宫殿，小姑歌云：五灵楼阁晓玲珑，天府由来是此中。惆怅闷怀言不尽，一丸莱菔火吾宫。一道士云：此犯大麦毒也。女子，心神；小姑，脾神。医经莱菔制面毒，遂以药饼莱菔治之，果愈]。生捣治噤口痢，涂跌打、汤火伤。多食渗血，故白人髭发[服何首乌、地黄者忌之。○生姜能制其毒。○夏月食其菜数斤，秋不患痢。冬月以菜叶摊屋瓦上，任霜雪打压，至春收之，煎汤饮，治痢]。

① 伫：同“伫”。下同。
② 噀（xùn训）：喷。
③ 掛：同“挂”。下同。

莱菔子

【宣。行气，除痰】

辛入肺，甘走脾，长于利气。生能升，熟能降。升则吐风痰，散风寒，发疮疹；降则定痰喘咳嗽，调下痢后重，止内痛［皆利气之効。丹溪曰：莱菔子治痰，有冲墙倒壁之功］。

炒用。

白芥子

【宣。利气，豁痰】

辛温入肺，通行经络，发汗散寒，温中开胃，利气豁痰，消肿止痛［痰行则肿消，气行则痛止］。治咳嗽反胃，痺木脚气，筋骨诸痛［痰气阻滞］。久嗽肺虚者禁用［丹溪曰：痰在胁下及皮里膜外，非此不能达行。古方控涎丹用之，正此义。韩悉三子养亲汤：白芥子主痰，下气宽中；紫蘇子主气，定喘止嗽；莱菔子主食，开痞降气。各微炒研，看所主为君。治老人痰嗽、喘满、懒食］。

北产者良。煎汤不可过熟，熟则力减。

生姜

【宣。散寒，开痰，止呕】

辛，温。行阳分而祛寒发表，宣肺气而解鬱调中，畅胃口而开痰下食。治伤寒头痛，伤风鼻塞［辛能入肺，通气散寒］，欬逆呕哕［有声有物为呕，有声无物为哕，有物无声为吐。其症或因寒、因热、因食、因痰，气逆上冲而然。生姜能散逆气，呕家圣药］，胸壅痰膈，寒痛湿泻。消水气，行血闭，通神明，去秽恶，救暴卒［凡中风、中气、中暑、中恶，一切暴卒之病，姜汁和童便饮，効。姜汁开痰，童便降火也］，疗狐臭［姜汁频涂］，搽冻耳［熬膏涂］。杀半夏、南星、厚朴、菌[音郡]蕈[音寻，上声]、野禽毒，早行含一块，辟雾露山岚邪气。捣汁和黄明胶熬，贴风湿痺痛。久食积热患目，多食兼酒發痔，疮痈人多食则生恶肉。要凉则留皮。皮辛凉，和脾行水，治皮肤水肿[以皮行皮]，腹胀痞满[成无己曰：姜、枣辛甘，能行脾胃之津液而和营卫，不专于發散也。东垣曰：夜不食姜者，夜主阖而姜主□[1]也。秋不食姜者，秋主收而姜主散也]。

秦椒为使，恶黄连、黄芩、夜明砂[糟姜瓶内入蝉退，虽老无筋，亦物性有所伏也]。

干姜、黑姜

【大燥。回阳。宣。通脉络】

生用辛温，逐寒邪而發表；炮则辛苦大热，除胃冷而守中[辛则散，炮之稍苦，故止而不移，非若附子走而不守]。温经止血[炮黑止吐衄诸血，红见黑则止，水制火也]，消痰定呕，去藏府沉寒锢冷。能去恶生新，使阳生阴长，故吐衄下血，有阴无阳者宜之。同补阴药，亦能引血药入气分而生血，故血虚發热、产后大热者宜之[此非有馀之热，乃阴虚生内热也。干姜能入肺利气，能入肝引众药生血，必与补阴药同用。葢热因热用，皆从治之法，故亦治目睛久赤]。引以黑附，能入肾而治寒湿，能回脉绝无阳。同五味入肺中，利肺气而治寒嗽[肺恶寒]。燥脾湿而补脾[脾恶湿]，通心助阳而补心气[苦入心]，开五藏六府，通

---

① □：原文漫漶不清。增订本均作“辟”，可参。

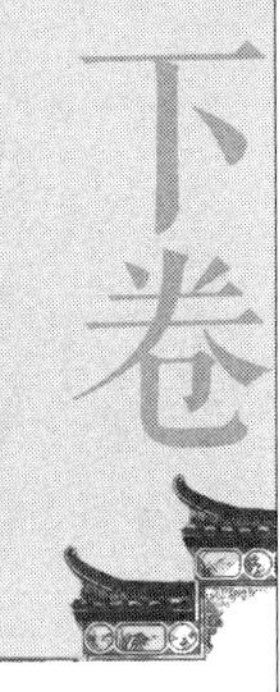

四肢关节，宣诸络脉。治冷痺寒痞，反胃下痢。多用损阴耗气，孕妇忌之［辛热能动血。王好古曰：服干姜以治中者必僭上，宜大枣辅之］。

母姜晒干为干姜，炮黑为黑姜。

山药［古名薯蓣］

【补脾肺，濇精气】

色白入肺，味甘归脾。入脾肺二经，补其不足，清其虚热［阴不足则内热，补阴故能清热］。固肠胃，润皮毛，化痰涎，止泻痢［渗湿，故化痰止泻］。肺为肾母，故又益肾强阴，治虚损劳伤［仲景八味丸用之以强阴］；脾为心子，又能益心气［子能令母实］，治遗精健忘。生擣，敷痈疮、肿硬［山药能消热肿，盖补其气，则邪滞自行。丹溪云：补阳气，生者能消肿硬是也］。

色白怀庆者胜。

百合

【润肺，止嗽】

甘，平。润肺宁心，清热止嗽，补中益气，止涕泪［涕泪，肺肝热也。经曰：肺为涕，肝为泪，心为汗，脾为涎，肾为唾］，利二便。治浮肿胪胀，心下满痛，乳痈疮肿，伤寒百合病［行住坐卧不定，如有鬼神状。蘓颂曰：病名百合，而用百合治之，不识其义。李士材曰：亦清心安神之効。朱二允曰：久嗽之人，肺气必虚，虚则宜歛。百合之甘歛，胜于五味之酸收］。

花白者入药。

甜瓜蒂

【宣[1]。涌吐】

苦，寒。阳明吐药［胃］，能吐风热痰涎，上膈宿食［吐去上焦之邪，经所谓高者因而越之，在上者涌之，木鬱则达之是也。越以瓜蒂、淡豉之苦，涌以赤小豆之酸，吐去上焦有形之物，则木得舒畅，天地交而万物通矣。当吐而胃弱者，代以参芦。丹溪曰：吐中就有發散之义］。治风眩头痛，懊侬不眠，癫痫喉痺，头目湿气，皮肤水肿，黄疸湿热诸病。上部无实邪者禁用［能损胃耗气。语曰：大吐亡阳，大下亡阴。○凡取吐者，须天气清明，巳午以前，先令病人隔夜不食，卒暴病者不拘］。

① 宣：原文漫漶不清，据增订本、文义和模糊字影而定。

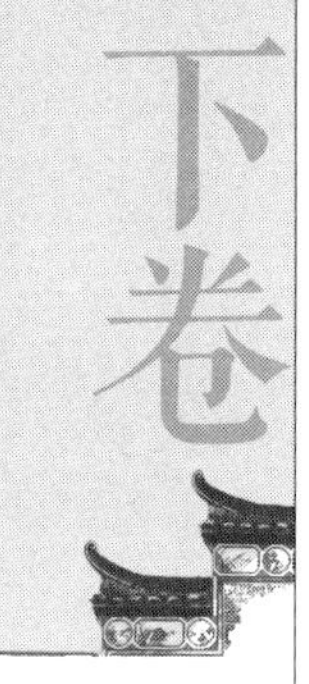

下卷之四　金石水土部

金箔

【重。镇心肝，定惊悸】

辛，平。有毒［生金屑服之杀人。昂按：金性坚刚重坠，与血肉之体不相宜，故服之致死，非其性有毒也。人被金银灼者，并不溃烂，其无毒可知矣。精金粹玉，世之宝器，岂有毒气哉］。金制木，重镇怯，故镇心肝，安魂魄［虽云重坠，亦藉其宝气也。古方有红雪、紫雪，皆取金银煮汁，亦假其气耳］。治惊痫风热，肝胆之病［肝经风热，则为惊痫失志，魂魄飞扬。肝属木而畏金，与心为子母之藏，故其病同源一治也］。

畏锡、水银［遇铅则碎。五金皆畏水银］。银箔功用畧同。

自然铜

【重。续筋骨】

辛，平。主折伤，续筋骨，散瘀止痛［折伤必有死血瘀滞经络，然须审虚实，佐以养血补气温经之药。铜非煅不可用。火毒、金毒相煽，复挟香药，热毒内攻，虽有接骨之功，然多燥散之祸，用者慎之］。

产铜坑中，火煅醋淬□□□□□□[1]水飞过用。

---

① □□□□□□：原文缺损、漫漶不清。《本草纲目·石部·第八卷·自然铜》作“七次，细研”，增订本作“七次，细研，甘草”。可参。

黄丹

【重。外用熬膏】

醎，寒。沉重，味兼盐矾。内用坠痰去怯，消积杀虫，治惊疳疟痢；外用鲜热拔毒，去瘀长肉。熬膏必用之药。

即铅丹水漂去硝塩、砂石，澄干，微火炒紫色，摊地上，去火毒用。

丹砂

【重。镇心，定惊，泻热】

体阳性阴［内含阴汞］，味甘而凉，色赤属火［性反凉者，离中虚、有阴也。味不苦而甘者，火中有土也］。泻心经邪热［心经血分主药］，镇心清肝，明目發汗［汗为心液］，定惊祛风，辟邪鲜毒［胎毒、痘毒宜之］，止渴安胎［时珍曰：同远志、龙骨之类养心气，同丹参、当归之类养心血，同地黄、枸杞之类养肾，同厚朴、川椒之类养脾，同南星、川乌之类祛风。〇多服令人痴呆］。

辰产，明如箭镞者良［名箭头砂］。细研，水飞三次用［生用无毒，火炼则有毒，服饵常杀人］。恶磁石，畏醎水，忌一切血［郑康成註《周礼》，以丹砂、石胆、雄黄、矾石、磁石为五毒，古人用以攻疡］。

水银

【重。外用杀虫】

辛，寒。阴毒。功耑杀虫。治疮疥虮虱［性滑重，直入肉，头疮切不可用，恐入经络，令人筋骨拘挛］，鲜金银铜锡毒，堕胎绝孕。

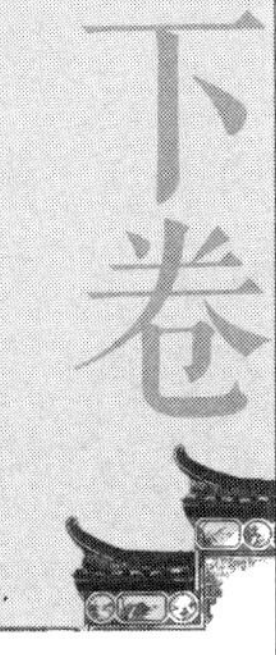

从丹砂烧煅而出。畏慈石[①]、砒霜。得铅则凝，得硫则结，併枣肉入唾研则碎。散失在地者，以花椒、茶末收之。

轻粉

【燥。劫痰涎，外用杀虫】

辛，冷［时珍曰：燥，有毒］。杀虫，治疮癣，劫痰涎，消积滞［能消涎积。十枣汤加大黄、牵牛、轻粉，名三花神佑丸］。瘛疭药多用之。不可过服常用［时珍曰：水银阴毒，因火煅丹砂而出，再加塩、矾，炼为轻粉，毒性仍存，复经火炼、燥裂，今人用治杨梅毒疮，虽能劫风痰湿热，从牙龈出，邪鬱暂解，然毒气窜入经络，筋骨血液耗亡，筋失所养，变为筋挛骨痛，痈肿疳漏，遂成废痼，贻害无穷］。

土茯苓、黄连、黑铅、铁浆、陈酱能制其毒。

石膏

【体重泻火，气轻解肌】

甘辛而淡，体重而降。足阳明经［胃］大寒之药，色白入肺，兼入三焦［诸经气分之药］。寒能清热降火，辛能發汗解肌，甘能缓脾益气，生津止渴。治伤寒鬱结无汗，阳明头痛，發热恶寒，日晡潮热，肌肉壮热［经云：阳盛生外热］，小便赤浊，大渴引饮，自汗口干［能發汗，又能止自汗］，舌焦［胎厚无津］牙痛［皆阳明经热，为末擦牙，固齿］。又胃主肌肉，肺主皮毛，为發斑、發疹之要品［色赤如锦纹者为斑，隐隐见红点者为疹，斑重而疹轻。率由胃热，然亦有阴阳二症。阳症宜石膏。阴症微红而稀少，若作热治，死

① 慈石：今统作“磁石”，下同。

生反掌，宜调中温胃，稍兼解散。又有内伤症见斑疹者，此胃气极虚，一身之火，游行于外，当补益气血，使中有主，则气不外游，而血不外散。此症尤当慎之]。但用之尠少，则难见功[白虎汤以之为君，或自一两加至四两。竹叶、麦冬、知母、粳米，亦加四倍。甚者加芩、连、栢，名三黄石膏汤。虚者加人参，名人参白虎汤]。然能寒胃，胃弱血虚及病邪未入阳明禁用[成无己曰：风，阳邪伤卫；寒，阴邪伤营。营卫阴阳俱伤，则非轻剂所能独散，必须重轻之剂同散之，乃得阴阳之邪俱去，营卫俱和。石膏乃重剂，而又专达肌表也。东垣曰：石膏足阳明药，仲景用治伤寒阳明症，身热、目痛、鼻干、不得卧，邪在阳明，肺受火制，故用辛寒以清肺气。所以有白虎之名，肺主西方也。按：阳明主肌肉，故身热；脉交頞中，故目痛；脉起于鼻，循鼻外，金燥，故鼻干；胃不和则卧不安，故不得卧。然亦有阴虚發热，及脾胃虚劳，伤寒阴盛格阳，寒极似热，类白虎汤症，误投之不可救也。按：阴盛格阳、阳盛格阴二症，至为难辨。葢阴盛极而格阳于外，外热而内寒；阳盛极而格阴于外，外冷而内热。经所谓重阴必阳，重阳必阴，重寒则热，重热则寒是也。当于小便分之：便清者，外虽燥热，而中实寒；便赤者，外虽厥冷，而内实热也。再看口中之燥润，及舌胎之深浅。胎黄黑者为热，宜白虎汤。然亦有胎黑属寒者，舌无芒刺，口有津液也，急宜温补，投寒剂则殆矣]。

亦名寒水石[古方所用寒水石是凝水石，唐宋诸方用寒水石即石膏。凝水石乃塩精渗入土中，年久结成，清莹有稜，入水即化。辛醎大寒，治时气热盛，口渴水肿]。莹白者良。研细，甘草水飞用。近人因其寒，或用火煅，则不伤胃。味淡难出，若入煎剂，须先煮数十沸。雞子为使，忌巴豆、铁。

滑石

【滑，利窍；通，行水；体重，泻火；气轻，解肌】

滑利窍，淡渗湿，甘益气补脾胃，寒泻热降心火。色白入肺，上开腠理而發表[肺主皮毛]，下走膀胱而行水，通六府九窍津液，为足太阳经本药[膀胱]。治中暑积热，呕吐烦渴，黄疸水肿，脚气淋闭[偏主石淋]，水泻热痢[六一散加红曲治赤痢，加干姜治白痢]，吐血衄血，诸疮肿毒，为荡热除湿之要剂。消暑散结，通乳滑胎[时珍曰：滑石利窍，不独小便也。上开腠理而發表，是除上中之湿热；下利便溺而行水，是除中下之湿热。热去则三焦宁而表里和，湿去则阑门（阑门分别清浊，乃小肠之下口）通而阴阳利矣。河间益元散，通治上下表里诸病，蓋是此意。益元散，一名天水散，一名六一散，取天一生水、地六成之之义。滑石六钱，甘草一钱，或加辰砂。○滑石治渴，非实止渴，资其利窍，渗去湿热，则脾胃中和而渴自止耳。若无湿，小便利而渴者，内有燥热，燥宜滋润。或误服此，则愈亡其津液而渴转甚矣。故好古以为至燥之剂]。

白而润者良。石韦为使，宜甘草[走泄之剂，宜甘草以和之]。

朴硝、芒硝[朴硝即皮硝]

【大泻。润燥，软坚】

辛能润燥，醎能软坚，苦能下泄，大寒能除热。朴硝酷澁性急，芒硝经鍊[①]稍缓。能荡涤三焦肠胃实热，推陈致新[昂按：致新则泻亦有补，与大黄同。蓋邪气不除，则正气不能复也]。治

① 鍊：同“煉”。下同。

阳强之病，伤寒［经曰：人之伤于寒也必病热。盖寒鬱而为热也］疫痢，积聚结癖，留血停痰，黄疸淋闭，瘰疬疮肿，目赤障翳。通经堕胎［《经疏》曰：硝者，消也。五金八石皆能消之，况藏府之积聚乎？其直往无前之性，所谓无坚不破，无热不荡者也。病非邪热深固、闭结不通，不可轻投，恐误伐下焦真阴故也（下多则亡阴）。成无己曰：热淫于内，治以醎寒。气坚者以醎软之，热盛者以寒消之。故仲景大陷胸汤、大承气汤、调胃承气汤，皆用芒硝以软坚去实热。结不至坚者，不可用也。佐之以苦，故用大黄相须为使。按：芒硝消散，破结软坚。大黄推荡，走而不守。故二药相须，同为峻下之剂。王好古曰：《本草》言芒硝堕胎，然妊娠伤寒可下者，兼用大黄以润燥，软坚泻热，而母子相安。经曰有故无殒，亦无殒也，此之谓欤。谓药自病当之，故胎无患也］。

硝能柔五金，化七十二种石为水。生于卤地，刮取煎炼，在底者为朴硝，在上有芒者为芒硝，有牙者为马牙硝［《本经》《别录》：朴硝、硝石分二种，而气味主治畧同。李时珍曰：朴硝下降，属水性寒；硝石为造炮焰硝，上升属火，性温。然别本多以硝石为芒硝之在底者］。

玄明粉

【泻热，润燥，软坚】

辛甘而冷。去胃中之实热，荡肠中之宿垢。润燥破结，消肿明目［血热去则肿消而目明。昂按：泻痢不止，用大黄、玄明粉以推荡之，而泻痢反止。盖宿垢不净，疾终不除，经所谓通因通用也］。

朴硝煎化，用莱菔煮，再同甘草煎，入罐煅炼，去其醎寒之性。阴中有阳，性稍和缓。大抵用代朴硝，若胃虚无实热者禁用。俱忌苦参。

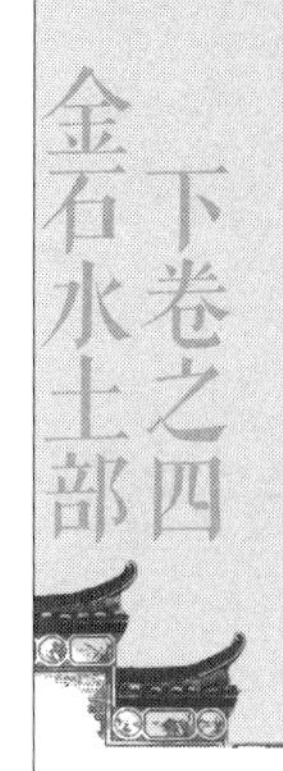

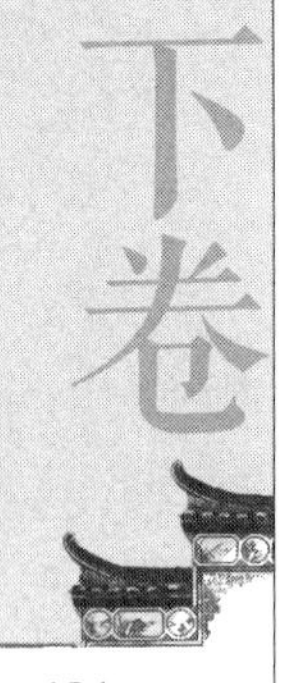

赤石脂

【重，濇。固大小肠】

甘而温，故益气生肌而调中；酸而濇，故收湿止血而固下［《经疏》云：大小肠下后虚脱，非濇剂无以固之。其他濇药轻浮，不能达下，惟赤石脂体重而濇，直入下焦阴分，故为久痢泄澼要药。仲景桃花汤用之，加干姜、粳米］。疗肠澼泄痢，崩带遗精，痈痔溃疡，收口长肉，催生下胞［《经疏》云：能去恶血，恶血化则胞胎无阻。东垣云：胞胎不出，濇剂可以下之。又云：固肠胃有收敛之能，下胞衣无推荡之峻］。

细腻粘舌者良。赤入血分，白入气分［五色石脂各入五藏］。研粉水飞用。恶芫花，畏大黄。

禹馀粮[①]

【重，濇。固下】

甘，平，性濇。手足阳明［大肠、胃］血分重剂。能固下［李先知[②]云：下焦有病人难会，须用馀粮、赤石脂］。治咳逆下痢，血闭血崩。又能催生。

石中黄粉，生于池泽。无砂者佳。牡丹为使。

浮石［一名海石］

【泻火，软坚】

鹹润下，寒降火。色白体轻，入肺，清其上源［肺为水之上源］。止渴止嗽，通淋软坚。除上焦痰热，消瘿瘤结核［顽痰

---

① 禹馀粮：今统作“禹余粮”，下同。
② 李先知：《本草纲目·石部·第十卷·禹余粮》作“李知先”，当是。李知先，宋元医家，著有《南阳活人书括》。

所结，咸能软坚。俞琰[1]《席上腐谈》云：肝属木，当浮而反沉；肺属金，当沉而反浮，何也？肝实而肺虚也。故石入水则沉，而南海有浮水之石；木入水则浮，而南海有沉水之香。虚实之反如此]。

水沫日久结成。海中者味咸，更良。

蓬砂

【润。生津，去痰热】

甘咸而凉。色白质轻，故去上焦胸膈之痰热，生津止嗽，治喉痹、口齿诸病[初觉喉中肿痛，含化咽津，则不成痹]。能柔五金而去垢腻，故治噎膈积聚，结核努肉，目翳骨硬[咸能软坚，含之咽汁]。

出西番者，白如明矾；出南番者，黄如桃胶。能制汞、哑铜。

硇砂[2][硇，音铙]

【泻。消肉积】

咸、苦，辛热。有毒。消食破瘀，治噎膈癥瘕，去目翳努肉。煖子宫，助阳事[性大热，能烂五金。《本草》称其能化人心为血，亦甚言不可多服耳。凡煮硬肉，投少许即易烂，故治噎膈、癥瘕、肉积有殊功]。

出西戎。乃卤液结成，状如塩块，置冷湿处即化。白净者良。水飞过，醋煮干如霜，刮下用。

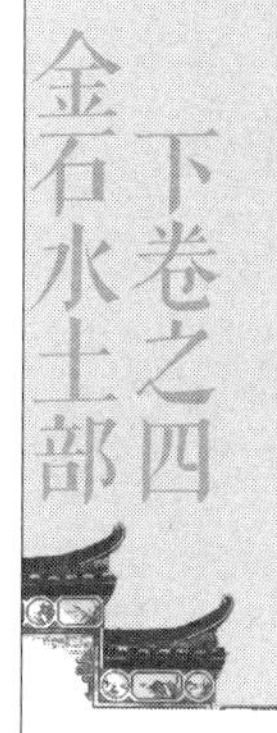

① 俞琰，宋末元初道教学者，吴郡（今江苏苏州）人，著有《周易集说》。
② 硇砂：原目录缺失此条目。

慈石

【重。补肾】

辛，醎。色黑属水，能引肺金之气入肾。补肾益精，除烦祛热，通耳明目［耳为肾窍，肾水足则目明］。治羸弱周痺，骨节痠[①]痛［肾主骨］，惊痫［重镇怯］肿核［醎软坚］，误吞针铁［研末服］，止金疮血［“十剂”曰：重可去怯，慈石、铁粉之属是也。《经疏》云：石药皆有毒，独慈石冲和，无悍猛之气，又能补肾益精。然体重，渍酒优于丸散。时珍曰：一士病目渐生翳，珍以羌活胜湿汤加减，而以磁朱丸佐之，两月遂愈。葢磁石入肾，镇养真精，使神水不外移；朱砂入心，镇养心血，使邪火不上攻；佐以神曲，消化滞气，温养脾胃生發之气，乃道家黄婆媒合婴姹之理。方见孙真人《千金方》，但云明目，而未發出用药微义也］。

色黑吸铁者真。火煅醋淬，碾末水飞，或醋煮三日夜用。柴胡为使，恶牡丹，杀铁消金。

礞石

【重。泻阴痰】

甘、醎。有毒。体重沉坠。色青入肝，制以硝石，能平肝下气，为治惊利痰之圣药［吐痰水上，以石末掺之，痰即随下。王隐君有礞石化痰丸，能治百病。礞石、焰硝各二两，煅研，水飞净一两，大黄酒蒸八两，黄芩酒洗八两，沉香五钱，为末，水丸，量虚实服。时珍曰：风木太过，来制脾土。气不运化，积滞生痰，壅塞上中二焦，变生诸病。礞石重坠，硝性踈快，使痰积通利，诸症自除］。气弱脾虛者禁服。

---

① 痠：用同“酸”。下同。

坚细青黑，中有白星点。硝石、礞石等分，打碎拌匀，入坩锅煅至硝尽，石色如金为度。如无金星者不入药。研末水飞，去硝毒用。

代赭石[①]

【重。镇虚逆】

苦，寒。养血气，除血热。入肝与心包，耑治二经血分之病，吐衄崩带，胎动产难，小儿慢惊［赭石半钱，东瓜[②]仁汤调服］，金疮长肉［仲景治伤寒，汗吐下后，心下痞鞕[③]噫（噫同嗳）气，用代赭旋覆汤，取其重以镇虚逆，赤以养阴血也］。

煅红醋淬，水飞用。干姜为使，畏雄、附。

花乳石

【濇。止血】

酸、濇，气平，耑入肝经血分。能化瘀血为水，止金疮出血［刮末傅之即合，仍不作脓。《局方》治诸血、损伤、胎产，有花乳石散］，下死胎胞衣［恶血化则胞胎无阻］。

出陕华代地。体坚色黄。煅研水飞用。

炉甘石

【燥湿，治目疾】

甘，温。阳明胃经药。受金银之气，金胜木，燥胜湿，故止血消肿，收湿除烂，退赤去翳，为目疾要药。

---

① 代赭石：今统作"代赭石"。赭："赭"之俗字，浅红色；红色。下同。
② 东瓜：冬瓜。
③ 痞鞕：原作"痞鞭"，据《伤寒论·辨太阳病脉证并治》第161条改。

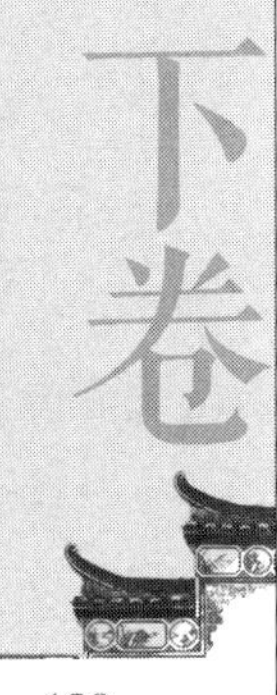

产金银坑中，金银之苗也。状如羊脑，松如石脂。能点赤铜为黄［今之黄铜，皆其所点也］。煅红，童便淬七次，研粉水飞用。

阳起石

【补肾命】

豳，温。补右肾命门。治阴痿精乏，子宫虚冷，腰膝冷痹，癥瘕水肿［寇宗奭曰：凡石药冷热皆有毒，宜酌用。按：经曰石药發癫，芳草發狂。芳草之气美，石药之气悍。二者相遇，恐内伤脾］。

出齐州阳起山，云母根也。虽大雪遍境，此山独无。以云头雨脚鹭鸶毛，色白滋润者良［真者难得］。火煅醋淬七次，研粉水飞用。亦有用烧酒、樟脑升炼取粉者。桑螵蛸为使，恶泽泻、菌桂，畏兔丝子，忌羊血。

钟乳

【补阳】

甘，温。阳明气分药［胃］，本石之精。强阴益阳，通百节，利九窍，补虚劳。服之令人阳气暴充，饮食倍进，形体壮盛。然其性慓悍，须命门真火衰者可偶用之。若藉以恣慾，多服久服不免淋渴痈疽之患。

出洞穴中，石液凝成。下垂如冰柱，通中轻薄如鹅翎管，碎之如爪甲光明者真。炼合各如本方。蛇床为使，恶牡丹，畏紫石英，忌参、术、羊血、葱、蒜、胡荽。

白石英

【重。润肺】

甘、辛，微温。肺大肠经气分之药。润以去燥，利小便，实大肠。治肺痿吐脓，欬逆上气。但系石类，只可暂用［“十剂”曰：湿可去枯，白石英、紫石英之属是也。湿即润也。按：润药颇多，石药终燥，而徐之才取二石英为润，存其意可也］。

白若水晶，如紫石英而差大。

紫石英

【重，镇心。润，补肝】

甘辛性温而补，重以去怯，湿以去枯。入心肝血分，故心神不安，肝血不足，女子血海虚寒不孕者宜之［冲为血海，任主胞胎。《经疏》云：女子系胞于肾及心包络，虚则风寒乘之，故不孕。紫石英辛温走二经，散风寒、镇下焦，为煖子宫之要药］。

色淡紫莹彻，五稜。火煅醋淬七次，研末水飞用。二英俱畏附子，恶黄连［五色石英，各入五藏］。

雄黄

【重。解毒，杀虫】

辛，温。有毒。得正阳之气，入肝经气分。搜肝气，泻肝风，杀百毒，辟鬼魅。治惊痫痰涎，头痛眩运，暑疟澼痢，泄泻积聚。又能化血为水，燥湿杀虫，治劳疳、疮疥、蛇伤。

赤似雞冠，明彻不臭，重三五两者良［孕妇佩之，转女成男］。醋浸，入莱菔汁，煮干用。

石硫黄

【燥。补阳，杀虫】

味酸。有毒。大热纯阳［硫黄阳精极热，与大黄极寒，并号将军］，补命门真火不足。性虽热而疏利大肠，与燥濇者不同

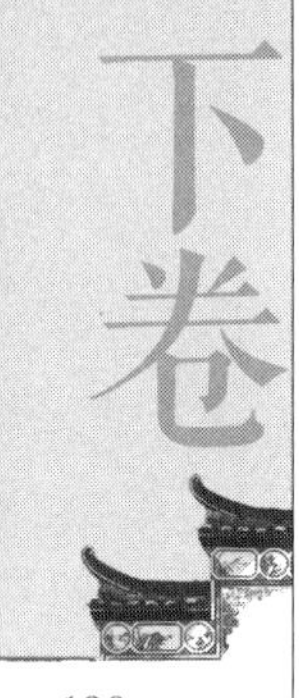

［热药多秘，唯硫黄煖而能通；寒药多泄，唯黄连肥肠而止泻］。若阳气暴绝，阴毒伤寒，久患寒泻，脾胃虚弱，命欲垂尽者用之，亦救危妙药也。治寒痺冷癖，足寒无力，老人虚秘［《局方》用半硫丸］，妇人阴蚀，小儿慢惊。煖精壮阳，杀虫疗疮。辟鬼魅，化五金，能干汞［王好古曰：太白丹、来复丹皆用硫黄，佐以硝石。至阳佐以至阴，与仲景白通汤佐以人尿、猪胆汁意同。所以治内伤生冷，外冒暑湿，霍乱诸病，能除扞格[1]之寒，兼有伏阳，不得不尔。如无伏阳，只是阴虚，更不必以阴药佐之。《夷坚志[2]》云：唐与正[3]亦知医，能以意治病。吴巡检病不得溲，卧则微通，立则不能涓滴，遍用通药不効。唐问其平日自制黑锡丹常服，因悟曰：此必结砂时，硫飞去，铅不死，铅砂入膀胱，卧则偏重犹可溲，立则正塞水道，故不通。取金液丹三百粒，分十服，瞿麦汤下。铅得硫则化，水道遂利。家母舅童时亦病溺澁，服通淋药罔効。老医黄五聚视之曰：此乃外皮窍小，故溺时艰阻，非淋症也。以牛骨作屑，塞于皮端，窍渐展开，勿药而愈。使重服通利药，得不更变他症乎？乃知医理非一端也。〇硫能化铅为水，修炼家尊之为金液丹］。

番舶者良。取色黄鲜洁者，以莱菔剜空，入硫在内合定，糠火煨熟，去其臭气；以紫背浮萍煮过，消其火毒；以皂荚汤淘其黑浆。一法绢袋盛，酒煮三日夜用。畏细辛、猪[4]血、醋。

---

① 扞格（hàn gé汗革）：互相抵触。
② 夷坚志：南宋洪迈（1123—1202）编撰的一部著名的志怪小说集。
③ 唐与正：南宋绍兴甲戌（1154）进士，婺州（今浙江金华市）人。
④ 猪：增订本作“诸”，可参。

土硫黄辛热腥臭，止可入疮药，不可服饵。

胆矾［一名石胆］

【宣，吐风痰。濇，歛欬逆】

酸、澁、辛，寒。入少阳胆经。性歛而能上行，涌吐风热痰涎，發散风木相火。治喉痹［醋调嚥，吐痰涎，立愈］欬逆，痉痫崩淋。能杀虫，治牙虫疮毒阴蚀。

产铜坑中，乃铜之精液［故能入肝胆、治风木］。磨铁作铜色者真。形似空青，鸭嘴色为上［市人多以醋揉青矾伪之］。畏桂、芫花、辛夷、白微。

白矾

【濇。燥湿，坠痰】

酸醎而寒，性濇而收。燥湿追涎，化痰坠浊，解毒生津，除风杀虫，止血定痛，通大小便，蚀恶肉，生好肉，除锢热在骨髓［髓为热所劫则空，故骨痿而齿浮］。治惊痫黄疸，血痛喉痹，齿痛风眼，鼻中瘜肉，崩痢脱肛，阴蚀阴挺［阴肉挺出，肝经之火］，痈疽疔肿，瘰疬疥癣，虎犬蛇虫咬伤［时珍曰：能吐风热痰涎，取其酸苦涌泄也。治诸血痛、阴挺、脱肛、疮疡，取其酸濇而收也。治风眼、痰饮、疟痢、崩带，取其收而燥湿也。治喉痹、痈蛊、蛇伤，取其解毒也］。多服损心肺，伤骨［寇宗奭曰：却水故也。书纸上，水不能濡，故知其性却水也。李迅曰：凡發背，当服蜡矾丸以护膜，防毒气内攻。矾一两，黄蜡七钱，溶化和丸。每服十丸，渐加至二十丸，日服百丸则有力。此药护膜托里、解毒化脓之功甚大］。

取洁白光莹者，火煅用。又法，以火煅地，洒水于上，取矾布地，以盘覆之，四面灰拥一日夜，矾飞盘上，扫收之，

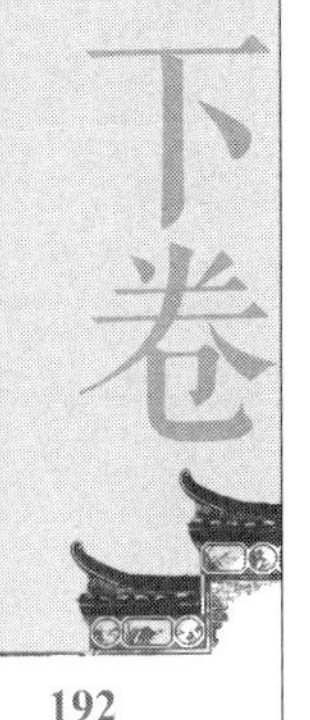

为矾精。未尽者更如前法。再以陈酒化之，名矾华。七日可用，百日弥佳。甘草为使，畏麻黄，恶牡蛎。

皂矾［一名绿矾］

【濇。燥湿，化痰】

酸涌濇收。燥湿化痰、解毒杀虫之功，与白矾同，而力差缓。主治畧同白矾。利小便，消食积［同健脾消食药为丸。时珍曰：胀满、黄肿、疟痢、疳疾方，往往用之。其源则自仲景用矾石、硝石治女劳黄疸方中变化而来］。

出晋地，深青莹净者良。煅赤用［煅赤名绛矾，能入血分，伐肝木，燥脾湿。张三丰有伐木丸治肿满：苍术二斤，米泔浸，黄酒、面曲四两炒，绛矾一斤，醋拌晒干，入瓿[1]，火煅，为末，醋糊丸］。

石灰

【重。燥湿，止血，生肌】

辛，温。性烈。能坚物散血，定痛生肌，止金疮血［腊月用黄牛胆汁和，纳胆中，阴干用］，杀疮虫，蚀恶肉，灭瘢疵［和药点痣］，解酒酸［酒家多用之，然有灰之酒伤人］。内用止泻痢崩带，收阴挺［阴肉挺出，亦名阴菌］脱肛，消积聚结核。

风化者良。圹[2]灰，火毒已出，主顽疮脓水淋漓，敛疮口尤妙。

---

① 瓿（fǒu否）：同“缶”，古代盛酒、汲水或盛水的瓦器。
② 圹（kuàng矿）：墓穴。

砒石

【大燥。劫痰】

辛苦而酸，大热大毒，砒霜尤烈。耑能燥痰，可作吐药。疗风痰在胸膈，截疟除哮。外用蚀败肉，杀虱枯痔。

出信州，故名信石，衡州次之。锡之苗也［故锡壶亦云有毒］。生者名砒黄，鍊者名砒霜。畏绿豆、冷水、羊血。

青盐［即戎塩］

【补肾，泻血热】

甘醎而寒。入肾经，助水藏，平血热。治目痛赤濇，吐血溺血，坚骨固齿［擦牙良］，明目乌须。馀同食盐。

出西羌。不假煎炼。方稜、明莹色青者良。

食盐

【□□润□□心□二便□涌吐[1]。为诸药引经】

醎、甘、辛，寒。醎润下，故通大小便；醎走血而寒胜热，故治目赤痛肿，血热热疾；醎补心，故治心虚［以水制火，取既济之义，故补心药用塩炒］；醎入肾而主骨［故补肾药用塩汤下］，故□[2]肌骨，治骨病齿痛［擦牙亦佳，清火固齿。或问醎能软坚，何以坚肌骨？不知骨消筋缓，皆因湿热。热淫于内，治以醎寒。譬如生肉易溃，得塩性醎寒，则能坚久不腐也］；醎润燥而辛泄肺［煎塩用皂角收，故味微辛］，故治痰饮喘逆［《本经》治喘逆，惟哮症忌之］；醎

① □□润□□心□二便□涌吐：原文缺损。增订本作“泻热润燥补心通二便宣引吐”，可参。

② □：原文缺失。《本草纲目·石部·第十一卷·食盐》和增订本均作“坚”。可从。

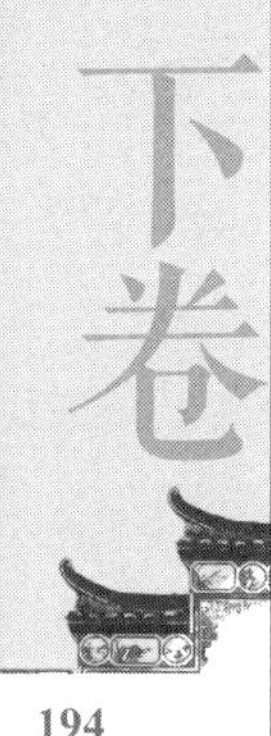

软坚，故治结核积聚。又能涌吐醒酒解毒［火热即毒也，能散火凉血］，杀虫定痛止痒。多食伤肺，走血、渗津、發渴［经曰：鹹走血，血病毋多食鹹。又食鹹则口干者，为能渗胃中津液也］。凡血病哮喘、水肿、消渴人为大忌［塩品颇多：江淮南北塩生于海，山西解州塩生于池，四川、云南塩生于井。戎塩生于土。光明塩或生于阶成[1]山崖，或产于五原塩池[2]。状若水晶，不假煎炼，一名水晶塩。石塩生于石，木塩生于树，蓬塩生于草。造化之妙，诚难穷也］。

急流水

【通】

性速而趋下。通二便，风痺之药宜之［昔有病小便閟者，众不能瘥。张子和易以急流之水煎前药，一饮而溲］。

逆流回澜水

【宣】

性逆而倒上。中风卒厥，宣吐痰饮之药宜之。

甘烂水［用流水，以瓢扬万遍。亦曰劳水］

【补】

水性鹹而重，劳之则甘而轻。仲景用煎伤寒劳伤等药，取其不助肾气，而益脾胃也。

---

① 阶成：指阶州、成州，两地均在今甘肃省境内。
② 五原塩池：今宁夏盐池县北。

井泉水

【补】

将旦首汲，曰井华水；出甃[1]未放，曰无根水；无时初出，曰新汲水。解热闷烦渴，煎补阴之药宜之［井以有地脉山泉者为上，从江湖渗来者次之。其城市近沟渠汚[2]秽者，醎而有鹼[3]，煮粥煎茶，味各有異，以之入药，其可无择乎］。

百沸汤

【宣。助阳】

助阳气，行经络［汪颖曰：汤须百沸者佳。寇宗奭曰：患风冷气痺人，以汤淋脚至膝，厚覆取汗，然别有药，特假阳气而行耳。四时暴泻痢，四肢脐腹冷，坐深汤中，浸至膝上。生阳之药，无速于此。张从正曰：凡伤风寒酒食，初起无药，便饮太和汤[4]，或酸虀[5]水，揉肚探吐，汗出即已。昂按：感冒风寒，而以热汤澡浴，亦發散之一法。故《内经》亦有可汤熨、可浴，及摩之浴之之文］。

阴阳水［一名生熟水］

【宣。和阴阳】

治霍乱吐泻有神功［阴阳不和而交争，故上吐下泻而霍乱。饮此輙[6]定者，分其阴阳，使和平也。按：霍乱有寒热二症，药中能治此者甚多。

① 甃：《本草纲目·水部·第五卷·井泉水》同，增订本作“甃”。甃，井。甃，井。
② 汚：同“污”。下同。
③ 鹼：同“鹻”。下同。
④ 太和汤：百沸汤。
⑤ 虀（jī机）：同“齏”。下同。
⑥ 輙：同“輒”。下同。

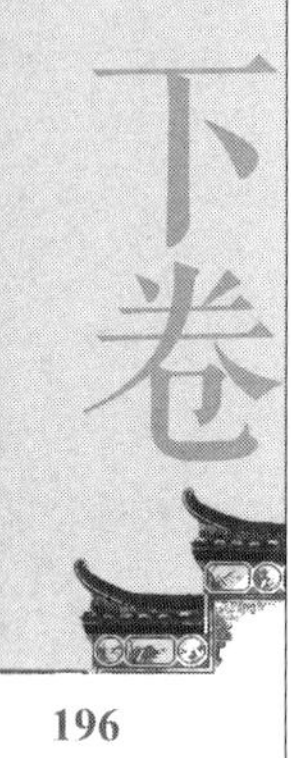

仓卒患此，脉候未审，慎勿轻投偏热偏寒之剂。曾见有霍乱饮姜汤而立毙者，惟饮阴阳水为最稳。霍乱邪在上焦则吐，邪在下焦则泻，邪在中焦则吐泻兼作，此湿霍乱，症轻易治。又有心腹绞痛，不得吐泻者，名干霍乱，俗名搅肠沙，其死甚速。古方用塩㸃㸃[1]，童便调饮，极为得治。勿与谷食，即米汤下咽亦死]。

以沸汤半钟[2]，井水半钟，和服。

黄虀水

【宣。涌吐】

酸、醎。吐诸痰饮宿食，酸苦涌泄为阴也。

露水

【润肺】

甘，平。止消渴，宜煎润肺之药。秋露造酒最清洌，百花上露令人好颜色[霜杀物，露滋物，性随时異也]。

腊雪水

【泻热】

甘，寒。治时行瘟疫，宜煎伤寒火暍[音谒，伤暑]之药。抹痱良。

冰

【泻热】

甘，寒。太阴之精，水极似土。伤寒阳毒、热甚昏迷者，

---

① 㸃：同“熱”。
② 钟：同“盅”。下同。

以一块置膻中良［两乳中间］。解烧酒毒［陈藏器曰：盛夏食冰，与气候相反，冷热相激，却致诸疾。宋徽宗食冰太过，病脾疾，国医不効。召杨介，进大理中丸。上曰：服之屡矣。介曰：疾因食冰，臣请以冰煎此药，是治受病之源也。果愈］。

地浆

【泻热，解毒】

甘，寒。治泄痢冷热赤白，腹内热毒绞痛。解一切鱼肉菜菓药物诸菌毒［菌，音郡。生朽木湿地上。亦名蕈，音寻，上声］，及虫蜞入腹，中暍［暑热］卒死者［取道上热土围脐，令人尿脐（脐为命蒂）中，仍用热土、大蒜等分，捣水去滓，灌之即活］。

以新水沃黄土搅浊，再澄清用。

孩儿茶

【泻热，生津】

苦，濇。清上膈热，化痰生津，定痛生肌，止血收湿。涂金疮、牙疳、口疮［蓬砂等分］，阴疳痔肿。

出南番。云是细茶末，纳竹筒埋土中，日久取出，捣汁熬成。以块小润泽者为上，块大而枯者次之。

百草霜

【轻。止血，消积】

辛，温。止血［鼻衄者，搐水涂鼻则止，墨涂亦可。红见黑则止，水克火也］消积。治诸血病，伤寒阳毒發斑，疸膈疟痢，咽喉口舌白秃诸疮［时珍曰：皆兼取火化从治之义］。

灶突上烟煤。

墨

【轻】

辛，温。止血生肌。飞丝尘芒入目，浓磨点之。猪胆汁磨涂诸痈肿[醋磨亦可]。

伏龙肝

【重，濇。调中，止血，燥湿，消肿】

辛，温。调中止血，去湿消肿。治咳逆反胃，吐衄崩带，尿血遗精，肠风痈肿[醋调涂]，催生下胎。

釜心多年黄土，一云灶额内火气，积久结成如石，外赤中黄。研细水飞用。

下卷之五　禽兽部

乌骨鸡

【补虚劳】

甘，平。雞属木［故动风］，而骨黑者属水。得水木之精气，故能益肝肾。补虚退热，治消渴、噤口痢［煮汁饮，益胃气］，崩中带下，肝肾血分之病。鬼卒击死者，用其血涂心下，効。

骨肉俱黑者良，其舌黑者骨肉俱黑。男用雌，女用雄［女科有乌雞丸，治百病］。

雞肫皮［一名雞内金，一名膍胵，音皮鸱］

【濇肠消积】

甘，平，性濇。雞之脾也。能消水谷，除热止烦。通小肠、膀胱，止泻痢便数，遗溺溺血，崩带肠风，膈消反胃，小儿食疟。

男用雌，女用雄。

雞尿醴微寒，下气消积，利大小便，《内经》用治蛊胀［腊月取雄雞白屎收之］。涂蚯蚓、蜈蚣咬毒。

鸭

【补阴】

甘，冷。入肺肾血分。滋阴补虚，除蒸止嗽。行水，利小便。

白毛乌骨者，为虚劳圣药，取金肃水寒之象也。老者良，

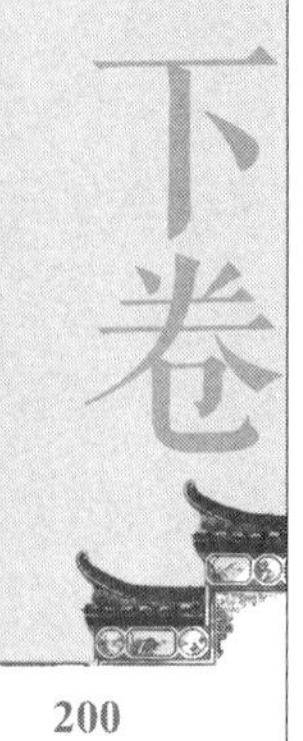

童便煮。

五灵脂

【泻。行血，止痛】

甘，温。纯阴，气味俱厚。入肝经血分，通利血脉，散血和血。血闭能通［生用］，经多能止［炒用］。治血痺血积、血眼血痢、肠风崩中、诸血病，止心腹血气、一切诸痛。除风化痰，杀虫消积［诸痛皆属于木，诸虫皆生于风］。治惊痫疟疝，蛇、蝎、蜈蚣伤。血虚无瘀者忌用［五灵脂一两，雄黄五钱，酒调服，滓傅患处，治毒蛇咬伤。李仲南曰：五灵脂治崩中，非正治之药，乃去风之剂。冲任经虚，被风袭伤营血，以致崩中暴下。与荆芥、防风治崩义同。方悟古人识见深远如此。时珍曰：此亦一说，但未及肝血虚滞，亦自生风之意。按：冲为血海，任主胞胎。任脉通，冲脉盛，则月事以时下，无崩漏之患，且易有子］。

北地鸟名寒号虫，矢也［即曷旦鸟[①]。夜鸣求旦，夏月毛采五色，鸣曰凤凰不如我。冬月毛落，忍寒而号，曰得过且过］。色黑，气甚臊恶，糖心润泽者真。研末酒飞，去砂石用。行血宜生，止血宜炒。恶人参。

夜明砂［一名天鼠矢］

【泻热，散结，明目】

辛，寒。肝经血分药，活血消积。治目盲障翳，疟魃［音奇，小儿鬼］惊痫，血气腹痛［《经疏》曰：辛能散内外结气，寒能除血

---

① 曷旦鸟：鶡鴠。学名鼯鼠，非鸟类。

热气壅。明目之外，馀皆可罨。吴鹤皋曰：古人每用虻虫、水蛭治血积，以其善吮血耳。若天鼠矢，乃食蚊而化者也，当亦可以攻血积。《本草》称其下死胎，则其能攻血块也何疑]。同鳖甲烧烟辟蚊。

蝙蝠矢也。食蚊，砂皆蚊眼，故治目疾。淘净焙用。恶白微、白敛。

猪

【五藏引经】

水畜，醎，寒。心血用作补心药之向导，盖取以心归心，以血导血之意[《延寿丹书》云：猪临杀，惊气入心，绝气归肝，皆不可多食]。

肝，主藏血，补血药用之，入肝明目。

肾，醎冷而通肾，治腰痛耳聋[古方用猪羊肾，亦取导引之意。日华云：久食令人少子。孟诜曰：久食伤肾，谓其醎冷能泻肾气，只可用作引经]。

肺，入肺（肺补肺），治嗽。

肚，入胃健脾（肚补脾）[古方有黄连猪肚丸]。

肠，入大肠，疗肠风血痔[古方有脏连丸]。

胆汁，寒胜热（胆汁泻热），滑润燥，苦入心。能泻肝胆之火，明目杀疳，沐发去腻光泽。醋和灌谷道中，通大便神効[成无己曰：仲景治厥逆无脉者，用白通汤、通脉四逆汤，皆加猪胆汁。盖阳气大虚，阴气独胜，纯与阳药，恐阴气格拒不得入，故于热剂中加猪胆汁，苦入心而通脉，寒补肝而和阴，不致格拒也。昂按：此即热因寒用之义]。

猪肉（肉补肉），反黄连、乌梅、桔梗，犯之泻痢[时珍曰：方有藏连丸、黄连猪肚丸，岂忌肉而不忌藏府乎？昂按：《别录》云：猪肉闭

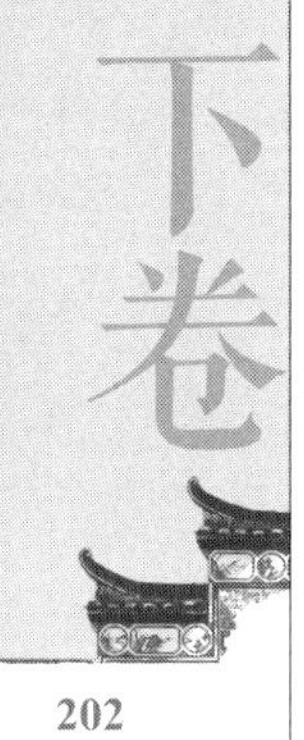

血脉，弱筋骨，虚人肌，不可久食。孙思邈曰：久食令人少子，发宿病，筋肉碎痛乏气。孟诜曰：久食杀药，动风发疾。韩悉曰：凡肉皆补，唯猪肉无补。李时珍曰：南猪味厚汁浓，其毒尤甚。若将为大禁者然。然今人终日食肉，内滋外腴，子孙蕃衍，未见为害若斯之甚也。又云：合黄豆、荞麦、葵菜、生姜、胡荽、吴茱、牛肉、羊肝、龟、鳖、鲫鱼、雞子食之，皆有忌。然餚[①]馔中合食者多，未见丝毫作害也，岂所谓尽信书则不如无书者欤？大抵肉能补肉，其味隽永，能润肠胃，生精液，丰肌体，泽皮肤，固其所也。唯多食则助火生痰，动风作湿，伤风寒及病初起人为大忌耳。先王教民畜牧，养彘为先，岂故为是以厉[②]民欤？明太祖释家字之义，亦曰无豕不成家。诸家之论，几于不征不信矣。〇伤寒忌之者，为其固表，风邪不能外散，性味近补也。病初愈忌之者，肠胃久枯，难受此肥浓厚味也]。

犬肉

【补虚寒】

醎，温。煖脾益胃。脾胃煖则腰肾受廕矣。补虚寒，益阳事［两肾、阴茎尤胜］。

黄者补脾，黑者补肾。畏杏仁，忌蒜［道家以为地厌[③]］。

羊肉

【肉补形】

甘热属火。补虚寒，益气血，壮阳道，开胃健力，通气

---

① 餚：“肴”之今字。
② 厉：劝勉、激励。
③ 地厌：道家有“三厌”之戒，“三厌”即天厌雁、地厌犬和水厌鱼，不能轻易杀伤。

羖疮［“十剂”曰：补可去弱，人参、羊肉之属是也。东垣曰：人参补气，羊肉补形，以有形补有形也。凡味同羊肉者，皆补血虚，阳生则阴长也］。

青羊肝，苦，寒［蘊颂曰温］，色青，补肝而明目［肝以泻为补。羊肝丸治目疾（肝，泻肝明目）］。

胆，苦，寒，点风泪眼，赤障白翳（胆，泻热明目）［腊月入蜜胆中，纸套笼住，悬簷[①]下，待霜出，扫取点眼。又入蜜胆中蒸之，候干，研为膏，每含少许，或点之。名二百味草花膏。以羊食百草，蜂採百花也。时珍曰：肝开窍于目，胆汁减则目暗。目者肝之外候，胆之精华也，故诸胆皆治目病］。

胫骨，甘，温，入肾而补骨，烧灰擦牙良［时珍曰：羊胫骨灰可以磨镜，羊头骨可以消铁。误吞铜铁者，胫骨三钱，米饮下］。

乳，甘，温。补肺肾，润胃脘、大肠之燥。治反胃消渴、口疮舌肿［含嗽］、蜘蛛咬伤［有浑身生丝者，饮之瘥］。

肉、肝，並青羖羊良；胆，青羯羊良；乳，白羜[②]羊良。骨煅用。反半夏、菖蒲，忌铜器［牡羊曰羖、曰羝，去势曰羯，子曰羔，羔五月曰羜］。

牛肉

【肉补脾】

甘，温，属土。安中补脾，益气止渴［倒仓法：用牡黄牛肉二十斤，洗净，煑为糜，滤去渣，熬成琥珀色。前一晚不食，至日，空腹

---

① 簷：同“檐”。
② 羜（zhù注）：《本草纲目·兽部·第五十卷·羊》作“牸”，当是。牸（zì字）：母羊。增订本作“羚”。

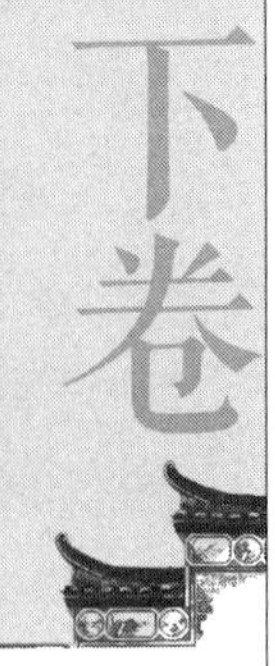

坐密室，取汁，每饮一钟，少时又饮。积数十钟，身体觉痛。如病在上则吐，在下则利，在中则吐而利。利后必渴，即饮己溺数碗，以涤馀垢。饥倦先与米饮，二日与淡粥，次与厚粥软饭，将养一月，而沉疴悉安矣。须断房事半年、牛肉五年。丹溪曰：牛，坤土；黄，中色；肉，胃药；液，无形之物也。积聚既久，回薄肠胃曲折之处，岂铢两丸散所能窥犯乎？肉液充满流行，无处不到，如洪水泛涨，一切凝滞，皆顺流而去矣。此方传于西域异人。中年后行一二次，亦却疾养寿之一助也。王纶曰：牛肉补中，非吐下药。借补为泻，因泻为补，亦奇方也]。

牛乳，味甘，微寒。润肠胃，解热毒，补虚劳（乳润燥补虚）。治反胃膈噎[胃槁胃冷，脾不磨食，故气逆而成反胃。气血不足，其本也；曰痰饮，曰瘀血，曰食积，其标也。胃槁者，滋血生津；胃冷者，温中调气。丹溪曰：反胃噎膈，大便燥结，宜牛羊乳时时嚥之，兼服四物汤为上策。不可服人乳，人乳有五味之毒，七情之火也。昂按：膈噎不通，服香燥药取快一时，破气而燥血，是速其死也。不如少服药，饮牛乳加韭汁，或姜汁，或陈酒为佳]。

白水牛喉，除两头，去脂膜，醋浸炙末，治反胃吐食，肠结不通。

牛黄

【泻热，利痰，凉惊】

甘，凉。牛有病，在心肝胆之间凝结成黄，故还以治心肝胆之病[《经疏》云：牛食百草，其精华凝结成黄，犹人之有内丹，故能散火消痰解毒，为世神物。或云牛病乃生黄者，非也]。清心解热，利痰凉惊，通窍辟邪。治中风入藏，惊痫口噤[心热则火自生焰，肝热则木自生风。风火相搏，胶痰上壅，遂致中风不语。东垣曰：中藏宜之。风中腑及血脉者用之，反能引风入骨，如油入面。按：中风真中者少，类中者多，中藏者重，多滞九窍；中腑者轻，多着四肢。若外无六经形症，内无便溺阻隔，为中经络，为又轻。初宜顺气开痰，继宜养血活血，不宜峕用风药。大抵五藏皆有风，而犯肝者为多。肝属风木而主筋，肝病不能营筋，故有舌强口噤，㖞邪瘫痪，不遂不仁等症。若口开为心绝，手撒为脾绝，眼合为肝绝，遗尿为肾绝，吐沫鼻鼾为肺绝（此即六经形症）。发直头摇、面赤如粧[①]、汗缀如珠者，皆不治。若止见一症，犹有可治者]，小儿百病[皆胎毒痰热所生。儿初生时未食乳，用三五厘，合黄连、甘草末蜜调，令咂之佳]。發痘堕胎。

牛有黄，必多吼唤，以盆水承之，伺其吐出，迫喝即堕水，名生黄，如雞子黄大，重叠可揭。轻虚气香者良。杀死，角中得者名角黄。病死心中得者名心黄，肝胆中者名肝胆黄。成块成粒，揔不及生者。但摩指甲上，黄透甲者为真[骆驼黄极易得，能乱真]。得牡丹、菖蒲良[聪耳明目]，人参为使，恶龙骨、龙胆、地黄、常山。

阿胶

【平补而润】

甘，平。清肺养肝，滋肾益气[肺主气，肾纳气]，和血补阴[肝主血，血属阴]，除风化痰，润燥定喘，利大小肠。治虚劳咳嗽，肺痿吐脓，吐血衄血，血淋血痔，肠风下痢[伤暑伏热成痢者，必用之]，腰痠骨痛，血痛血枯，经水不调，崩带胎

① 粧：同“妆”。

动，痈疽肿毒及一切风病。泻者忌用［大抵补血与液，为肺、大肠要药。寇宗奭曰：驴皮煎胶，取其發散皮肤之外。用乌者，取其属水以制热则生风之义，故又治风也。陈自明曰：补虚用牛皮胶，去风用驴皮胶。杨士瀛曰：小儿惊风后，瞳人不正者，以阿胶倍人参服最良。阿胶育神，人参益气也。按：阿井乃济水伏流，其性趋下，用搅浊水则清，故治瘀浊及逆上之痰也］。

用黑驴皮、阿井水煎成。以黑光带绿色，夏月不软者真。剉炒成珠，或面炒、蛤粉炒［化痰］、蒲黄炒［止血］，酒化、水化、童便和用。得火良。山药为使，畏大黄。

虎骨

【宣。去风，健骨】

味辛，微热。虎属金而制木，故啸则风生。追风健骨，定痛辟邪。治风痺拘挛疼痛，惊悸癫痫，犬咬骨哽［为末，水服。犬咬傅患处］。

以头骨、胫骨良［虎虽死，犹立不仆，其气力皆在前胫。时珍曰：凡辟邪疰，治惊痫、瘟疟、头风当用头骨，治手足风当用胫骨，治腰脊风当用脊骨，各从其类也］。

虎肚，治反胃。取生者，存滓秽勿洗，新瓦固煅存性，为末，入平胃散一两，每服三钱，神効。

犀角

【泻心胃大热】

苦、酸、醎，寒。凉心泻肝，清胃中大热，祛风利痰，辟邪解毒。治伤寒时疫，發斑［伤寒下早，热乘虚入胃则發斑；下迟，热留胃中亦發斑]發黄，吐血下血，畜[①]血發狂，痘疮黑陷，消痈化脓，定惊明目。妊妇忌服[能消胎气。时珍曰：五藏六府皆禀气于胃，风邪热毒必先干之，饮食药物必先入胃。角，犀之精灵所聚，足阳明胃药也，故能入阳明，解一切毒，疗一切血及惊狂斑痘之症。《抱朴子》云：犀食百草之毒及棘，故能解毒。饮食有毒，以角搅之，则生白沫。《北户录[②]》云：凡中毒箭，以犀角刺疮中，立愈]。

乌而光润者胜，角尖尤胜[鹿取茸，犀取尖，其精气尽在是也]。现成器物，多被蒸煮，不堪入药。入汤剂磨汁用，入丸散剉细。纸裹纳怀中，待热捣之，立碎[《归田录[③]》云：人气粉犀]。升麻为使，忌塩。

羚羊角

【泻心肝火】

苦、醎，微寒。羊属火而羚羊属木，入足厥阴[肝]，手太阴、少阴经[肺、心]。目为肝窍，此能清肝，故明目去障；肝主风，其合在筋，此能祛风舒筋，故治惊痫搐搦，筋脉挛急；肝藏魂，心主神明，此能泻心肝邪热，故治狂越僻谬，梦魇惊骇；肝主血，此能散血，故治瘀滞恶血，血痢肿毒；相火寄于肝胆，在志为怒[经曰：大怒则形气绝，而血菀（菀同鬱）于上]，此能下气降火，故治伤寒伏热，烦满气逆，食噎不通；羚之性灵，而精在角，故又辟邪而解诸毒[昂按：痘科多用以清

① 畜：用同“蓄”。
② 北户录：唐代段公路所著的岭南汉族风土录。
③ 归田录：北宋欧阳修所作文言笔记，成书于1067年。

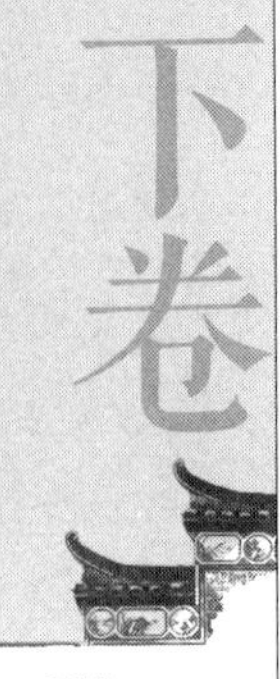

肝火，而《本草》不言治痘]。

出西地，似羊而大。角有节，最坚劲，能碎金刚石与貘骨[貘，食铁之兽]。夜宿防患，以角挂树而栖[角有挂纹者真。一边有节而疏，乃山驴、山羊，非真也]。多两角，一角者胜。剉研极细，免刮人肠，或磨用。

鹿茸

【大补阳虚，生精血】

甘，温[一云醎热]。纯阳。生精补髓，养血助阳，强筋骨，坚阳道。治腰肾虚冷，四肢酸痛，头眩眼黑，一切虚损劳伤，惟脉沉细，相火衰者宜之。

鹿角初生，长二三寸，分岐如鞍，红如玛瑙，破之如朽木者良[太嫩者血气未足，无力]。酥涂灼去毛，微炙用[不涂酥则伤茸]，亦有酒炙者。不可嗅之，有虫恐入鼻颡[猎人得鹿，縶之取茸，然后毙鹿，以血未散也。最难得，不破、未出血者。寇宗奭曰：凡含血之属，肉易长，筋次之，骨最难长。故人二十岁，骨髓方坚。麋、鹿角无两月长至二十馀斤，凡骨之生，无速于此，虽草木亦不及之。头为诸阳之会，钟于茸角，岂与凡血等哉！〇鹿，阳兽，喜居山；麋，阴兽，喜居泽。麋似鹿，色青而大，性淫，一牡辄交十馀牝。麋补阴，鹿补阳，故冬至麋角解，夏至鹿角解也。麋、鹿茸角，罕能分别。孟诜、蘸恭並云：麋茸、麋胶胜于鹿，大抵功用畧同。时珍曰：鹿补右肾精气，麋补左肾血液]。

鹿角

【补阳】

醎，温。生用则散热行血，消肿[醋磨，涂痈疡肿毒]辟邪，治梦与鬼交[酒服一撮，鬼精即出]。炼霜熬膏，则专于滋补[时珍曰：鹿乃仙兽，纯阳多寿，能通督脉，又食良草。故其角、肉食之，有益无损。鹿，一名斑龙。西蜀道士尝货斑龙丸，歌曰：尾闾不禁沧海竭，九转灵丹都漫说，惟有斑龙顶上珠，能补玉堂关下穴。盖用鹿茸与胶、霜也]。

造胶霜法：取新角寸截，河水浸七日，刮净，桑火煮七日，入醋少许，捣成霜用。其汁加无灰酒熬成膏用。畏大黄[鹿峻，鹿相交之精也。设法取之，大补虚劳]。

麝香

【宣。通窍】

辛，温。香窜。开经络，通诸窍，透肌骨。治卒中诸风诸气，诸血诸痛，痰厥惊痫[严用和云：中风不省者，以麝香，清油灌之，先通其关。东垣曰：风病在骨髓者宜之。若在肌肉用之，反引风入骨，如油入面。时珍曰：严氏言风病必先用，东垣谓必不可用，皆非通论。若经络壅闭，孔窍不通者，安得不用为引导以开通之耶？但不可过耳。昂按：据李氏之言，似仍以严说为长]，癥瘕瘴疟，鼻窒耳聋，目翳阴冷。辟邪解毒，杀虫堕胎。坏菓败酒，疗菓积、酒积。

研用。凡使麝香，用当门子尤妙。忌蒜。不可近鼻，防虫入脑[麝见人捕之，则自剔出其香，为生香，尤难得。其香聚处，草木皆黄。市人或搀荔枝核伪之]。

熊胆

【泻热】

苦，寒。凉心平肝，明目杀虫。治惊痫瘈疭。

通明者佳。性善辟尘。扑尘水上，投胆米许，则豁然而开。

獭肝

【补肝肾，治传尸劳】

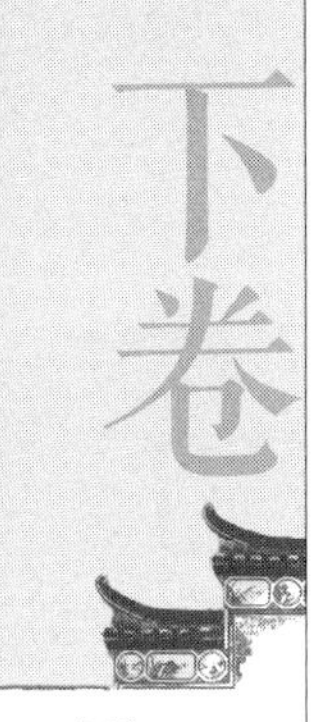

甘醎而温。益阴补虚，止嗽杀虫，治传尸鬼疰有神功［尸疰、鬼疰，乃五尸之一，变动乃有三十三种至九十九种。其症使人寒热，沉沉默默，不知病之所苦，而无处不恶。死后传人，乃至灭门。古方有獭肝丸：獭肝阴干为末，水服二钱，日三，以瘥为度］。

诸肝皆有叶数，惟獭肝一月一叶，其间又有退叶，须于獭身取下，不尔多伪。

象皮

【外用歛疮口】

象肉壅肿，以刀刺之，半日即合。治金疮不合者，用其皮灰，亦可熬膏入散。

下卷之六 鱼虫部［鳞介併入鱼部］

龙骨

【濇精，固肠，镇惊】

甘、濇。入手足少阴［心、肾］、手阳明［大肠］、足厥阴经［肝］。能收敛浮越之正气，濇肠益肾，安魂镇惊，辟邪解毒。治惊痫疟痢，吐衄崩带，遗精脱肛，大小肠利，固精止汗，定喘［气不归元则喘］敛疮，皆濇以止脱之义［“十剂”曰：濇可去脱，牡蛎、龙骨之属是也］。

白地锦纹，舐之粘舌者良［人或以古圹灰伪之］。酒浸一宿，水飞三度用。或酒煮酥炙火煅，亦有生用者。又云水飞、晒干，黑豆蒸过用，否则着人肠胃，晚年作热。忌鱼及铁，畏石膏、川椒，得人参、牛黄良［许洪[1]云：牛黄恶龙骨，而龙骨得牛黄更良，有以制伏也］。

龙齿

【濇。镇惊】

濇，凉。镇心安魂。治大人痉痫癫疾，小儿五惊十二痫［《卫生宝鉴》曰：龙齿安魂，虎睛定魄。龙属木主肝，肝藏魂；虎属金主

① 许洪：宋代医药学家，武夷（今属福建）人，编有《增广和剂局方指南总论》，校订《图经衍义本草》。

肺，肺藏魄也]。

治同龙骨。

青鱼胆

【泻热，治目疾】

苦，寒，色青。入肝胆，治目疾。点眼消赤肿障翳，嗽津吐喉痺痰涎。涂火热疮，疗鱼骨哽。

腊月收阴干。

鳢鱼胆

【泻热】

凡胆皆苦，惟鳢鱼胆甘。喉痺将死者，点入即瘥，病深者水调灌之。

俗名乌鱼，即七星鱼[首有七星，夜朝北斗，道家谓之水厌。鴈[①]为天厌，犬为地厌。《卫生歌》云：雁行有序犬有义，黑鱼拱北知臣礼。人无礼义反食之，天地鬼神皆不喜]。

鲤鱼

【通。行水】

甘，平。下水气，利小便，治喘嗽脚气，肿胀黄疸[刘河间曰：鲤之治水，鹜之利水，所谓因其气相感也]。

鲫鱼

【补土】

甘，温。诸鱼属火，独鲫属土。土能制水，故有和胃实

① 鴈：同“雁”。

肠行水之功。

忌麦冬、芥菜、沙糖、猪肝。

鳗鲡

【补虚，杀虫】

甘，平。去风杀虫［按：虫由风生，故风字从虫］。治骨蒸劳瘵，湿痹风瘙，阴户蚀痒［皆有虫。张鼎[①]云：其骨烧烟，蚊化为水，薰竹木，辟蛀虫。置衣箱，辟诸蠹］。煮食补虚损。

白花蛇

【宣。祛风湿】

甘醎而温。蛇善行数蜕，如风之善行数变。花蛇又食石南［石南辛苦治风］，故能内走藏府，外彻皮肤，透骨搜风，截惊定搐。治风湿瘫痪，大风疥癞［《开宝本草》云：治中风口面㖞邪，半身不遂。《经疏》云：前症定缘阴虚血少、内热而發，与得之风湿者殊科[②]。白花蛇非所宜也，宜辨。○凡服蛇酒药，切忌见风］。

出蕲州。龙头虎口，黑质白花，胁有二十四方胜，腹有念珠斑，尾有佛指甲。多在石南树上，食其花叶。虽死而眼光不枯。他产则否。头尾有毒，各去三寸。亦有单用头尾者。酒浸三日，去尽皮骨。大蛇一条，只得净肉四两。得火良。

① 张鼎：唐代诗人，西安府咸宁（今陕西省西安市）人，增补孟诜《食疗本草》。
② 殊科：不同。

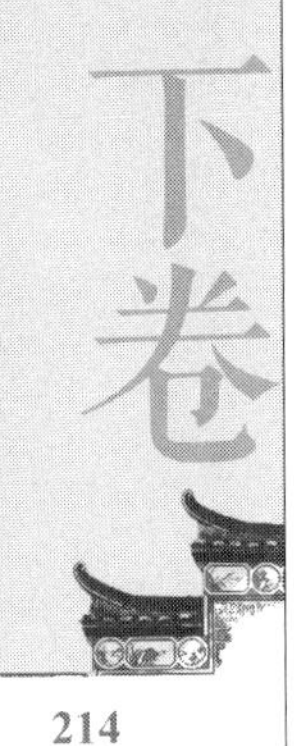

乌稍蛇

【宣。祛风湿】

功用同白花蛇，而性善无毒。

性善不噬物，眼光至死不枯，以尾细能穿百钱者佳。重七钱至一两者为上，十两至一镒者中，大者力减。去头与皮骨，酒煮或酥炙用。

穿山甲 [一名鲮鲤]

【宣。通经络】

醎，微寒。性善窜[喜穿山]，耑能行散。通经络，达病所[某处病，用某处之甲，更良]，入厥阴阳明[肝、胃]。治风湿冷痺，通经下乳，消肿溃痈，止痛排脓，和伤發痘[元气虚者慎用]，风疟疮科须为要药[以其穴山入水，故能出入阴阳，贯穿经络，达于荣分，以破结邪，故用为使]。以其食蚁，又治蚁瘘[漏也，音闾，亦音漏。刘伯温《多能鄙事》云：油笼渗漏，剥甲里肉靥投入，自至漏处补住。《永州记》云：不可于隄[1]岸杀之，恐血入土，则隄岸渗漏。观此二说，其性之走窜可知矣]。

如鼍[2]而小，似鲤有足，尾甲力更胜。或生或烧，酥炙、醋炙、童便炙，油煎土炒，各随本方。

① 隄：同“堤”。
② 鼍（tuó驮）：扬子鳄。也称鼍龙、猪婆龙。

蛤蚧

【补肺，润肾，定喘，止嗽】

咸，平。补肺润肾，益精助阳。治渴通淋，定喘止嗽，肺痿咯血、气虚血竭者宜之［能补肺，益水上源。时珍曰：补肺止渴，功同人参，益精扶羸，功同羊肉。《经疏》曰：咳嗽由风寒外邪者不宜用］。

出广南。首如蟾蜍，背绿色，斑点如锦纹。雄为蛤［鸣声亦然，因声而名］，皮粗口大，身小尾粗；雌为蚧，皮细口尖，身大尾小。雌雄相呼，屡日乃交。两两相抱，捕者擘之，虽死不开。房术用之甚效。不论牝牡者，只可入杂药。口含少许，奔走不喘者真。药力在尾［见人捕之，辄自啮断其尾，尾不全者不効］。凡使去头足［雷敩曰：其毒在眼，用须去眼］。洗去鳞内不净及肉毛，酥炙或蜜炙，或酒浸焙用。

海螵蛸［一名乌贼骨］

【宣。通血脉，祛寒湿】

咸走血，温和血，入肝肾血分。通血脉，祛寒湿。治血枯［《内经》血枯，治之以乌鲗骨］血瘕，血崩血闭，腹痛环脐，阴蚀肿痛，疟痢疳虫，目翳泪出，聤耳出脓［性能燥脓收水，为末，加麝少许，掺入］，厥阴少阴［肝、肾］经病。

出东海，亦名墨鱼［腹中有墨，书字逾年乃灭。常吐黑水，自罩其身，捕者即于水黑处取之］。血[1]卤浸，炙黄用。恶附子、白及、

① 血：原作“鱼”，据《本草纲目·鳞部·第四十四卷·乌贼鱼》改。

白斂。能淡塩。

海狗肾［一名腽肭脐］

【补肾，助阳】

甘、醎，大热。补肾助阳。治虚损劳伤，阴痿精冷。功近苁蓉、琐阳。

出西番，今东海亦有之。似狗而鱼尾，置器中长年湿润，腊月浸水不冻。置睡犬傍，犬惊跳者为真［或曰：连脐取下，故名脐。或曰：乃腽肭兽之脐也。昂按：两名不类，恐一是海鱼之肾，一是山兽之脐也。《纲目》以此条入兽部］。

龟板

【补阴】

甘，平。至阴，属金与水。补心益肾，滋阴资智［性灵，故资智通心，入肾以滋阴］。治阴血不足，骨蒸劳热，腰脚痠痛，久泻久痢［能益大肠］，久嗽痎疟［老疟也。或经数年，中结痞块，名曰疟母］，癥瘕崩漏，五痔产难，阴虚血弱之症［益阴清热，故治之。时珍曰：龟、鹿皆灵而寿。龟首常藏向腹，能通任脉，故取其甲，以补心、补肾、补血，以养阴也；鹿首常返向尾，能通督脉，故取其角，以补命、补精、补气，以养阳也。昂按：《本草》有鹿胶而不及龟胶，然板不如胶，诚良药也。合鹿胶，一阴一阳，名龟鹿二仙膏］。

大者良。上下甲皆可用。酥炙或酒炙、醋炙、猪脂炙，烧灰用。洗净槌碎，水浸三日。用桑柴熬膏良［自死败龟尤良，得阴气更全也］。恶人参。

龟尿走窍透骨，染须发，治哑聋［以镜照之，龟见其影，则淫發而尿出。今人或以猪鬃、松毛刺其鼻，溺亦出］。

鳖甲

【补阴，退热】

鹹，平。属阴，色青入肝。治劳瘦骨蒸，往来寒热，温疟疟母［疟必暑邪，类多阴虚之人。邪入阴分，出併于阳则热，入併于阴则寒，元气虚羸，邪陷中焦，则结为疟母。鳖甲能益阴除热而散结，故为治疟之要药］，腰痛胁坚，血瘕血气［鹹能软坚］，经阻产难，肠痈疮肿，惊痫斑痘，厥阴血分之病［时珍曰：介虫阴类，故皆补阴。或曰：本物属金与土，故入脾肺而治诸症］。

色绿九肋，重七两者为上。醋炙。若治劳，童便炙，亦可熬膏。鳖肉凉血补阴，亦治疟痢。恶矾石，忌苋［鳖色青，故走肝□[1]肾而除热。龟色黑，故通心入肾以滋阴。阴性虽同，所用畧别］。

蟹

【泻。散血】

鹹，寒。除热解结，散血通经。续筋骨，疗漆疮。然寒胃动风。蟹爪堕胎［其螯烧烟，能集鼠于庭。中蟹毒者，捣藕节，热酒调服。腌蟹者，入蒜可免沙］。

牡蛎

【濇肠，补水，软坚】

鹹以软坚化痰，消瘰疬结核、老血瘕疝。濇以收脱，治遗精崩带，止嗽歛汗［或同麻黄根为粉扑身，或加入煎剂］，固大小

① □：原文缺损、漫漶不清。增订本作“益”，可参。

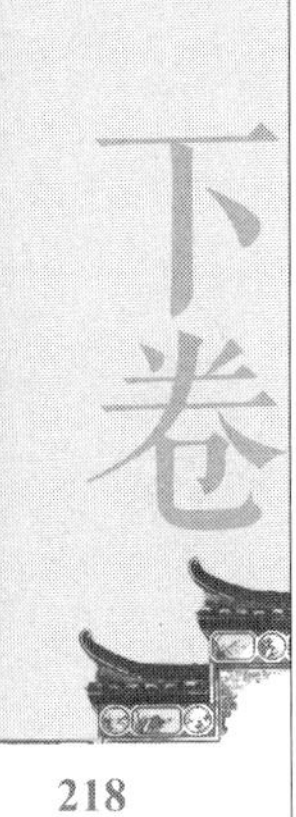

肠。微寒以清热补水，治虚劳烦热，温疟赤痢，利湿止渴，为肝肾血分之药［王好古曰：以柴胡引之，去胁下硬；茶引之，消颈核；大黄引，消股间肿。以地黄为使，益精收涩，止小便利；以贝母为使，消积结］。

塩水煮一伏时，煅粉用。贝母为使，恶麻黄、细辛[①]、吴茱萸，得甘草、牛膝、远志、蛇床子良［海气化成，纯雄无雌，故名牡］。

蛤粉

【濇】

与牡蛎同功。

蛤蜊壳煅为粉。肉醎冷。止消渴，解酒毒［牡蛎、蛤蜊並出海中。大抵海物醎寒，功用畧同。江湖蛤蚌，无塩水浸渍，但能清热利湿，不能软坚］。

石决明

【泻肝热，明目】

醎，平。除肺肝风热，治青盲内障。水飞点目外障，亦治骨蒸劳热。通五淋。

如小蚌而扁，惟一片无对，七孔、九孔者良。塩水煮一伏时，或面裹煨熟，研粉极细，水飞用。恶旋覆。

① 细辛：《本草纲目·介部第四十六卷·牡蛎》及增订本均作“辛夷”，当从。

真珠[1]

【泻热，定惊】

甘、酼，性寒。感月而胎［语云：上巳[2]有风梨有蠹，中秋无月蚌无胎］，水精所孕。水能制火，入心肝二经。镇心安魂［肝藏魂。昂曰：虽云泻热，亦藉其宝气也。大抵宝气多能镇心安魂，如金箔、琥珀、真珠之类。龙齿安魂，亦假其神气也］，坠痰拔毒，收口生肌。治惊热痘疔，下死胎胞衣［珠末一两，酒服］。涂面好颜色，点目去翳膜，绵裹塞耳治聋。

取新洁未经钻缀者，乳浸三日，研粉极细用［不细伤人藏府。陆佃[3]曰：蛤蚌无阴阳牝牡，须雀化成，故能生珠，专一于阴精也］。

蜂蜜［一名石蜜］

【补中，润燥，滑肠】

草木精英，合露气以酿成。生性凉，能清热；熟性温，能补中。甘而和，故解毒；柔而泽，故润燥。甘缓可以去急，故止心腹、肌肉、疮疡诸痛；甘缓可以和中，故能调营卫、通三焦、除众病、和百药，而与甘草同功。同薤白捣，涂汤火伤；煎炼成胶，通大便秘［乘热纳谷道中，名蜜煎导］。然能滑肠，泄泻与中满者忌用。

以白如膏者良［汪颖曰：蜜以花为主。闽广蜜热，川蜜温，西蜜

① 真珠：珍珠。下同。

② 上巳：汉民族传统修禊节日，民俗此日在水边洗濯污垢、祭祀祖先，魏晋以后固定为夏历三月三日。

③ 陆佃：北宋学者，越州山阴（今浙江省绍兴市）人，陆游祖父，著有《埤雅》一书。

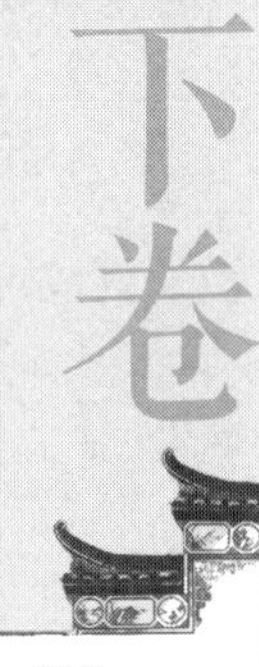

凉］。用银石器，每蜜一斤，入水四两，桑火慢煭，掠出浮沫，至滴水成珠用。忌葱、鲊、莴苣同食［昂按：生葱同蜜食杀人，而莴苣蜜渍点茶者颇多，未见其作害也，岂醃[①]过则无患乎？抑药忌亦有不尽然者乎？］。黄蜡甘温，止痛生肌。疗下痢，续绝伤。

殭蚕

【轻。去风，化痰】

辛、醎，微温。僵而不化，得清化之气，故能治风化痰，散结行经［蚕病风则殭[②]，故因以治风，能散相火逆结之痰］。其气味俱薄，轻浮而升，入肺肝胃三经。治中风失音，头风齿痛，喉痺咽肿，丹毒瘙痒［皆风热为病］，瘰疬结核，痰疟血病，崩中带下［风热乘肝］，小儿惊疳，肤如鳞甲［由气血不足，亦名胎垢，煎汤浴之］，下乳汁，灭瘢痕。若诸症由于血虚而无风寒客邪者勿服。

以头蚕、色白、条直者良。糯米泔浸一日，待桑涎浮出，漉起焙干，拭净肉毛口甲，捣用。恶桑螵蛸、茯苓、茯神、桔梗、萆薢。

蚕茧，甘温，能泻膀胱相火，引清气上朝于口，止消渴［缲丝汤饮之可愈］。痈疽无头者，烧灰酒服［服一枚即出一头，二枚出二头，神効］。

雄蚕蛾，性热，主固精强阳，交接不倦。

---

① 醃：同“腌”。
② 殭：僵硬。

原蚕砂

【燥湿，去风】

蚕食而不饮，属火性燥，燥能胜风去湿［经曰：燥胜风，燥属金，金尅木也］。其砂辛甘而温。炒黄浸酒，治风湿为疾，支节不随，皮肤顽痺，腰脚冷痛，冷血瘀血。炒热熨患处亦良。麻油调敷，治烂弦风眼［去风收湿之効，目上下胞属脾，脾有风湿则虫生弦烂］。

晚蚕矢也。淘净晒干。

桑螵蛸

【补肾】

甘，醎。入肝、肾、命门，益精气而固肾。治虚损阴痿，遗精白浊，血闭瘕疝，伤中腰痛［肝肾不足］。通五淋，缩小便［能通故能缩。肾与膀胱相表里。肾得所养，气化则能出，故能通；肾气既固，则水道安常，故又能止也。寇宗奭治便数，有桑螵蛸散：桑螵蛸、茯神、远志、菖蒲、人参、当归、龙骨、龟甲醋炙，各一两，为末。卧时参汤下二钱］。炙饲小儿，止夜尿。

螳螂卵也。桑树产者为好［房长寸许，有子如蛆。芒种后齐出，故仲夏螳螂生也。如用他树者，以桑白皮佐之。桑皮善行水，能引达肾经］。炙黄，为末，或醋煮或烧灰用。畏旋覆花［螳螂能出箭鏃。螳螂一箇，巴豆半箇，研傅伤处。微痒且忍，极痒乃撼拔之。以黄连、贯众汤洗，拭石灰傅之］。

蝉蜕

【轻。散风热】

蝉乃土木馀气所化，饮风露而不食。其气清虚，味甘而寒，能除风热。其壳为蜕，故治皮肤风热疮疡。其体轻浮，能發痘疹；其性善蜕，故除目翳，催生下胞。其声清响，故治中风失音；又昼鸣夜息，能止小儿夜啼。

蝉类甚多，惟大而色黑者入药。洗去泥土、翅足，浆水煮，晒干用。

五倍子

【濇。歛肺】

酸，醎。其性濇能歛肺，其气寒能降火。生津化痰，止嗽止血，歛汗解酒。疗泄痢五痔，下血脱肛，脓水湿烂，子肠坠下。散热毒，消目肿［煎水洗之］，歛疮口［热毒散，则疮自歛矣］。其色黑，能染须［丹溪曰：倍子属金与水，噙之善收顽痰，解热毒。黄昏咳嗽，乃火浮入肺中，不宜用凉药，宜五倍、五味歛而降之］。

生塩肤木上，乃小虫食汁，遗种结毬于叶间［故主治之症，与塩肤子叶同功］，壳轻脆而中虚。可以染皂，或生或炒用。

斑蝥

【泻毒，傅疮癣】

辛，寒，有毒。外用蚀死肌，傅疥癣恶疮；内用破石淋，拔瘰疬疔肿［杨登甫云：瘰疬之毒，莫不有根。大抵治以斑蝥、地胆为主。制度如法，能使其根从小便出，如粉片、血块、烂肉，此其験也。以木通、滑石、灯心輩导之。〇斑蝥捕得，屁射出，臭不可闻。故专走下窍，直至精溺之处，能下败物，痛不可当，用须斟酌］，下猘犬毒［九死一生之候，急用斑蝥七枚，去头翅足，糯米炒黄为末，酒煎，空心下，取下小狗三四十枚，如数少再服。或用糯米一勺，斑蝥念一枚，分三次，炒至青烟为度。去蝥，取米为粉，冷水入清油少许，空心下。取利下毒物，如不利再进。肚痛急者，以靛汁或黄连水解其毒］，溃肉［肌肉近之则烂］堕胎。

荳叶上虫，黄黑斑文。去头足，糯米炒熟。生用则吐泻人。亦有用米取气不取质者。畏巴豆、丹参，恶甘草、豆花［斑蝥、蚖青、葛上亭长、地胆四虫，形色不同，功畧相近。食芫花为芫青，青绿色，尤毒，春生；食葛花为亭长，黑身赤头，夏生；食荳花为斑蝥，斑色，秋生；冬入地为地胆，黑头赤尾。陶隐居云：乃一物而四时变化者。藴颂云：非也，皆极毒，须慎用］。

蝎

【宣。去风】

甘、辛。有毒。色青属木。故治诸风眩掉［皆属肝木］，惊痫搐掣，口眼㖞邪，疟疾风疮，耳聋带疝，厥阴风木之病［东垣曰：凡疝气带下，皆属于风。蝎乃治风要药，俱宜加而用之］。类中风、慢脾惊属虚者忌用。

全用去足焙，或用尾，尾力尤紧。形紧小者良［人被螫者，涂蜗牛即解］。

蜈蚣

【宣。去风】

辛，温。有毒。入厥阴肝经，善走能散。治脐风噤口，惊痫瘰疬，蛇癥［能制蛇］疮甲［趾甲内恶肉突出，蜈蚣焙研敷之，以南星末醋调，敷四围］，堕胎。

取赤足黑头者，火炙，去头足尾甲，将薄荷叶火煨用，或酒炙。畏蜘蛛、蜒蚰、雞屎、桑皮、塩［中其毒者，以桑汁、

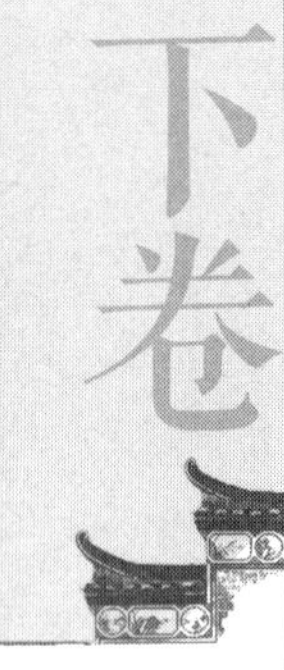

塩、蒜涂之]。

蟾蜍［即癞虾蟆］

【泻。疗疳拔毒】

蟾，土精而应月魄。辛，凉。微毒。入阳明胃。退虚热，行湿气，杀虫□[①]。治小儿劳瘦疳疾，疮疽发背［未成者，用活蟾蜍系疮上半日，蟾必昏愦。置水中救其命，再易一个，三易则毒散矣。势重者，剖蟾蜍合疮上，不久必臭不可闻。如此二三易，其肿自愈］。

蟾酥，辛温有毒，助阳气。治发背疔肿，小儿疳疾脑疳［即蟾蜍眉间白汁，能烂人肌肉，惟疔毒或服二三厘，取其以毒攻毒。外科多用之。蟾蜍肪（肪音方，脂也）涂玉，刻之如蜡］。

白颈蚯蚓

【泻热行水】

蚓，土德而星应轸水，味性醎寒，故能清热下行，故能利水。治温病大热狂言，大腹黄疸，肾风脚气［蘓颂曰：脚气必须用之为使］。

白颈者乃老蚯蚓，治大热。捣汁，井水调下。入药或晒干为末，或塩化为水，或烧灰，各随本方［中其毒者，塩水解之］。

---

① □：原文漫漶不清，《本草纲目·虫部第四十二卷·蛤蟆》和增订本作“䘌”，可从。

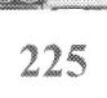

五谷虫 [即粪蛆]

【泻热，疗疳】

寒。治热病谵[音占，妄语]妄，毒痢作吐，小儿疳积疳疮。

漂净，晒干，为末，或炒或烧灰用。

下卷之七　人部

发［一名血馀］

【补阴】

发者血之馀。味苦，微寒。入少阴厥阴［心、肝］。补阴消瘀。治诸血疾［能去心窍之血］，烧灰吹鼻，止衄，合雞子黄煎为水，疗小儿惊热［雞子能去风痰］。合诸药熬膏，凉血去瘀、长肉［发属心，禀火气而上生；眉属肝，禀木气而侧生；须属肾，禀水气而下生。或曰发属肝，禀木气而上生；眉属金，禀金气而横生。金无馀气，故短而不长。至老金气钝，则眉长矣。愚按：肺主皮毛，毛亦短而不长者也，何独无所属乎？且主肺，毛当属金。此乃臆说，未知是否。○经曰：肾者精之处也，其华在发。王冰註云：肾主髓。脑者髓之海（冲为血海，命门为精海，丹田为气海），发者脑之华。脑髓减则发素。李时珍曰：发入土千年不朽，以火煅之，凝成血质。煎之至枯，复有液出。误吞入腹，化为癥虫。煅炼服食，使发不白，故《本经》有自还神化之称］。

皂荚水洗净，入罐固煅存性用。胎发尤良，补衰涸［生人发掛菓树上，则乌鸟不敢来，亦奇］。

人乳

【补虚，润燥】

甘、醎。润五藏，补血液，止消渴，泽皮肤，治风火症。本血所化，目得血而能视，用点赤澁多淚。然性寒滑，藏寒胃弱人不宜多服［时珍曰：人乳无定性。其人和平，饮食冲淡，其乳必平。其人躁暴，饮酒食辛，或有火病，其乳必热。又有孕之乳为忌乳，最有毒，小儿食之吐泻，成痌魃（魃音奇，小儿鬼）之病，内亦损胎。按：乳乃阴血所化，生于脾胃，摄于冲任。未受孕则下为月水，既受孕则留而养胎，已产则变赤为白，上为乳汁，以食（食音嗣）小儿，乃造化之玄微也。服之益气血，补脑髓，所谓以人补人也。然能滑肠、湿脾、腻膈，天设之以为小儿，非壮者所当常服。惟制为粉，则有益无损。又须旋用，久则油膻。须用一妇人之乳为佳，乳杂则其气杂。乳粉、参末等分，蜜丸，名参乳丸，大补气血]。

取年少无病妇人乳白而稠者，如儿食良。黄赤清色，气腥秽者，並不堪用。或暴晒，用茯苓粉收，或水顿取粉尤良。顿乳取粉法：小锅烧水滚，用银瓢如碗大[锡瓢亦可]，倾乳少许入瓢，浮滚水上顿，再浮冷水上，立干，刮取粉用。再顿再刮，如摊粉皮法。

紫河车

【大补气血】

甘、醎，性温。本人之血气所生，故能大补气血，治一切虚劳损极[虚损：一损肺，皮槁毛落；二损心，血脉衰少；三损脾，肌肉消脱；四损肝，筋缓不收；五损肾，骨痿不起。六极，曰气极、血极、筋极、肌极、骨极、精极]，恍惚失志癫痫。

即胞衣，一名混沌皮。以初胎及无病妇人者良，有胎毒者害人[以银器揷[①]入，焙煑，不黑则无毒]。长流水洗极净，酒蒸

① 揷：同“插”。

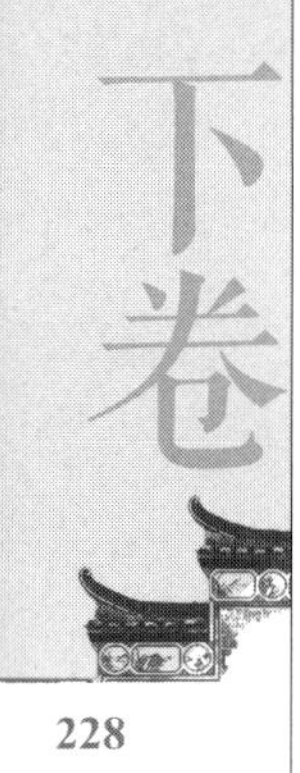

焙干研末，或煮烂捣碎入药［如新瓦炙者，反损其精汁］，亦可调和煮食［李时珍曰：崔行功[①]《小儿方》云：胞衣宜藏天德月德吉方，深埋紧筑。若为猪狗食，令儿癫狂；虫蚁食，令儿疮癣；鸟鹊食，令儿恶死；弃火中，令儿疮烂；近社庙、井灶、街巷，皆有所忌。此亦铜山西崩、洛钟东应，自然之理。今人以之炮炙入药，虽曰以人补人，然食其同类，独不犯崔氏之戒乎？以故本集如天灵盖等，槩不入录］。

童便［一名还元水。饮自己溺，名轮回酒］

【平。泻火，散瘀血】

咸，寒［时珍曰温］。能引肺火下行，从膀胱出，乃其旧路，降火滋阴甚速。润肺散瘀［咸走血］，治吐衄损伤，胞胎不下［皆散瘀之功］。凡产后血运，败血入肺，阴虚久嗽，火蒸如燎者，惟此可以治之［晋褚澄[②]《劳极论》云：降火甚速，降血甚神。饮溲溺百无一死，服寒凉药百无一生］。

取十二岁以下童子，不食荤腥酸咸者佳。去头尾，取中间一节，清澈如水者用，当热饮，热则真气尚存，其行自速，冷则惟有咸寒之性。入姜汁［行痰］、韭汁［散瘀］更好。冬月用汤温之［李士材曰：炼成秋石，真元之气渐失，不及童便多矣］。

秋石

【补肾水，润三焦】

咸，温。滋肾水，润三焦，养丹田，安五藏，退骨蒸，

---

① 崔行功：唐代官吏，恒州井陉（今河北省石家庄市）人，著有《千金秘要备急方》。

② 褚澄：南北朝时南齐医家，阳翟（今河南禹州）人，著有《褚氏遗书》。

软坚块。治虚劳咳嗽，遗精白浊，为滋阴降火之圣药。若煎鍊失道，多服误服，反生燥渴之患［碱能走血，且经煅炼，中寓煖气，使虚阳妄作，则真水愈亏］。

《蒙筌》曰：秋月取童便，每缸用石膏七钱，桑条搅澄，倾去清液，如此二三次，乃入秋露水搅澄［故名秋石］，如此数次，滓秽净，醎味减，以重纸铺灰上晒干。刮去在下重浊，取轻清者为秋石。世医不取秋时，杂收人溺，以皂荚水澄晒为阴炼，火煅为阳炼，尽失于道，安能应病。况经火炼，性却变温耶［秋石再研入罐，铁盏葢定，盐泥固济升打。升起盏上者名秋冰。味淡而香，乃秋石之精英也］。

人中黄

【泻热】

甘寒入胃。清痰火，消食积，大鲜五藏实热。治天行热狂，痘疮血热，黑陷不起。

内甘草末于竹筒，塞孔，腊月浸粪缸中。立春取出，洗，悬风处阴干，取甘草用。

粪清［一名金汁］

【泻大热】

主治同人中黄。

用樱皮棉纸，上铺黄土，淋粪滤汁，入新瓮，碗覆，埋土中一年，清若泉水，全无秽气。用年久者弥佳。

校后记

校后记

《本草备要》系由明末清初新安医药学家、编辑学家汪昂，大量引用古代中医药典籍乃至文史文献，重点参阅历代本草，以《本草纲目》《神农本草经疏》为蓝本，由博返约编撰而成的。

一、编撰特色

本书在编撰上具有功效为纲、便于诵读、医药合参三大特色。在上下分栏（下栏为主体）的版式中，每药上栏先注功效，功效冠于诸药之首，药名后方言主治，主治之理即在前功效之中，提纲挈领，为临床中药学著作全面地分列功效专项开了先例。每味药行文分“正文”（大字）和“注文”（小字），“正文”由博返约，锻炼成章，另誉“尤便诵读”，朗朗上口；“注文”医药合参，“释药而兼释病”，“药性病情，互相阐发”。这一编撰出新也为后世所尊奉效法，清代吴仪洛《本草从新》就是在《本草备要》基础上考订删补而成，近现代陈邦贤所著《新本草备要》亦以其中的药物为主要框架，为近现代临床中药学教材的编写体例奠定了基础。

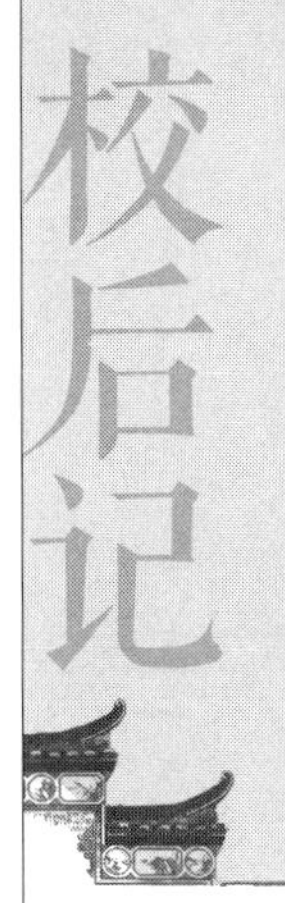

二、版本情况

据《中国中医古籍总目》(2007)统计,《本草备要》自清康熙年间起至2007年截止，先后发行二卷本、四卷本、六卷本、八卷本，以及不分卷本共124版，主要为木刻本、石印本及手抄本与铅印本，另有《本草备要》《医方集解》合编本87版，发行并流传至日本、朝鲜等国，目前已知还有日本享宝十四年(1729)植村藤治郎等刻本，是清代以来流传最广的本草普及读本。

三、底本考查

《本草备要》初刊本(1683年延禧堂藏板)现藏于日本国立公文书馆内阁文库，索书号：子44-10，四部分类属子部，医籍分类属本草，为《本草备要》二卷本，清代汪昂编撰，存2卷，分上、下卷。2005年11月中医古籍出版社《海外回归中医古籍善本集萃》影印行世，本次校注即以此为底本。

该本"牌记"内容：天头为"醫林必讀書"，框内自右至左为"汪訒菴先生著輯　延禧堂藏板　本草備要　本草一書，坊刻多種，然非博而鮮要，抑且簡而勿備，善本為艱，今先生不惜苦心，極力編輯，因藥性而推原夫病所感傷，即病情而辨析夫藥之宜忌，疏解詳明，考據精切，發先賢之蘊旨，啟後學之迷津，衛生君子，亟宜首列座右　還讀齋梓行"(见图示)。

该本上下卷之首各有"休宁讱庵汪昂著辑/弟殿武汪桓衾订/男其两汪端较正/侄婿天一仇澐/侄伊调汪鼐同较""休宁讱庵汪昂著辑/弟殿武汪桓衾订/男其两汪端较正/侄子宽汪以

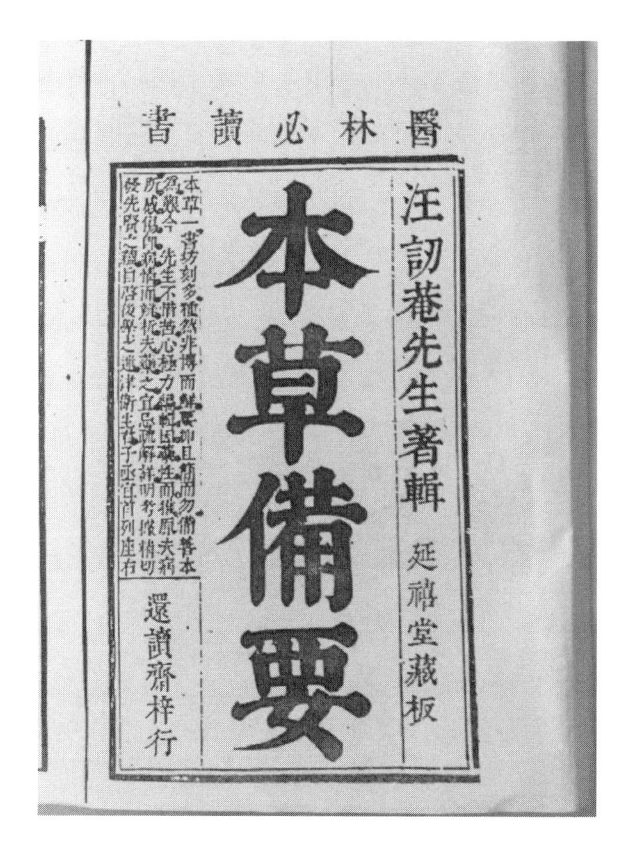
醫林必讀書

汪訒菴先生著輯

本草備要

延禧堂藏板

還讀齋梓行

浸/子锡汪惟宠同较”［“叅”系“参（參）”之异体字］字样。

四、底本目录正文比较

据原文目录记载，不包括附注药物，上下卷共载药401种（实际为402种），按自然属性分为8部。上卷草部176种；下卷225种（实际为226种），其中木部68种，果部25种，谷菜部29种，金石水土部46种（实际为47种），禽兽部19种，鱼虫部31种，人部7种（原失载计数，据实补）。但目录中往往每条目后括弧附注药物，而正文条目中并非完全相同附出，而又有分出条目的情况，目录、正文两者条目药品名和条目计数多不相一致，有目录1条正文分列出2条、3条乃至5条者，有目录缺失而正文新增条目者，根据正文条目统计实际为428种（不包括未分出的附注药物），其中草部186种，木部76种，果部27种，谷菜部32种，金石水土部48种（目录遗漏1条），禽兽部20种，鱼虫部32种，人部7种。

正文与目录条目不一致，可以分为5种情况：条目名更改但条目数没有增减；1条分作2条（计有13条分作26条，增出13种）；1条分作3条（计有4条分作12条，增出8种）；1条分作5条（计1条分作5条，增出4种）；新增1条（新增出1种）。

五、影印本错页情况说明

根据底本目录和行文逻辑，发现底本影印本正文下卷之二果部、下卷之三菜部出现错页，果部梨之后、胡桃前的枇杷叶、橄榄、白果、石榴皮、枳椇子，与菜部神曲后、韭之前红曲、醋、酒相互错页，本次校勘时已作调整。互错原因到底是原本错页还是影印本错页，尚有待于考察藏于日本国立公文书馆内阁文库的原本。

六、《本草备要》初刊本的学术价值

除了本草编撰体例上的创新外，本书还以开放包容的心态，独具慧眼记述了不少先进的医学理论和独到的创新见解。

暑必兼湿说就是汪昂在本书中首次明确提出的观点。虽然《黄帝内经》已经认识到暑湿相连、病性相关的特性，从张仲景开始治暑病亦多兼化湿，如行“清心利小便”之治，立香薷饮等宣化暑湿、淡渗利湿之方，但至明末清初一直未有明确提出"暑病兼湿"者。汪昂在该书香薷、猪苓、白扁豆等药中，反复提到暑湿相兼并治，在香薷药中更明确指出："暑必兼湿，治暑必兼利湿，若无湿，但为干热，非暑也。"明确以有无"湿"来区分"中暑"和"干热"，逻辑清晰，在概念上保证了"暑必兼湿"说自成体系，后在《医方集解》清暑剂中又有充分补充，系统阐述了暑邪特征、暑病病机和治疗。后经一代宗师叶天士的运用和发挥，临床上更加深入人心。我国大陆性季风气候具有夏季湿热的特点，尤其东南沿海地区暑热之中多湿热之气，湿温气候有利于微生物的滋生繁衍，更增加了暑温的复杂性，近代医家曹炳章在《暑病证治要略》中曾指出："病之繁而苛者，莫如夏月暑湿为最甚"。可见，"暑必兼湿说"对于今日暑温证的治疗仍有重要的指导意义。

冰片的寒热属性，历代众说纭纭。本书在冰片一药中记述："王纶曰：（龙脑）世人误以为寒，不知辛散性甚，似乎凉耳。诸香皆属阳，岂有香之至者而反寒乎？昂幼时曾问家叔建侯公云：姜性何如？叔曰：体热而用凉。盖味辛者多热，然风热必借辛以散之，风热散则凉矣。此即《本草》所云冰片性寒之义。向未有发明之者，附记于此。"在薄荷一药中，为说明其药性"温"与功效"散风热"之间的矛盾，也明确指出"盖体温而用凉也"。推而广之，荆芥、防风、紫苏、桂枝等辛温发散药用于风温初起，尤其如桂枝之辛温解肌用于温病，诸如此类，亦皆可以"体温而用凉"来解释。薄荷、

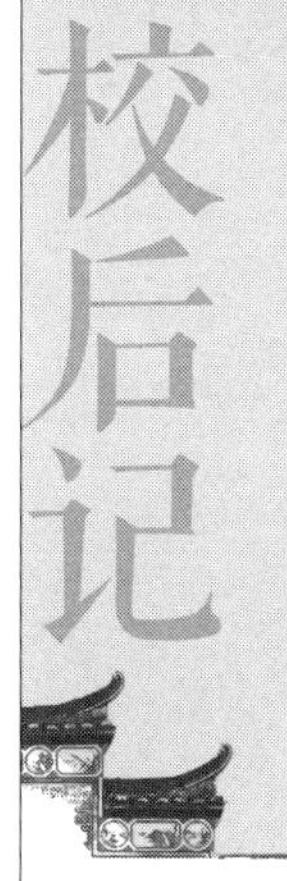

冰片"体温而用凉"之说，跳出了中药寒热温凉药性学说的限制，弥补了传统性味理论的不足，丰富了中药理论的内涵。

《本草备要》初刊本（1683年延禧堂藏板）由博返约，医药合参，以功效为纲注释药物，注重押韵以便诵读记忆，是对本草编撰体例的创新，后增订本（1694年还读斋刊本）保持和延续了这一著述风格，两书作述各半而自成一家之格。两书比较各有优劣：其一，初刊本约11万字，增订本约22万字，篇幅大致翻了一倍，主要是小字注文篇幅的增多，显然初刊本更为简约，更体现了"备要"之初宗；其二，增订本对初刊本内容作了校正，修改纠正了一些误记误载，但校正中和新增中也有新出之误；其三，增刊本补充了"脑主记忆说"等新说，内容相对更丰富；其四，一般所说的刊行300多年来风行业界，清代以来流传最广的普及性本草著作，指的是增订本，显然影响也更大；其五，初刊本作为增订本的母本，学术价值不可忽视。

《本草备要》功在启蒙继承，重在临床实用，至今仍是习医者重要的本草入门读本。

校注者：黄辉

2017年12月